常见疾病护理规程

主编◎刘焕民　张　萍　黄　敏

李志宏　杜雪凤　孙凤君

U0222021

黑龙江科学技术出版社

HEILONGJIANG SCIENCE AND TECHNOLOGY PRESS

图书在版编目（CIP）数据

常见疾病护理规程 / 刘焕民等主编. -- 哈尔滨：
黑龙江科学技术出版社，2023.7
ISBN 978-7-5719-1981-8

Ⅰ.①常… Ⅱ.①刘… Ⅲ.①常见病-护理 Ⅳ.
①R47

中国国家版本馆CIP数据核字(2023)第111026号

常见疾病护理规程

CHANGJIAN JIBING HULI GUICHENG

作　　者　刘焕民　张　萍　黄　敏　李志宏　杜雪凤　孙凤君
责任编辑　单　迪
封面设计　邓姗姗
出　　版　黑龙江科学技术出版社
　　　　　地址：哈尔滨市南岗区公安街70-2号　邮编：150007
　　　　　电话：（0451）53642106　传真：（0451）53642143
　　　　　网址：www.lkcbs.cn
发　　行　全国新华书店
印　　刷　黑龙江龙江传媒有限责任公司
开　　本　787mm×1092mm　1/16
印　　张　19.75
字　　数　465千字
版　　次　2023年7月第1版
印　　次　2023年7月第1次印刷
书　　号　ISBN 978-7-5719-1981-8
定　　价　128.00元

《常见疾病护理规程》
编委会

前　言

　　护理学是医学科学的一个重要组成部分,是以基础医学、预防医学、康复医学,以及相关的社会科学、人文科学等为理论基础的一门综合性应用学科。随着医学科技的快速发展,护理学的发展也日新月异,不断有新理论、新技术、新方法问世,护理模式也从疾病护理向身心整体护理的方向转变。因此,当代的护理工作者必须具备更熟练的临床实践技能、更新的整体护理知识、更高的人文素质,才能跟上护理学发展的步伐,更好地为患者服务,为人类健康提供可靠的保障。为此,我们特别组织了一批具有丰富临床经验的护理专家及骨干,共同编写了《常见疾病护理规程》一书。

　　本书从临床实际出发,首先简要叙述了基础护理技术和生命体征的观察与护理;然后详细介绍了不同科室临床常见疾病的护理程序,涉及神经内科、内分泌科、普外科、骨外科和泌尿外科等科室。全书内容丰富、重点突出、结构合理,语言逻辑清晰,具有科学性和实用性,能够帮助护理人员掌握扎实的医学护理基础知识、熟练的临床护理技能和规范的护理操作。这是一本对护理工作者大有裨益的专业书籍,适合各级医院的临床护理工作者、护理院校的教育工作者与在读学生阅读。

　　在本书的编写过程中,尽管编者精益求精,对书中内容反复斟酌、修改,但是由于参编人数较多,文笔不尽一致,加上编者时间和编写水平有限,书中难免存在疏漏和不足之处,恳请广大读者见谅,望能提出宝贵意见和建议,以便再版时修订。

编　者

前　言

目　录

第一章 基础护理技术

第一节 铺床法

病床是病室的主要设备,是患者睡眠与休息的必须用具。患者尤其是卧床患者与病床朝夕相伴,因此,床铺的清洁、平整和舒适,可使患者心情舒畅,增强治愈疾病的自信心,并可预防并发症的发生。

铺床总的要求为舒适、平整、安全、实用、节时和节力。常用的病床如下:①钢丝床:有的可通过支起床头、床尾(二截或三截摇床)而调节体位,有的床脚下装有小轮,便于移动;②木板床:为骨科患者所用;③电动控制多功能床:患者可自己控制升降或改变体位。

病床及被服类规格要求如下。①一般病床:高 60 cm,长 200 cm,宽 90 cm;②床垫:长宽与床规格同,厚 9 cm。以棕丝制作垫芯为好,也可用橡胶泡沫、塑料泡沫制作垫芯,垫面选帆布制作;③床褥:长宽同床垫,一般以棉花制作褥芯,棉布制作褥面;④棉胎:长 210 cm,宽160 cm;⑤大单:长 250 cm,宽 180 cm;⑥被套:长 230 cm,宽 170 cm,尾端开口缝四对带;⑦枕芯:长60 cm,宽 40 cm,内装木棉或高弹棉、锦纶丝棉,以棉布制作枕面;⑧枕套:长 65 cm,宽45 cm;⑨橡胶单:长 85 cm,宽 65 cm,两端各加白布 40 cm;⑩中单:长 85 cm,宽 170 cm。以上各类被服均以棉布制作。

一、备用床

(一)目的

铺备用床为准备接收新患者和保持病室整洁美观。

(二)用物准备

床、床垫、床褥、枕芯、棉胎或毛毯、大单、被套或衬单及罩单、枕套。

(三)操作方法

1.被套法

(1)将上述物品置于护理车上,推至床前。

(2)移开床旁桌,距床 20 cm,并移开床旁椅置床尾正中,距床 15 cm。

(3)将用物按铺床操作的顺序放于椅上。

(4)翻床垫:自床尾翻向床头或反之,上缘紧靠床头。床褥铺于床垫上。

(5)铺大单:取折叠好的大单放于床褥上,使中线与床的中线对齐,并展开拉平,先铺床头后铺床尾。①铺床头:一手托起床头的床垫,一手伸过床的中线将大单塞于床垫下,将大单边缘向上提起呈等边三角形,下半三角平整塞于床垫下,再将上半三角翻下塞于床垫下;②铺床尾:至床尾拉紧大单,一手托起床垫,一手握住大单,同法铺好床角;③铺中段:沿床沿边拉紧大单中部边沿,然后双手掌心向上,将大单塞于床垫下;④至对侧:同法铺大单。

（6）套被套：①S形套被套法（图1-1），被套正面向外使被套中线与床中线对齐，平铺于床上，开口端的被套上层倒转向上约1/3，棉胎或毛毯竖向三折，再按S形横向三折；将折好的棉胎置于被套开口处，底边与被套开口边平齐，拉棉胎上边至被套封口处，并将竖折的棉胎两边展开与被套平齐（先近侧后对侧），盖被上缘距床头15 cm，至床尾逐层拉平盖被，系好带子，边缘向内折叠与床沿平齐，尾端掖于床垫下，同上法将另一侧盖被理好；②卷筒式套被套法（图1-2），被套正面向内平铺于床上，开口端向床尾，棉胎或毛毯平铺在被套上，上缘与被套封口边齐，将棉胎与被套上层一并由床尾卷至床头（也可由床头卷向床尾），自开口处翻转，拉平各层，系带，余同S形式。

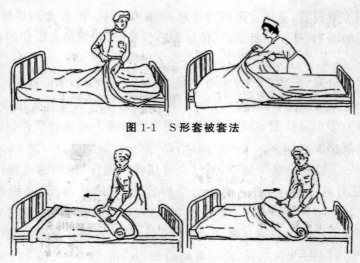

图1-1　S形套被套法

图1-2　卷筒式套被套法

（7）套枕套：于椅上套枕套，使四角充实，系带子，平放于床头，开口背门。

（8）移回桌椅，检查床单，保持整洁。

2.被单法

（1）移开床旁桌、椅，翻转床垫、铺大单，同被套法。

（2）将反折的大单（衬单）铺于床上，上端反折10 cm，与床头齐，床尾按铺大单法铺好床尾。

（3）棉胎或毛毯平铺于衬单上，上端距床头15 cm，将床头衬单反折于棉胎或毛毯上，床尾同大单铺法。

（4）铺罩单，正面向上对准床中线，上端与床头齐，床尾处则折成斜45°，沿床边垂下。转至对侧，先后将衬单、棉胎及罩单同上法铺好。

（5）余同被套法。

（四）注意事项

（1）铺床前先了解病室情况，若患者进餐或做无菌治疗时暂不铺床。

（2）铺床前要检查床各部分有无损坏，若有则修理后再用。

（3）操作中要使身体靠近床边，上身保持直立，两腿前后分开稍屈膝以扩大支持面增加身体稳定性，既省力又能适应不同方向操作。同时，手和臂的动作要协调配合，尽量用连续动作，以节省体力消耗,并缩短铺床时间。

(4)铺床后应整理床单及周围环境,以保持病室整齐。

二、暂空床

(一)目的

铺暂空床供新入院的患者或暂离床活动的患者使用,保持病室整洁美观。

(二)用物准备

同备用床,必要时备橡胶中单、中单。

(三)操作方法

(1)将备用床的盖被四折叠于床尾。若被单式,在床头将罩单向下包过棉胎上端,再翻上衬单做25 cm的反折,包在棉胎及罩单外面。然后,将罩单、棉胎和衬单一并四折,叠于床尾。

(2)根据病情需要铺橡胶中单、中单。中单上缘距床头50 cm,中线与床中线对齐,床沿的下垂部分一并塞床垫下。至对侧同上法铺好。

三、麻醉床

(一)目的

(1)铺麻醉床便于接收和护理手术后患者。

(2)使患者安全、舒适和预防并发症。

(3)防止被褥被污染,并便于更换。

(二)用物准备

1.被服类

同备用床,另加橡胶中单、中单两条。弯盘、纱布数块、血压计、听诊器、护理记录单和笔。根据手术情况备麻醉护理盘或急救车上备麻醉护理用物。

2.麻醉护理盘用物

治疗巾内置张口器、压舌板、舌钳、牙垫、通气导管、治疗碗、镊子、输氧导管、吸痰导管和纱布数块。治疗巾外放电筒、胶布等。必要时备输液架、吸痰器、氧气筒和胃肠减压器等。天冷时,无空调设备应备热水袋及布套各2只、毯子。

(三)操作方法

(1)拆去原有枕套、被套和大单等。

(2)按使用顺序备齐用物至床边,放于床尾。

(3)移开床旁桌椅等同备用床。

(4)同暂空床铺好一侧大单、中段橡胶中单、中单及上段橡胶中单、中单,上段中单与床头齐。转至对侧,按上法铺大单、橡胶中单、中单。

(5)铺盖被:①被套式,盖被头端两侧同备用床,尾端系带后向内或向上折叠与床尾齐,将向门口一侧的盖被三折叠于对侧床边;②被单式,头端铺法同暂空床,下端向上反折和床尾齐,两侧边缘向上反折同床沿齐,然后将盖被折叠于一侧床边。

(6)套枕套后将枕头横立于床头,以防患者躁动时头部碰撞床栏而受伤(图1-3)。

(7)移回床旁桌,椅子放于接收患者对侧床尾。

(8)麻醉护理盘置于床旁桌上,其他用物放于妥善处。

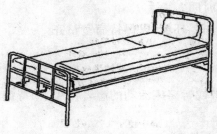

图 1-3　麻醉床

(四)注意事项

(1)铺麻醉床时,必须更换各类清洁被服。

(2)床头一块橡胶中单、中单可根据病情和手术部位需要铺于床头或床尾。若下肢手术者将单铺于床尾,头胸部手术者铺于床头。全麻手术者为防止呕吐物污染床单则铺于床头。而一般手术者,只铺床中部中单即可。

(3)患者的盖被根据医院条件增减。冬季必要时可置热水袋 2 只加布套,分别放于床中部及床尾的盖被内。

(4)输液架、胃肠减压器等物放于妥善处。

四、卧有患者床

(一)扫床法

1.目的

(1)使病床平整无皱褶,患者睡卧舒适,保持病室整洁美观。

(2)随扫床操作协助患者变换卧位,又可预防压疮及坠积性肺炎。

2.用物准备

护理车上置浸有消毒液的半湿扫床巾的盆,扫床巾每床 1 块。

3.操作方法

(1)备齐用物,推护理车至患者床旁,向患者解释,以取得合作。

(2)移开床旁桌椅,半卧位患者,若病情许可,暂将床头、床尾支架放平,以便操作。若床垫已下滑,须上移与床头齐。

(3)松开床尾盖被,助患者翻身侧卧背向护士,枕头随患者翻身移向对侧。松开近侧各层被单,取扫床巾分别扫净中单、橡胶中单后搭在患者身上。然后,自床头至床尾扫净大单上碎屑,注意枕下及患者身下部分各层应彻底扫净,最后将各单逐层拉平铺好。

(4)助患者翻身侧卧于扫净一侧,枕头也随之移向近侧。转至对侧,以上法逐层扫净拉平铺好。

(5)助患者平卧,整理盖被,将棉胎与被套拉平,掖成被筒,为患者盖好。

(6)取出枕头,揉松,放于患者头下,支起床上支架。

(7)移回床旁桌椅,整理床单位,保持病室整洁美观,向患者致谢意。

(8)清理用物,归回原处。

(二)更换床单法

1.目的

(1)使病床平整无皱褶,患者睡卧舒适,保持病室整洁美观。

（2）随扫床操作协助患者变换卧位，又可预防压疮及坠积性肺炎。

2.用物准备

清洁的大单、中单、被套和枕套，需要时备患者衣裤。护理车上置浸有消毒液的半湿扫床巾的盆，扫床巾每床1块。

3.操作方法

（1）卧床不起，病情允许翻身者操作方法（图1-4）：①备齐用物推护理车至患者床旁，向患者解释，以取得合作。移开床旁桌椅，半卧位患者，若病情许可，暂将床头、床尾支架放平，以便操作。若床垫已下滑，须上移与床头齐，清洁的被服按更换顺序放于床尾椅上；②松开床尾盖被，助患者侧卧，背向护士，枕头随之移向对侧；③松开近侧各单，将中单卷入患者身下，用扫床巾扫净橡胶中单上的碎屑，搭在患者身上再将大单卷入患者身下，扫净床上碎屑；④取清洁大单，使中线与床中线对齐。将对侧半幅卷紧塞于患者身近侧，半幅自床头、床尾、中部先后展平拉紧铺好，放下橡胶中单，铺上中单（另一半卷紧塞于患者身下），两层一并塞入床垫下铺平，移枕头并助患者翻身面向护士；转至对侧，松开各单，将中单卷至床尾大单上，扫净橡胶中单上的碎屑后搭于患者身上，然后将污大单从床头卷至床尾与污中单一并丢入护理车污衣袋或护理车下层；⑤扫净床上碎屑，依次将清洁大单、橡胶中单、中单逐层拉平，同上法铺好。助患者平卧；⑥解开污被套尾端带子，取出棉胎盖在污被套上，并展平。将清洁被套铺于棉胎上（反面在外），两手伸入清洁被套内，抓住棉胎上端两角，翻转清洁被套，整理床头棉被，一手抓棉被下端，一手将清洁被套往下拉平，同时顺手将污棉套撤出放入护理车污衣袋或护理车下层。棉被上端可压在枕下或请患者抓住，然后至床尾逐层拉平后系好带子，披成被筒为患者盖好；⑦一手托起头颈部，一手迅速取出枕头，更换枕套，助患者枕好枕头；⑧清理用物，归回原处。

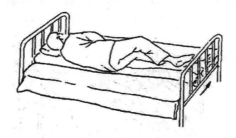

图1-4　卧有允许翻身患者床换单法

（2）病情不允许翻身的侧卧患者的操作方法（图1-5）：①备齐用物推护理车至患者床旁，向患者解释，以取得合作。移开床旁桌椅，半卧位患者，若病情许可，暂将床头、床尾支架放平，以便操作。若床垫已下滑，需上移与床头齐，清洁的被服按更换顺序放于床尾椅上；②2人操作。一人一手托起患者头颈部，另一人一手迅速取出枕头，放于床尾椅上，松开床尾盖被，大单、中单及橡胶中单，从床头将大单横卷成筒式至肩部③将清洁大单横卷成筒式铺于床头，大单中线与床中线对齐，铺好床头大单。一人抬起患者上半身（骨科患者可利用牵引架上拉手，自己抬起身躯），将污大单、橡胶中单、中单一起从床头卷至患者臀下，同时另一人将清洁大单也随着污单拉至臀部；④放下上半身，一人托起臀部，一人迅速撤出污单，同时将清洁大单拉至床尾，橡胶中单放在床尾椅背上，污单丢入护理车污衣袋或护理车下层，展平大单铺好；⑤一人套枕套为患者枕好,一人备橡胶中单、中单,并先铺好一侧,余半幅塞患者身下至对侧,另一人展平铺好;⑥更换被套、枕套同方法一,两人合作更换。

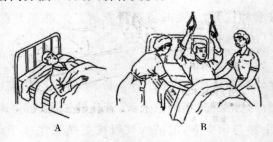

图 1-5　卧有不允许翻身患者床换单法

(3)盖被为被单式更换衬单和罩单的方法:①将床头污衬单反折部分翻至被下,取下污罩单丢入污衣袋或护理车下层;②铺大单(衬单)于棉胎上,反面向上,上端反折 10 cm,与床头齐;③将棉胎在衬单下由床尾退出,铺于衬单上,上端距床头 15 cm;④铺罩单,正面向上,对准中线,上端和床头齐;⑤在床头将罩单向下包过棉胎上端,再翻上衬单做 25 cm 的反折,包在棉胎和罩单的外面;⑥盖被上缘压于枕下或请患者抓住,在床尾撤出衬单,并逐层拉平铺好床尾,注意松紧,以防压迫足趾。

4.注意事项

(1)更换床单或扫床前,应先评估患者及病室环境是否适宜操作。需要时应关闭门窗。

(2)更换床单时注意保暖,动作敏捷,勿过多翻动和暴露患者,以免患者过劳和受凉。

(3)操作时要随时注意观察病情。

(4)患者若有输液管或引流管,更换床单时可从无管一侧开始,操作较为方便。

(5)撤下的污单切勿丢在地上或他人床上。

第二节　清洁护理

清洁是患者的基本需求之一,是维持和获得健康的重要保证,清洁可以清除微生物及污垢,防止细菌繁殖,促进血液循环,有利于体内废物排泄,同时清洁使人感到愉快、舒适。

一、口腔护理

口腔护理的目的有以下几方面:①保持口腔的清洁、湿润,使患者舒适,预防口腔感染等并发症;②防止口臭、口垢,促进食欲,保持口腔的正常功能;③观察口腔黏膜和舌苔的变化、特殊的口腔气味,可提供病情的动态信息,如肝功能不全患者,出现肝臭常是肝性脑病的先兆。

常用的漱口液有生理盐水、朵贝尔溶液(复方硼酸溶液)、1%～3%过氧化氢溶液、2%～3%硼酸溶液、1%～4%碳酸氢钠溶液、0.02%呋喃西林溶液和 0.1%醋酸溶液。

(一)协助口腔冲洗

1.目的

协助口腔手术后使用固定器,或对有口腔病变的患者清洁口腔。

2.用物准备

治疗碗、治疗巾、弯盘、生理盐水、朵贝尔溶液、口镜、抽吸设备、压舌板、手电筒、20 mL 空针及冲洗针头。

3.操作步骤

(1)洗手。

(2)准备用物携至患者床旁。

(3)向患者解释。协助患者采取半坐位式,并于胸前铺治疗巾及放置弯盘。①装生理盐水及朵贝尔溶液于溶液盘内,并接上,用 20 mL 注射器抽吸并连接针头;②协助医师冲洗;③冲洗毕,擦干患者嘴巴;④整理用物后洗手;⑤记录。

4.注意事项

为了避免冲洗中弄湿患者,必要时给予手电筒照光,冲洗时需特别注意齿缝、前庭外,若有舌苔,可用压舌板外包纱布予以机械性刮除,冲洗中予以持续性的低压抽吸,必要时协助更换湿衣服。

(二)特殊口腔冲洗

1.用物准备

(1)治疗盘:治疗碗(内盛含有漱口液的棉球 12~16 个,棉球湿度以不能挤出液体为宜;弯血管钳、镊子)、压舌板、弯盘、吸水管、杯子、治疗巾和手电筒,需要时备张口器。

(2)外用药:按需准备,如液状石蜡、冰硼散、西瓜霜、金霉素甘油和制霉素甘油等,酌情使用。

2.操作步骤

(1)将用物携至床旁,向患者解释以取得合作。

(2)协助患者侧卧,面向护士,取治疗巾,围于颌下,置弯盘于口角边。

(3)先湿润口唇、口角,观察口腔黏膜有无出血、溃疡等现象。对长期应用抗生素、激素者应注意观察有无真菌感染。有活动义齿者,应取下。一般先取上面义齿,后取下面义齿,并放置容器内,用冷开水冲洗刷净,待患者漱口后戴上或浸入清水中备用(昏迷的患者的义齿应浸于清水中保存)。浸义齿的清水应每天更换。义齿不可浸在乙醇或热水中,以免变色、变形和老化。

(4)协助患者用温开水漱口后,嘱患者咬合上下齿,用压舌板轻轻撑开一侧颊部,以弯血管钳夹有漱口液的棉球由内向门齿纵向擦洗。同法擦洗对侧。

(5)嘱患者张口,依次擦洗一侧牙齿上内侧面、上颌面、下内侧面和下颌面,再弧形擦洗一侧颊部。同法擦洗另一侧。洗舌面及硬腭部(勿触及咽部,以免引起恶心)。

(6)擦洗完毕,帮助患者用洗水管以漱口水漱口,漱口后用治疗巾拭去患者口角处水。

(7)口腔黏膜如有溃疡,酌情涂药于溃疡处。口唇干裂可涂擦液状石蜡。

(8)撤去治疗巾,清理用物,整理床单。

3.注意事项

(1)擦洗时动作要轻,特别是对凝血功能差的患者要防止碰伤黏膜及牙龈。

(2)昏迷患者禁忌漱口,需用张口器时,应从臼齿放入(牙关紧闭者不可用暴力张口),擦洗时须用血管钳夹紧棉球,每次 1 个,防止棉球遗留在口腔内,棉球蘸漱口水不可过湿,以防患者将溶液吸入呼吸道。

(3)传染病患者的用物按隔离消毒原则处理。

二、头发护理

(一)床上梳发

1.目的

梳发、按摩头皮可促进血液循环,除去污垢和脱落的头发、头屑,使患者清洁舒适和美观。

2.用物准备

治疗巾、梳子、30%乙醇溶液和纸袋(放脱落头发)。

3.操作步骤

(1)铺治疗巾于枕头上,协助患者把头转向一侧。

(2)将头发从中间梳向两边,左手握住一股头发,由发梢逐渐梳到发根。长发或遇有打结时,可将头发绕在示指上慢慢梳理。避免强行梳拉,造成患者疼痛。如头发纠集成团,可用30%乙醇湿润后,再小心梳理,同法梳理另一边。

(3)长发酌情编辫或扎成束,发型尽可能符合患者所好。

(4)将脱落头发置于纸袋中,撤下治疗巾。

(5)整理床单,清理用物。

(二)床上洗发(橡胶马蹄形垫法)

1.目的

同床上梳发,预防头虱及头皮感染。

2.用物准备

治疗车上备一只橡胶马蹄形垫,治疗盘内放小橡胶单、大和中毛巾各 1 条、眼罩或纱布、别针、棉球 2 只(以不吸水棉花为宜)、纸袋、洗发液或肥皂、梳子、小镜子和护肤霜,水壶内盛40～45 ℃热水,水桶(接污水)。必要时,备电吹风。

3.操作步骤

(1)备齐用物携至床旁,向患者解释,以取得合作,根据季节关窗或开窗,室温以 24 ℃为宜。按需要给予便盆。移开床旁桌椅。

(2)垫小橡胶单及大毛巾于枕上,松开患者衣领向内反折,将中毛巾围于颈部,以别针固定。

(3)协助患者斜角仰卧,移枕于肩下,患者屈膝,可垫膝枕于两膝下,使患者体位安全舒适。

(4)置马蹄形垫垫于患者后颈部,使患者颈部枕于突起处,头在槽中,槽形下部接污水桶。

(5)用棉球塞两耳,用眼罩或纱布遮盖双眼或嘱患者闭上眼。

(6)洗发时先用两手掬少许水于患者头部试温,询问患者感觉,以确定水温是否合适,然后用水壶倒热水充分湿润头发,倒洗发液于手掌上,涂遍头发,用指尖揉搓头皮和头发,用力要适中,揉搓方向由发际向头顶部,使用梳子除去落发,置于纸袋中,用热水冲洗头发,直到冲净为止。观察患者的一般情况,注意保暖,洗发完毕,解下颈部毛巾,包住头发,一手托头,一手撤去橡胶马蹄垫。除去耳内棉球及眼罩,用患者自备的毛巾擦干脸部,酌情使用护肤霜。

（7）帮助患者卧于床正中，将枕、橡胶单和浴巾一起自肩下移至头部，用包头的毛巾揉搓头发，再用大毛巾擦干或电吹风吹干。梳理成患者习惯的发型，撤去上述用物。

（8）整理床单，清理用物。

4.注意事项

（1）要随时观察患者的病情变化，如脉搏、呼吸和血压有异常时应立即停止操作。

（2）注意室温和水温，及时擦干头发，防止患者受凉。

（3）防止水流入眼及耳内，避免沾湿衣服和床单。

（4）虚弱患者不宜洗发。

三、皮肤清洁与护理

（一）床上擦浴

1.用物准备

治疗车上备：面盆 2 只、水桶 2 只（1 桶盛热水，水温在 50～52 ℃，并按年龄、季节和习惯增减水温，另 1 桶接污水）、治疗盘（内置小毛巾 2 条、大毛巾、浴皂、梳子、小剪刀、50％乙醇和爽身粉）、清洁衣裤及被服。另备便盆、便盆布和屏风。

2.操作步骤

（1）推治疗车至床边，向患者解释，以取得合作。

（2）将用物放在便于操作处，关好门窗调节室温，用屏风或拉布遮挡患者，按需给予便盆。

（3）将脸盆放于床边桌上，倒入热水 2/3 满，测试水温，根据病情放平床头及床尾支架，松开床尾盖被。

（4）将微湿小毛巾包在右手上，为患者洗脸及颈部，左手扶患者头顶部，先擦眼，然后像写"3"字样，依次擦洗一侧额部、颊部、鼻翼部、人中和耳后下颌，直至颈部。另一侧同法。用较干毛巾依次擦洗一遍，注意擦净耳郭、耳后及颈部皮肤。

（5）为患者脱下衣服，在擦洗部位下面铺上浴巾，按顺序擦洗两上肢、胸腹部。协助患者侧卧，背向护士依次擦洗后颈部、背臀部，为患者换上清洁裤子。擦洗中，根据情况更换热水，注意擦净腋窝及腹股沟等处。

（6）擦洗的方法为先用涂肥皂的小毛巾擦洗，再用湿毛巾擦去皂液。清洗毛巾后再擦洗，最后用浴巾边按摩边擦干。动作要敏捷，为取得按摩效果，可适当用力。

（7）擦洗过程中，如患者出现寒战、面色苍白等病情变化时，应立即停止擦浴，给予适当的处理，同时注意观察皮肤有无异常。擦洗毕，可在骨突处用 50％乙醇做按摩，扑上爽身粉。

（8）整理床单，必要时梳发、剪指甲及更换床单。

（9）如有特殊情况，需做记录。

3.注意事项

护士操作时，要站在擦浴的一边，擦洗完一边后再转至另一边，站立时两脚要分开，重心应在身体中央或稍低处，拿水盆时，盆要靠近身边，减少体力消耗；操作时要体贴患者，保护患者自尊，动作要敏捷、轻柔，减少翻动和暴露，防止受凉。

（二）压疮的预防及护理

压疮是指机体局部组织由于长期受压，血液循环障碍，造成组织缺氧、缺血和营养不良而致的溃烂和坏死。导致活动受限的因素一般都会增加压疮的发生。常见的因素有压力、剪力、摩擦力和潮湿等。好发部位为枕部、耳郭、肩胛部、肘部、骶尾部、髋部、膝关节内外侧、外踝和足跟。

1.预防措施

预防压疮在于消除其发生的原因。因此,要求做到勤翻身、勤按摩、勤整理和勤更换。交班时,要严格细致地交接局部皮肤情况及护理措施。

(1)避免局部长期受压:①鼓励和协助卧床患者经常更换卧位,使骨骼突出部位交替受压,翻身间隔时间应根据病情及局部受压情况而定;一般2小时翻身1次,必要时1小时翻身1次,建立床头翻身记录卡;②保护骨隆突处和支持身体空隙处,将患者体位安置妥当后,可在身体空隙处垫软枕、海绵垫,需要时可垫海绵垫、气垫褥和水褥等,使支持体重的面积宽而均匀,作用于患者身上的正压及作用力分布在一个较大的面积上,从而降低在隆突部位皮肤上所受的压强;③对使用石膏、夹板和牵引的患者,衬垫应平整、松软适度,尤其要注意骨骼突起部位的衬垫,要仔细观察局部皮肤和肢端皮肤颜色改变的情况,认真听取患者反映,适当给予调节,如发现石膏绷带凹凸不平,应立即报告医师,及时修正。

(2)避免潮湿、摩擦及排泄物的刺激:①保持皮肤清洁干燥。大小便失禁、出汗及分泌物多的患者应及时擦干,以保护皮肤免受刺激,床铺要经常保持清洁干燥,平整无碎屑,被服污染要随时更换,不可让患者直接卧于橡胶单上。小儿要勤换尿布;②不可使用破损的便盆,以防擦伤皮肤。

(3)增进局部血液循环:对易发生压疮的患者,要常检查,用温水擦澡、擦背或用湿毛巾行局部按摩。手法按摩:①全背按摩,协助患者俯卧或侧卧,露出背部,先以热水进行擦洗,再以两手或一手蘸沾上少许50%乙醇按摩,按摩者斜站在患者右侧,左腿弯曲在前,右腿伸直在后,从患者骶尾部开始,沿脊柱两侧边缘向上按摩(力量要能够刺激肌肉组织)至肩部时用环状动作;按摩后,手再轻轻滑至尾骨处;此时,左腿伸直,右腿弯曲,如此有节奏按摩数次,再用拇指指腹由骶尾部开始沿脊柱按摩至第7颈椎;②受压处局部按摩,蘸少许50%乙醇,以手掌大、小鱼际紧贴皮肤,压力均匀向心方向按摩,由轻至重,由重至轻,每次3~5分钟。

电动按摩器按摩:电动按摩器是依靠电磁作用,引导治疗器头震动,以代替各种手法按摩,操作者持按摩器根据不同部位选择合适的按摩头,紧贴皮肤,进行按摩。

(4)增进营养的摄入:营养不良是导致压疮的内因之一,又可影响压疮的愈合。蛋白质是身体修补组织所必需的物质,维生素也可促进伤口愈合,因此在病情允许时可给予高蛋白、高维生素膳食,以增进机体抵抗力和组织修复能力。此外,适当补充矿物质,可促进慢性溃疡的愈合。

2.压疮的分期及护理

(1)淤血红润期:为压疮初期,局部皮肤受压或受到潮湿刺激后,开始出现红、肿、热、麻木或有触痛。此期要及时除去致病原因,加强预防措施,如增加翻身次数以及防止局部继续受压、受潮。

(2)炎性浸润期:红肿部位如果继续受压,血液循环仍得不到改善,静脉回流受阻,局部静脉淤血,受压表面呈紫红色,皮下产生硬结,表面有水疱形成,对未破小水疱要减少摩擦,防破裂感染,让其自行吸收,大水疱用无菌注射器抽出泡内液体,涂以消毒液,用无菌敷料包扎。

（3）溃疡期：静脉血液回流受到严重阻碍，局部淤血致血栓形成，组织缺血缺氧。轻者，浅层组织感染，脓液流出，溃疡形成；重者，坏死组织发黑，脓性分泌物增多，有臭味，感染向周围及深部扩展，可达骨骼，甚至可引起败血症。

四、会阴部清洁卫生的实施

（一）目的

保持清洁，清除异味，预防或减轻感染、增进舒适、促进伤口愈合。

（二）用物准备

便盆、屏风、橡胶单、中单、清洁棉球、大量杯、镊子、浴巾、毛巾、水壶（内盛 50～52 ℃的温水）、清洁剂或呋喃西林棉球。

（三）操作方法

1.男性患者会阴的护理

（1）携用物至患者床旁，核对后解释。

（2）患者取仰卧位。为遮挡患者可将浴巾折成扇形盖在患者的会阴部及腿部。

（3）戴上清洁手套，一手提起阴茎，一手取毛巾或用呋喃西林棉球擦洗阴茎头部、下部和阴囊。擦洗肛门时，患者可取侧卧位，护士一手将臀部分开，一手用浴巾将肛门擦洗干净。

（4）为患者穿好衣裤，根据情况更换衣、裤和床单。整理床单，患者取舒适卧位。

（5）整理用物，清洁整齐，记录。

2.女性患者会阴部护理

（1）携用物至患者床旁，核对后解释。

（2）患者取仰卧位。为遮挡患者可将浴巾折成扇形盖在患者的会阴部及腿部。

（3）先将橡胶单及中单置于患者臀下，再置便盆于患者臀下。

（4）护士一手持装有温水的大量杯，一手持夹有棉球的大镊子，边冲水边用棉球擦洗。

（5）冲洗后擦干各部位，撤去便盆及橡胶单和中单。

（6）为患者穿好衣裤，根据情况更换衣、裤和床单。整理床单，患者取舒适卧位。

（7）整理用物，清洁整齐，记录。

（四）注意事项

（1）操作前应向患者说明目的，以取得患者的合作。

（2）在执行操作的原则上，尽可能尊重患者习惯。

（3）注意遮挡患者，保护患者隐私。

（4）冲洗时从上至下。

（5）操作完毕应及时记录所观察到的情况。

第三节　休息与睡眠护理

休息与睡眠是人类最基本的生理需要。良好的休息和睡眠如同充分的营养和适度的运动一样，对保持和促进健康起着重要作用。作为护士，必须了解睡眠的分期、影响睡眠的因素及患者的睡眠习惯,切实解决患者的睡眠问题,帮助患者达到可能的最佳睡眠状态。

一、休息

休息是指在一段时间内,通过相对地减少机体活动,使身心放松,处于一种没有紧张和焦虑的松弛状态。休息包括身体和心理两方面的放松,通过休息,可以减轻疲劳和缓解精神紧张。

(一)休息的意义和方式

1.休息的意义

对健康人来说,充足的休息是维持机体身心健康的必要条件;对患者来说,充足的休息是促进疾病康复的重要措施。休息对维护健康具有重要的意义,具体表现如下:①休息可以减轻或消除疲劳,缓解精神紧张和压力;②休息可以维持机体生理调节的规律性;③休息可以促进机体正常的生长发育;④休息可以减少能量的消耗;⑤休息可以促进蛋白质的合成及组织修复。

2.休息的方式

休息的方式是因人而异的,取决于个体的年龄、健康状况、工作性质和生活方式等因素。对不同的人而言,休息有着不同的含义。例如,对从事脑力劳动的人而言,他的休息方式可以是散步、打球和游泳等;而对于从事这些活动的运动员来讲,他的休息反而是读书、看报和听音乐。无论采取何种方式,只要达到缓解疲劳、减轻压力、促进身心舒适和精力恢复的目的,就是有效的休息。在休息的各种形式中,睡眠是最常见也是最重要的一种。

(二)休息的条件

要想得到充足的休息,应满足以下三个条件,即充足的睡眠、生理上的舒适和心理上的放松。

1.充足的睡眠

休息的最基本的先决条件是充足的睡眠。充足的睡眠可以促进个体精力和体力的恢复。虽然每个人所需要的睡眠时间有较大的区别,但都有最低限度的睡眠时数,满足了一定的睡眠时数,才能得到充足的休息。护理人员要尽量使患者有足够的睡眠时间和建立良好的睡眠习惯。

2.生理上的舒适

生理上的舒适也就是身体放松,是保证有效休息的前提。因此,在休息之前必须将患者身体上的不适降至最低程度。护理人员应为患者提供各种舒适服务,包括祛除或控制疼痛、提供舒适的体位或姿势、协助患者搞好个人卫生、保持适宜的温湿度及调节睡眠时所需要的光线等。

3.心理上的放松

要得到良好的休息,必须有效地控制和减少紧张和焦虑,心理上才能得到放松。患者由于生病、住院时个体无法满足社会上、职业上或个人角色在义务上的需要,加之住院时对医院环境及医务人员感到陌生,对自身疾病的担忧等,患者常常会出现紧张和焦虑。因此,护理人员应耐心与患者沟通,恰当地运用其知识和技能,提供及时、准确的服务,尽量满足患者的各种需要,才能帮助患者减少紧张和焦虑。

二、睡眠

睡眠是各种休息中最自然、最重要的方式。人的一生中有 1/3 的时间要用在睡眠上。任何人都需要睡眠,通过睡眠可以使人的精力和体力得到恢复,可以保持良好的觉醒状态,这样人才能精力充沛地从事劳动或其他活动。睡眠对于维持人的健康,尤其是促进疾病的康复,具有重要的意义。

(一)睡眠的定义

现代医学界普遍认为睡眠是一种主动过程,是一种知觉的特殊状态。睡眠时,人脑并没有停止工作,只是换了模式,虽然对周围环境的反应能力降低,但并未完全消失。通过睡眠,人的精力和体力得到恢复,睡眠后可保持良好的觉醒状态。

由此,可将睡眠定义为周期性发生的持续一定时间的知觉的特殊状态,具有不同的时相,睡眠时可相对地不做出反应。

(二)睡眠原理

睡眠是与较长时间的觉醒交替循环的生理过程。目前认为,睡眠由睡眠中枢控制。睡眠中枢位于脑干尾端,它向上传导冲动,作用于大脑皮质(也称上行抑制系统),与控制觉醒状态的脑干网状结构上行激动系统的作用相拮抗,引起睡眠和脑电波同步化,从而调节睡眠与觉醒的相互转化。

(三)睡眠分期

通过脑电图测量大脑皮质的电活动,眼电图测量眼睛的运动,肌电图测量肌肉的状况,发现睡眠的不同阶段脑、眼睛、肌肉的活动处于不同的水平。正常的睡眠周期可分为两个相互交替的不同时相状态,即慢波睡眠和快波睡眠。成人进入睡眠后,首先是慢波睡眠,持续 80～120 分钟后转入快波睡眠,维持 20～30 分钟后,又转入慢波睡眠。整个睡眠过程中有四或五次交替,越近睡眠的后期,快波睡眠持续时间越长。两种睡眠时相状态均可直接转为觉醒状态,但在觉醒状态下,一般只能进入慢波睡眠,而不能进入快波睡眠。

1.慢波睡眠(SWS)

脑电波呈现同步化慢波时相,伴有慢眼球运动,肌肉松弛但仍有一定张力,亦称正相睡眠(OS)或非快速眼球运动睡眠(NREM sleep)。在这段睡眠期间,大脑的活动下降到最低,使得人体能够得到完全的舒缓。此阶段又可分为四期。

(1)第 I 期:为入睡期。是所有睡眠时相中睡得最浅的一期,常被认为是清醒与睡眠的过渡阶段,仅维持几分钟,很容易被唤醒。此期眼球有着缓慢的运动,生理活动开始减少,同时生命体征和新陈代谢逐渐减缓,在此阶段的人们仍然认为自己是清醒的。

(2)第 II 期:为浅睡期。此阶段的人们已经进入无意识阶段,不过仍可听到声音,仍然容易被唤醒。此期持续 10～20 分钟,眼球不再运动,机体功能继续变慢,肌肉逐渐放松,脑电图偶尔会产生较快的宽大的梭状波。

(3)第 III 期:为中度睡眠期。持续 15～30 分钟。此期肌肉完全放松,心搏缓慢,血压下降,但仍保持正常,难以唤醒并且身体很少移动,脑电图显示梭状波与 δ 波(大而低频的慢波)交替出现。

(4)第 IV 期:为深度睡眠期。持续 15～30 分钟。全身松弛,无任何活动,极难唤醒,生命体征比觉醒时明显下降,体内生长激素大量分泌,人体组织愈合加快,遗尿和梦游可能发生,脑电波为慢而高的δ波。

2.快波睡眠(FWS)

快波睡眠亦称异相睡眠(PS)或快速眼球运动睡眠(REM sleep)。此期的睡眠特点是眼球转动很快,脑电波活跃,与觉醒时很难区分。其表现与慢波睡眠相比,是各种感觉功能进一步减退,唤醒阈值提高,极难唤醒,同时骨骼肌张力消失,肌肉几乎完全松弛。此外,这一阶段还会有间断的阵发性表现,如眼球快速运动、部分躯体抽动,同时有心排血量增加、血压上升、心率加快、呼吸加快而不规则等交感神经兴奋的表现。多数在醒来后能够回忆的生动、逼真的梦境都是在此期发生的。

睡眠中的一些时相对人体具有特殊的意义,如在 NREM 第Ⅳ期的睡眠中,机体会释放大量的生长激素来修复和更新上皮细胞和某些特殊细胞,如脑细胞,故慢波睡眠有利于促进生长和体力的恢复。而 REM 睡眠则对于学习记忆和精力恢复似乎很重要。因为在快波睡眠中,脑耗氧量增加,脑血流量增多,且脑内蛋白质合成加快,有利于建立新的突触联系,可加快幼儿神经系统成熟。同时快波睡眠对保持精神和情绪上的平衡最为重要。因为这一时期的梦境都是生动的、充满感情色彩的,此梦境可减轻、缓解精神压力,使人将忧虑的事情从记忆中消除。非快速眼球运动睡眠与快速眼球运动睡眠的比较见表1-1。

表 1-1　非快速眼球运动睡眠与快速眼球运动睡眠的比较

项目	非快速眼球运动睡眠	快速眼球运动睡眠
脑电图	(1)第Ⅰ期:低电压 α 节律 8～12 次/秒 (2)第Ⅱ期:宽大的梭状波 14～16 次/秒 (3)第Ⅲ期:梭状波与 δ 波交替 (4)第Ⅳ期:慢而高的 δ 波 1～2 次/秒	去同步化快波
眼球运动	慢的眼球转动或没有	阵发性的眼球快速运动
生理变化	(1)呼吸、心率减慢且规则 (2)血压、体温下降 (3)肌肉渐松弛 (4)感觉功能减退	(1)感觉功能进一步减退 (2)肌张力进一步减弱 (3)有间断的阵发性表现:心排血量增加,血压升高,呼吸加快且不规则,心率加快
合成代谢	人体组织愈合加快	脑内蛋白质合成加快
生长激素	分泌增加	分泌减少
其他	第Ⅳ期发生夜尿和梦游	做梦且为充满感情色彩、稀奇古怪的梦
恢复	有利于个体体力的恢复	有利于个体精力的恢复

(四)睡眠周期

对大多数成人而言,睡眠是每 24 小时循环一次的周期性程序。一旦入睡,成人平均每晚经历 4～6 个完整的睡眠周期,每个睡眠周期由不同的睡眠时相构成,分别是 NREM 睡眠的四个时相和 REM 睡眠,持续 60～120 分钟不等,平均为 90 分钟。睡眠周期各时相按一定的顺序重复出现。这一模式总是从 NREM 第 1 期开始,依次经过第Ⅱ期、第Ⅲ期、第Ⅳ期之后,返回 NREM 的第Ⅲ期然后到第Ⅱ期,再进入 REM 期,当 REM 期完成后,再回到 NREM 的第Ⅱ

期(图 1-6),如此周而复始。在睡眠时相周期的任一阶段醒而复睡时,都需要从头开始依次经过各期。

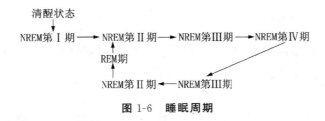

图 1-6　睡眠周期

在睡眠周期中,每一时相所占的时间比例随睡眠的进行而有所改变。一般刚入睡时,个体进入睡眠周期约 90 分钟后才进入 REM 睡眠,随睡眠周期的进展,NREM 第Ⅲ、Ⅳ时相缩短,REM 阶段时间延长。在最后一个睡眠周期中,REM 睡眠可达到 60 分钟。因此,大部分 NREM 睡眠发生在上半夜,REM 睡眠则多在下半夜。

(五)影响睡眠的因素

1.生理因素

(1)年龄:通常人睡眠的需要量与其年龄成反比,但有个体差异。新生儿期每天睡眠时间最长,可达 16～20 小时,成人 7～8 小时。

(2)疲劳:适度的疲劳,有助于入睡,但过度的精力耗竭反而会使入睡发生困难。

(3)昼夜节律:"睡眠-觉醒"周期具有生物钟式的节律性,如果长时间频繁地夜间工作或航空时差,就会造成该节律失调,从而影响入睡及睡眠质量。

(4)内分泌变化:妇女月经前期和月经期常出现嗜睡现象,绝经期妇女常失眠,与内分泌变化有关。

(5)寝前习惯:睡前的一些行为习惯,如看报纸杂志、听音乐、喝牛奶、洗热水澡或泡脚等,当这些习惯突然改变或被阻碍进行时,可能使睡眠发生障碍。

(6)食物因素:含有较多 L-色氨酸的食物,如肉类、乳制品和豆类都能促进入睡,缩短入睡时间,是天然的催眠剂;少量饮酒能促进放松和睡眠,但大量饮酒会干扰睡眠,使睡眠变浅;含有咖啡因的浓茶、咖啡及可乐饮用后使人兴奋,即使入睡也容易中途醒来,且总睡眠时间缩短。

2.病理因素

(1)疾病影响:几乎所有疾病都会影响睡眠。例如,各种原因引起的疼痛未能及时缓解时严重影响睡眠,精神分裂症、强迫性神经症等患者常处于过度觉醒状态。生病的人需要更多时间的睡眠来促进机体康复,却往往因为多种症状困扰或特殊的治疗限制而无法获得正常的睡眠。

(2)身体不适:身体的舒适是获得休息与安睡的先决条件,饥饿、腹胀、呼吸困难、憋闷、身体不洁、皮肤瘙痒、体位不适等都是常见的影响睡眠的原因。

3.环境因素

睡眠环境影响睡眠状况,适宜的温湿度、安静、整洁、舒适、空气清新的环境常可增进睡眠,反之则会对睡眠产生干扰。

4.心理因素

焦虑不安、强烈的情绪反应(如恐惧、悲哀、激动、喜悦)、家庭或人际关系紧张等常常影响患者的睡眠。

5.其他

食物摄入多少、体育锻炼情况、某些药物等也会影响睡眠形态。

(六)促进睡眠的护理措施

1.增进舒适

人们在感觉舒适和放松时才能入睡。为了使患者放松,对于一些遭受病痛折磨的患者采用有效镇痛的方法;做好就寝前的晚间护理,如协助患者洗漱、排便;帮助患者处于正确的睡眠姿势,妥善安置身体各部位的导管、引流管,以及牵引、固定等特殊治疗措施。

2.环境控制

人们睡眠时需要的环境条件包括适宜的室温和通风、最低限度的声音、舒适的床和适当的照明。一般冬季室温 18 ～22 ℃、夏季 25 ℃左右、湿度以 50%～60% 为宜;根据患者需要,睡前开窗通风,清除病房内异味,使空气清新;保持病区尽可能地安静,尽量减少晚间交谈;提供清洁、干燥的卧具和舒适的枕头、被服;夜间调节住院单元的灯光。

3.重视心理护理

多与患者沟通交流,找出影响患者休息与睡眠的心理社会因素,通过鼓励倾诉、正确指导,消除患者紧张和焦虑情绪,恢复平静、稳定的状态,提高休息和睡眠质量。

4.建立休息和睡眠周期

针对患者的不同情况,帮助患者建立适宜的休息和睡眠周期。患者入院后,原有的休息和睡眠规律被打乱,护士应在患者醒时进行评估、治疗和常规护理工作,避免因一些非必需任务而唤醒患者,同时鼓励患者合理安排日间活动,适当锻炼。

5.尊重患者的睡眠习惯

病情允许的情况下,护理人员应尽可能根据患者就寝前的一些个人习惯,选择如提供温热饮料,允许短时间的阅读、听音乐,协助沐浴或泡脚等方式促进睡眠。

6.健康教育

使患者了解睡眠对健康与康复的重要作用,心、身放松的重要意义和一些促进睡眠的常用技巧。与患者一起讨论有关休息和睡眠的知识,分析困扰患者睡眠的因素,针对具体情况给予相应指导,帮助患者建立有规律的生活方式,养成良好的睡眠习惯。

第四节　机械吸痰法

一、目的

清除呼吸道分泌物,保持呼吸道通畅,预防并发症发生。适用于排痰无力、痰液黏稠、意识不清、危重、老年体弱及身体各脏器衰竭者。可通过患者口腔、鼻腔、气管插管或气管切开处进行负压吸引。

二、准备

(一)用物准备

(1)治疗盘外:电动吸引器或中心吸引器包括马达、偏心轮、气体过滤器、压力表、安全瓶、贮液瓶。开口器、舌钳、压舌板、电源插座等。

(2)治疗盘内:带盖缸2只(1只盛消毒一次性吸痰管若干根、1只盛有消毒液的盐水瓶)、消毒玻璃接管、治疗碗2个(1只内盛无菌生理盐水、1只内盛消毒液用于消毒玻璃接管)、弯盘、消毒纱布、无菌弯血管钳一把、消毒镊子一把、棉签一包、液状石蜡、冰硼散等,急救箱1个备用。

(二)患者、护理人员及环境准备

患者取舒适体位,稳定情绪,了解吸痰目的、方法、注意事项及配合要点。护理人员应衣帽整齐,修剪指甲,洗手,戴口罩。环境安静、整洁、光线、温湿度适宜。

三、操作步骤

(1)携用物至病床旁,接通电源,打开开关,调节负压,检查吸引器性能。

(2)检查患者口腔(昏迷患者可借助压舌板及开口器)、鼻腔,有无义齿,如有应先取下活动义齿,患者头部转向一侧,面向操作者。

(3)连接吸痰管,先吸少量生理盐水。用于检查吸痰管是否通畅,并润滑吸痰管前端。

(4)一手反折吸痰管末端,另一手持无菌弯血管钳或无菌镊子夹取吸痰管前端,插入口咽部10～15 cm(过深可触及支气管处,易堵塞呼吸道)后,放松吸痰管末端,先吸口咽部分泌物,再吸气管内分泌物。吸痰时采取上下左右旋转向上提吸痰管的方法,有利于呼吸道分泌物吸出,避免损伤呼吸道黏膜。每次吸引时间少于15秒,防止缺氧。

(5)吸痰管拔出后,用生理盐水抽吸。防止分泌物堵塞吸痰管。

(6)观察患者呼吸道是否畅通及面部、呼吸、心率、血压等情况及吸出液的色、质、量。

(7)协助患者擦净面部分泌物,整理床单位,取舒适体位。

(8)处理用物,吸痰管玻璃接头清洁后,放入盛有消毒液的治疗碗中浸泡,或清洁后,置低温消毒箱内消毒备用。

(9)洗手,观察并记录治疗效果与反应。

四、注意事项

(1)严格无菌操作,吸痰管应即吸即弃。

(2)吸痰动作应轻柔,以防呼吸道黏膜损伤。

(3)痰液黏稠者可配合叩击、雾化吸入,提高治疗效果。

(4)储液瓶内的液体不得超过2/3。

(5)每次吸痰时间不超过15秒,以免缺氧。

(6)两次吸痰间隔不少于30分钟。

(7)气管隆突处不宜反复刺激,避免引起咳嗽反射。

第五节 导尿术

一、目的

(1)为尿潴留患者解除痛苦;使尿失禁患者保持会阴清洁干燥。

(2)收集无菌尿标本,做细菌培养。

(3)避免盆腔手术时误伤膀胱,为危重、休克患者正确记录尿量,测尿比重提供依据。

(4)检查膀胱功能,测膀胱容量、压力及残余尿量。

(5)鉴别尿闭和尿潴留,以明确肾功能不全或排尿功能障碍。

(6)诊断及治疗膀胱和尿道的疾病,如进行膀胱造影或对膀胱肿瘤患者进行化疗等。

二、准备

(一)物品准备

(1)治疗盘内:橡皮圈1个,别针1枚,备皮用物1套,一次性无菌导尿包一套(治疗碗两个、弯盘、双腔气囊导尿管根据年龄选不同型号尿管,弯血管钳一把、镊子一把、小药杯内置棉球若干个,液状石蜡棉球瓶一个,洞巾一块)。弯盘一个,一次性手套一双,治疗碗一个(内盛棉球若干个),弯血管钳一把、镊子两把、无菌手套一双,常用消毒溶液:0.1%苯扎溴铵(新洁尔灭)、0.1%氯己定等,无菌持物钳及容器一套,男性患者导尿另备无菌纱布2块。

(2)治疗盘外:小橡胶单和治疗巾一套(或一次性治疗巾),便盆及便盆巾。

(二)患者、护理人员及环境准备

患者了解导尿目的、方法、注意事项及配合要点。取仰卧屈膝位,调整情绪,指导或协助患者清洗外阴,备便盆。护理人员应衣帽整齐,修剪指甲,洗手,戴口罩。环境安静、整洁,光线、温湿度适宜,关闭门窗,备屏风或隔帘。

三、评估

(1)评估患者病情、治疗情况、意识、心理状态及合作度。

(2)患者排尿功能异常的程度,膀胱充盈度及会阴部皮肤、黏膜的完整性。

(3)向患者解释导尿的目的、方法、注意事项及配合要点。

四、操作步骤

将用物推至患者处,核对患者床号、姓名,向患者解释导尿的目的、方法、注意事项及配合要点。消除患者紧张和窘迫的心理,以取得合作。用屏风或隔帘遮挡患者,保护患者的隐私,使患者精神放松。帮助患者清洗外阴部,减少逆行尿路感染的机会。检查导尿包的日期,是否严密干燥,确保物品无菌性,防止尿路感染。根据男女性尿道解剖特点执行不同的导尿术。

(一)男性患者导尿术操作步骤

(1)操作者位于患者右侧,帮助患者取仰卧屈膝位,脱去对侧裤腿,盖在近侧腿上,对侧下肢和上身用盖被盖好,两腿略外展,暴露外阴部。

（2）将一次性橡胶单和治疗巾垫于患者臀下，弯盘放于患者臀部，治疗碗内盛棉球若干个。

（3）左手戴手套，用纱布裹住阴茎前 1/3，将阴茎提起，另一手持镊子夹消毒棉球按顺序消毒，阴茎后 2/3 部、阴阜、阴囊暴露面。

（4）用无菌纱布包裹消毒过的阴茎后 2/3 部、阴阜、阴囊暴露面，消毒阴茎前 1/3，并将包皮向后推，换另一把镊子夹消毒棉球消毒尿道口，向外螺旋式擦拭龟头、冠状沟、尿道口数次，包皮和冠状沟易藏污，应彻底消毒，预防感染。污棉球置于弯盘内移至床尾。

（5）在患者两腿间打开无菌导尿包，用持物钳夹浸消毒液的棉球于药杯内。

（6）戴无菌手套，铺洞巾，使洞巾与包布内面形成无菌区域。嘱患者勿移动肢体保持体位，以免污染无菌区。

（7）按操作顺序排列好用物，用镊子取液状石蜡棉球，润滑导尿管前端。

（8）左手用纱布裹住阴茎并提起，使之与腹壁呈 60°，使耻骨前弯消失，便于插管。将包皮向后推，右手用镊子夹取浸消毒液的棉球，按顺序消毒尿道口、螺旋消毒龟头、冠状沟、尿道口数遍，每个棉球只可用一次，禁止重复使用，确保消毒部位不受污染，污棉球置于弯盘内，右手将弯盘移至靠近床尾无菌区域边沿，便于操作。

（9）左手固定阴茎，右手将治疗碗置于洞巾口旁，男性尿道长而且又有三个狭窄处，当插管受阻时，应稍停片刻嘱患者深呼吸，减轻尿道括约肌紧张，再徐徐插入导尿管，切忌用力过猛而损伤尿道。

（10）用另一只血管钳夹持导尿管前端，对准尿道口轻轻插入 20～22 cm，见尿液流出后，再插入约 2 cm，将尿液引流入治疗碗（第 1 次放尿不超过 1 000 mL，防止大量放尿，腹腔内压力急剧下降，血液大量滞留腹腔血管内，血压下降虚脱及膀胱内压突然降低，导致膀胱黏膜急剧充血，发生血尿）。

（11）治疗碗内尿液盛 2/3 满后，可用血管钳夹住导尿管末端，将尿液导入便器内，再打开导尿管继续放尿。注意询问患者的感觉，观察患者的反应。

（12）导尿毕，夹住导尿管末端，轻轻拔出导尿管，避免损伤尿道黏膜。撤下洞巾，擦净外阴，脱去手套置弯盘内，撤出臀部一次性橡胶单和治疗巾置治疗车下层。协助患者穿好裤子，整理床单位。

（13）整理用物。

（14）洗手，记录。

（二）女性患者导尿术操作步骤

（1）操作者位于患者右侧，帮助患者取仰卧屈膝位，脱去对侧裤腿，盖在近侧腿上，对侧下肢和上身用盖被盖好，两腿略外展，暴露外阴部。

（2）将一次性橡胶单和治疗巾垫于患者臀下，弯盘放于患者臀部，治疗碗内盛棉球若干个。

（3）左手戴手套，右手持血管钳夹取消毒棉球做外阴初步消毒，按由外向内，自上而下，依次消毒阴阜、两侧大阴唇。

（4）左手分开大阴唇，换另一把镊子按顺序消毒大小阴唇之间、小阴唇、尿道口、自尿道口至肛门,减少逆行感染的机会。污棉球置于弯盘内,消毒完毕,脱下手套置于治疗碗内,污物放置治疗车下层。

(5)在患者两腿间打开无菌导尿包,用持物钳夹浸消毒液的棉球于药杯内。

(6)戴无菌手套,铺洞巾,使洞巾与包布内面形成无菌区域。嘱患者勿移动肢体保持体位,以免污染无菌区。

(7)按操作顺序排列好用物,用镊子取液状石蜡棉球,润滑导尿管前端。

(8)左手拇指、示指分开并固定小阴唇,右手持弯持物钳夹取消毒棉球,按由内向外,自上而下顺序消毒尿道口、两侧小阴唇、尿道口,尿道口处要重复消毒1次,污棉球及弯血管钳置于弯盘内,右手将弯盘移至靠近床尾无菌区域边沿,便于操作。

(9)右手将无菌治疗碗移至洞巾旁,嘱患者张口呼吸,用另一只弯血管钳夹持导尿管对准导尿口轻轻插入尿道4～6 cm,见尿液后再插入1～2 cm。

(10)左手松开小阴唇,下移固定导尿管,将尿液引入治疗碗。注意询问患者的感觉,观察患者的反应。

(11)导尿毕,夹住导管末端,轻轻拔出导尿管,避免损伤尿道黏膜。撤下洞巾,擦净外阴,脱去手套置弯盘内,撤出臀部一次性橡胶单和治疗巾置治疗车下层。协助患者穿好裤子,整理床单位。

(12)整理用物。

(13)洗手,记录。

五、注意事项

(1)向患者及其家属解释留置导尿管的目的和护理方法,使其认识到预防泌尿道感染的重要性,并主动参与护理。

(2)保持引流通畅,避免导尿管扭曲堵塞,造成引流不畅。

(3)防止泌尿系统逆行感染。

(4)患者每天摄入足够的液体,每天尿量维持在2 000 mL以上,达到自然冲洗尿路的目的,以减少尿路感染和结石的发生。

(5)保持尿道口清洁,女性患者用消毒棉球擦拭外阴及尿道口,如分泌物过多,可用0.02%高锰酸钾溶液冲洗,再用消毒棉球擦拭外阴及尿道口。男性患者用消毒棉球擦拭尿道口、阴茎头及包皮,1～2次/天。

(6)每周定时更换集尿袋1次,定时排空集尿袋,并记录尿量。

(7)每月定时更换导尿管1次。

(8)采用间歇性夹管方式,训练膀胱反射功能。关闭导尿管,每4小时开放1次,使膀胱定时充盈和排空,促进膀胱功能的恢复。

(9)离床活动时,应用胶布将导尿管远端固定在大腿上,集尿袋不得超过膀胱高度,防止尿液逆流。

(10)协助患者更换体位,倾听患者主诉,并观察尿液性状、颜色和量,尿常规每周检查1次,若发现尿液混浊、沉淀、有结晶,应做膀胱冲洗。

第六节　灌肠术

一、目的

(1)刺激肠蠕动,软化和清除粪便,排出肠内积气,减轻腹胀。

(2)清洁肠道,为手术、检查和分娩做准备。

(3)稀释和清除肠道内有害物质,减轻中毒。

(4)为高热患者降温。

根据灌肠的目的不同分为保留灌肠和不保留灌肠。不保留灌肠按灌入液体量不同,分大量不保留灌肠和小量不保留灌肠(小量不保留灌肠适用于危重患者、老年体弱、小儿、孕妇等)。

二、准备

(一)物品准备

(1)治疗盘内备:通便剂(按医嘱备)、一次性手套1双、剪刀(用开塞露时)1把,弯盘1个,卫生纸、纱布1块。

(2)治疗盘外备:温开水(用肥皂栓时)适量、屏风、便盆、便盆布1个。

(二)患者、护理人员及环境准备

患者了解通便目的、方法、注意事项及配合要点。取侧卧屈膝位,调整情绪,指导或协助患者清洗肛周,备便盆。护理人员应衣帽整齐,修剪指甲,洗手,戴口罩。环境安静、整洁,光线、温湿度适宜,关闭门窗,备屏风或隔帘,保护患者隐私,消除紧张、恐惧心理,取得合作。

三、评估

(1)评估患者病情、治疗情况、意识、心理状态及合作度。

(2)评估患者的腹胀情况、肛周皮肤、黏膜的完整性。

四、操作步骤

(1)关闭门窗,用屏风遮挡患者,保护患者隐私。

(2)条件许可患者可帮助其取左侧卧位,双腿屈曲,背向操作者,暴露肛门,便于操作。

(3)患者臀部移至床沿,臀下铺一次性尿垫,保持床单位清洁,便器放置在床旁。

(4)将弯盘置于臀部旁,用血管钳关闭灌肠筒胶管,倒灌肠液于筒内,悬挂灌肠筒于输液架上,灌肠筒内液面与肛门距离不超过30 cm。

(5)将玻璃接头一头连接肛管,另一头连接灌肠筒胶管。

(6)戴一次性手套,一手分开肛门,暴露肛门口,嘱患者张口呼吸,使患者放松便于插管,另一手将肛管轻轻旋转插入肛门,沿着直肠壁进入直肠7~10 cm。

(7)固定肛管,打开血管钳,缓缓注入灌肠液,速度不可过快过猛,以防刺激肠黏膜,出现排便。

(8)用血管钳关闭灌肠筒胶管,一手持卫生纸紧贴肛周下沿,防止灌肠液流出,另一手将肛管轻轻拔出,置弯盘内。

(9)擦净肛周,协助患者取舒适卧位,灌肠液在体内保留10~20分钟后再排便。充分软化粪便,提高灌肠效果。

(10)清理用物。

(11)协助患者排便,整理床单位。

(12)洗手、记录。

五、注意事项

(1)灌肠液温度控制在 38 ℃,温度过高损伤肠黏膜,温度过低可引起肠痉挛。

(2)灌肠如遇患者有便意、腹胀时,嘱患者做深呼吸,让灌肠液在体内尽量保留 10～20 分钟后再排便。

(3)消化道出血、急腹症、妊娠、严重心血管疾病患者禁忌灌肠。

六、相关护理方法

(一)人工取便术

(1)条件许可患者可帮助其取左侧卧位,双腿屈曲,背向操作者,暴露肛门,便于操作。

(2)患者臀下铺一次性尿垫保持床单位清洁,便器放置在床旁。

(3)戴一次性手套,在右手示指端倒 1～2 mL 的 2％利多卡因,插入肛门停留 5 分钟,利多卡因对肛管和直肠起麻醉作用,能减少刺激,减轻疼痛。

(4)嘱患者张口呼吸,轻轻旋转插入肛门,沿着直肠壁进入直肠。

(5)手指轻轻摩擦,松弛粪块,取出粪块,放入便器,重复数次,直至取净,动作轻柔,避免损伤肠黏膜或引起肛周水肿。

(6)取便过程中注意观察患者的生命体征和反应,如发现面色苍白、出汗、疲惫等表现,应暂停,休息片刻,若患者心率明显改变,应立即停止操作。

(7)操作结束,清洗肛门和臀部并擦干,病情许可时可行热水坐浴,促进局部血液循环,减轻疼痛防止病原微生物传播。

(8)整理消毒用物,洗手并做记录。

(9)注意事项:有肛门黏膜溃疡、肛裂及肛门剧烈疼痛者禁用此法。

(二)便秘的护理

(1)正确引导,安排合理膳食结构。

(2)协助患者适当增加运动量。

(3)养成良好的排便习惯。

(4)腹部进行环形按摩,通过按摩腹部,刺激肠蠕动,促进排便。方法:用右手或双手叠压稍微按压腹部,自右下腹盲肠部开始,依结肠蠕动方向,经升结肠、横结肠、降结肠、乙状结肠做环形按摩,或在乙状结肠部,由近心端向远心端做环形按摩,每次 5～10 分钟,每天 2 次。可由护士操作或指导患者自己进行。

(5)遵医嘱给予口服缓泻药物,禁忌长期使用,产生依赖性而失去正常的排便功能。

(6)简便通便术包括通便剂通便术和人工取便术,是患者及家属经过护士指导,可自行完成的一种简单易行、经济有效的护理技术。常用通便剂有开塞露(由 50％的甘油或少量山梨醇制成,装于塑料胶壳内一种溶剂)、甘油栓(由甘油和硬脂酸制成,为无色透明或半透明栓剂,呈圆锥形,密封于塑料袋内一种溶剂,需冷藏储存)、肥皂栓(将普通肥皂削成底部直径 1 cm,

长 3～4 cm 圆锥形栓剂)。具有吸收水分、软化粪便、润滑肠壁、刺激肠蠕动的作用。人工取便术是用手指插入直肠,破碎并取出嵌顿粪便的方法。常用于粪便嵌塞的患者采用灌肠等通便术无效时,以解除患者痛苦的方法。

第七节　膀胱冲洗术

一、目的

(1)对留置导尿管的患者,保持其尿液引流通畅。

(2)清除膀胱内的血凝块、黏液、细菌等异物,预防感染的发生。

(3)治疗某些膀胱疾病,如膀胱炎、膀胱肿瘤。

二、准备

(一)用物准备

治疗盘(消毒物品)1 套、无菌膀胱冲洗装置 1 套、冲洗液(按医嘱备)、弯血管钳 1 把、输液调节器 1 个、必要时备启瓶器、输液架各 1 个。

膀胱冲洗常用冲洗溶液:生理盐水、0.02%呋喃西林溶液、3%硼酸溶液、0.1%新霉素溶液、0.2%氯己定、0.1%雷夫奴尔溶液、2.5%醋酸等。

(二)患者、护理人员及环境准备

患者了解膀胱冲洗目的、方法、注意事项及配合要点。护理人员应衣帽整齐,修剪指甲,洗手,戴口罩。环境安静、整洁,光线、温湿度适宜,关闭门窗。

三、操作步骤

(1)准备物品和冲洗溶液,仔细检查冲洗液有无浑浊、沉淀或絮状物;备齐用物,携至患者床边。

(2)核对患者床号、姓名,向患者解释操作目的和过程。

(3)按医嘱取冲洗液,冬季冲洗液应加温至 38～40 ℃,以防低温刺激膀胱。常规消毒瓶塞,打开膀胱冲洗装置,将冲洗导管针头插入瓶塞,严格执行无菌操作技术,将冲洗液瓶倒挂于输液架上,瓶内液面距床面 60 cm,以便产生一定的压力使液体能够顺利滴入膀胱,排气后用弯血管钳夹导管。

(4)打开引流管夹子,排空膀胱,降低膀胱内压,便于冲洗液顺利滴入膀胱。

(5)夹毕引流管,开放冲洗管,使溶液滴入膀胱,调节滴速,滴速一般为 60～80 滴/分,以免患者尿意强烈,膀胱收缩,迫使冲洗液从导尿管侧溢出尿道外。

(6)待患者有尿意或滴入溶液 200～300 mL 后,夹毕冲洗管,放开引流管,将冲洗液全部引流出来后,再夹毕引流管。

(7)按需要量,如此反复冲洗,一般每天冲洗 2 次,每次 500～1 000 mL,冲洗过程中,经常询问患者感受,观察患者反应及引流液性状。

(8)冲洗完毕,取下冲洗管,清洁外阴部,固定好导尿管。

(9)协助患者取舒适卧位,整理床单位,清理物品。

(10)洗手,记录冲洗液名称、冲洗量、引流量、引流液性质,冲洗过程中患者的反应。

四、注意事项

(1)严格遵医嘱并根据病情准备冲洗液。

(2)根据膀胱冲洗"微温、低压、少量、多次"的原则进行冲洗。

(3)保持冲洗管及引流管的无菌,冲洗过程中注意无菌原则。

(4)冲洗过程若患者出现不适或有出血情况,应立即停止冲洗,并与医师联系。

(5)如滴入治疗用药,须在膀胱内保留30分钟后再引流出体外,有利于药液与膀胱内液充分接触,并保持有效浓度。

(6)冲洗时不宜按压膀胱。

第八节　营养支持技术

一、肠内营养

(一)目的

(1)全面、均衡、符合生理的营养供给,以降低高分解代谢,提高机体免疫力。

(2)维持胃肠道功能,保护肝脏功能。

(3)提供经济、安全的营养治疗。

(二)操作前准备

(1)告知患者/家属操作目的、方法、注意事项、配合方法。

(2)评估患者病情、意识状态、合作程度、营养状态、管饲通路情况、输注方式。

(3)操作护士着装整洁、修剪指甲、洗手、戴口罩。

(4)物品准备:肠内营养液、营养泵、肠内营养袋、加温器、20 mL 注射器、温水。必要时备插线板。

(5)环境整洁、安静。

(三)操作过程

(1)携用物至患者床旁,核对腕带及床头卡。

(2)协助患者取半卧位。

(3)固定营养泵,安装管路,检查并确认喂养管位置,抽吸并评估胃内残留量。

(4)温水冲洗胃肠营养管并与管路连接。

(5)根据医嘱调节输注速度。

(6)加温器连于喂养管上(一般温度调节在 37～40 ℃)。

(7)核对。

(8)输注完毕,温水冲洗喂养管。

(9)包裹、固定胃肠营养管。

(10)协助患者取适宜卧位,整理床单位。

(11)整理用物,按医疗垃圾分类处理用物。

（12）擦拭治疗车。

（13）洗手、记录、确认医嘱。

（四）注意事项

（1）营养液现用现配，24 小时内用完。

（2）长期留置胃肠营养管者，每天用油膏涂擦鼻腔黏膜，每天进行口腔护理。

（3）输注前后或经胃肠营养管注入药物后均用温水冲洗胃肠营养管。

（4）定期（或按照说明书）更换胃肠营养管，对胃造口、空肠造口者，保持造口周围皮肤干燥、清洁。

（5）避免空气入胃，引起胀气。

（6）加温器放到合适的位置，以免烫伤患者。

（7）抬高床头，避免患者平卧引起误吸。

（8）观察并记录输注量以及输注中、输注后的反应。

（9）特殊用药前后用约 30 mL 温水冲洗胃肠营养管，药片或药丸经研碎、溶解后注入胃肠营养管。

（10）注意放置恰当的管路标识。

（五）评价标准

（1）患者/家属能够知晓护士告知的事项，对服务满意。

（2）操作规范、安全，动作娴熟。

二、肠外营养

（一）目的

通过静脉途径输注各种营养素，补充和维持患者的营养。

（二）操作前准备

（1）告知患者/家属操作目的、方法、注意事项、配合方法。

（2）评估患者病情、意识状态、合作程度、营养状态，输液通路情况、穿刺点及其周围皮肤状况。

（3）操作护士着装整洁、修剪指甲、洗手、戴口罩。

（4）物品准备：治疗车、穿刺盘、营养液、20 mL 注射器、输液泵、营养袋、加温器、温水。必要时备插线板。

（5）环境整洁、安静。

（三）操作过程

（1）携用物至患者床旁，核对腕带及床头卡。

（2）协助患者取舒适卧位。

（3）固定输液泵，连接电源。

（4）营养袋挂于仪器架上，排气。

（5）打开输液泵门，固定输液管，关闭输液泵门。

（6）开机，设置输液速度及预输液量。

（7）将感应器固定在墨菲氏滴管上端。

(8)消毒皮肤,2 次排气。

(9)穿刺,启动输液泵,妥善固定管路。

(10)整理床单位,协助患者取舒适卧位。

(11)整理用物,按医疗垃圾分类处理用物。

(12)擦拭治疗车。

(13)洗手、记录、确认医嘱。

(四)注意事项

(1)营养液宜现配现用,若营养液配制后暂时不输注,冰箱冷藏,输注前室温下复温后再输,保存时间不超过 24 小时。

(2)等渗或稍高渗溶液可经周围静脉输入,高渗溶液应从中心静脉输入,明确标识。

(3)如果选择中心静脉导管输注,注意管路维护。

(4)不宜从营养液输入的管路输血、采血。

(五)评价标准

(1)患者/家属能够知晓护士告知的事项,对服务满意。

(2)遵循查对制度,符合无菌技术、安全给药原则。

(3)操作过程规范,动作娴熟。

第九节　床上擦浴

一、目的

去除皮肤污垢,消除令人不快的身体异味,保持皮肤清洁,促进患者机体放松,增进患者舒适及活动度,防止肌肉挛缩和关节僵硬等并发症的发生,刺激皮肤的血液循环,增加皮肤的排泄功能,防御皮肤感染和压疮的发生。适用于病情较重、长期卧床或使用石膏、牵引、生活不能自理及无法自行沐浴的患者,应给予床上擦浴适当刺激皮肤的血液循环,增加皮肤的排泄功能,防御皮肤感染和压疮的发生。皮肤覆盖于人体表面,是身体最大的器官。完整的皮肤还具有保护机体、调节体温、吸收、分泌、排泄及感觉等功能,是抵御外界有害物质入侵的第一道屏障。皮肤的新陈代谢迅速,其代谢产物如皮脂、汗液及表皮碎屑等能与外界细菌及尘埃结合成污垢,黏附于皮肤表面,如不及时清除,可刺激皮肤,降低皮肤的抵抗力,以致破坏其屏障作用,成为细菌入侵的门户,造成各种感染。因此,皮肤的清洁与护理有助于维持机体的完整性,给机体带来舒适感,可预防感染发生,防止压疮及其他并发症。

二、准备

(一)物品准备

(1)治疗盘内:浴巾、毛巾各 2 条、沐浴液或浴皂、小剪刀、梳子、50%乙醇、护肤用品(爽身粉、润肤剂)、一次性油布一条、手套。

(2)治疗盘外:面盆 2 个,水桶 2 个(一桶内盛 50~52 ℃的温水,并按年龄、季节和生活习惯调节水温;另一桶接盛污水用)、清洁衣裤和被服,另备便盆、便盆巾和屏风。

（二）患者、操作人员及环境准备

患者了解床上擦浴的目的、方法、注意事项及配合要点，根据需要协助患者使用便器排便，避免温水擦洗中引起患者的排尿和排便反射，调整情绪，指导或协助患者取舒适体位。操作人员应衣帽整齐，修剪指甲，洗手，戴口罩。环境安静、整洁，关闭门窗，室温控制在22～26 ℃，必要时备屏风。

三、评估

（1）评估患者病情、治疗情况、意识、心理状态、卫生习惯及合作度。

（2）评估患者皮肤情况，有无感染、破损及并发症，肢体活动度，自理能力。

（3）向患者解释床上擦浴的目的、方法、注意事项及配合要点。

四、操作步骤

（1）根据医嘱确认患者，了解病情。

（2）向患者解释说明床上擦浴的目的、过程及方法。消除患者的紧张情绪，使患者有安全感，取得合作。

（3）拉布幔或屏风遮挡患者，预防受凉并保护患者隐私，使患者身心放松。

（4）面盆内倒入50～52 ℃温水至约2/3处或根据患者的习性调节水温。

（5）根据病情摇平床头及床尾支架，松开床尾盖被，放平靠近操作者的床档，将患者身体移向床沿，尽量靠近操作者，确保患者舒适，利用人体力学的原理，减少操作过程中机体的伸展和肌肉的紧张及疲劳度。

（6）戴手套，托起头颈部，将浴巾铺在枕头上，另一浴巾放在患者胸前（每擦一处均应在其下面铺浴巾，保护床单位，并用浴毯遮盖好擦洗周围的暴露部位），防止弄湿枕头和被褥。

（7）毛巾放入温水中浸透，拧至半干叠成手套状，包在操作者手上，用毛巾不同面，先擦患者眼部，按由内眦到外眦依次擦干眼部，再用较干的毛巾擦洗一遍。毛巾折叠能提高擦洗效果，同时保持毛巾的温度。

（8）操作者一手轻轻固定患者头部，用洗面乳或香皂（根据患者习惯选择），依次擦洗患者额部、鼻翼、颊部、耳郭、耳后直至颌下、颈部，再用清水擦洗，然后再用较干毛巾擦洗一遍。褶皱部应重复擦洗如颌下、颈部、耳郭、耳后。

（9）协助患者脱下上衣，置治疗车下层。按先近侧后对侧，先擦洗双上肢（上肢由远心端向近侧擦洗，避免静脉回流），再擦洗胸腹部顺序（腹部以脐为中心，从右向左顺结肠走向擦洗，乳房处环形擦洗）。先用涂浴皂的湿毛巾擦洗，再用干净的湿毛巾擦净皂液，清洗拧干毛巾后再擦洗干，最后用大浴巾边按摩边擦干。根据需要随时调节水温。擦洗过程中注意观察患者病情及皮肤情况，患者出现寒战、面色苍白时，应立即停止擦洗，给予适当处理。

（10）协助患者侧卧，背向操作者，浴巾一底一盖置患者擦洗部下及暴露部，依次进行擦洗后颈、背、臀部。背部及受压部位可用50％乙醇做皮肤按摩，促进血液循环，防止并发症发生。根据季节扑爽身粉。

（11）协助患者更换清洁上衣，一般先穿远侧上肢，再穿近侧、患侧，再穿健侧，可减少关节活动，避免引起患者的疼痛不适。及时用棉被盖好胸、腹部，避免受凉。

（12）更换水、盆、毛巾，擦洗患者下肢、足部背侧，患者平卧，脱下裤子后侧卧，脱下衣物置治疗车下层,将浴巾纵向垫在下肢,浴巾盖于会阴部及下肢前侧,依次从踝部向膝关节、大腿背侧顺序擦洗。

(13)协助患者平卧,擦洗两下肢、膝关节处、大腿前侧部位。

(14)更换温水、盆、毛巾,擦洗会阴部、肛门处(注意肛门部皮肤的褶皱处擦洗干净,避免分泌物滞留,细菌滋生),撤去浴巾,为患者换上干净裤子。

(15)更换温水、盆、毛巾,协助患者移向近侧床边,盆移置足下,盆下铺一次性油布或将盆放于床旁椅上,托起患者小腿部屈膝,将患者双脚同时或先后浸泡于盆内,浸泡片刻软化角质层,洗清双足,擦干足部。

(16)根据需要修剪指甲,足部干裂者涂护肤品,防止足部干燥和粗糙。

(17)为患者梳头,维护患者个人形象,整理床单位,必要时更换床单。

(18)协助患者取舒适体位后,开窗换气。

(19)整理用物,进行清洁消毒处理,避免致病菌的传播。

(20)洗手、记录。

五、注意事项

(1)按擦浴顺序、步骤和方法进行。

(2)擦洗眼部时,尽量避免使用浴皂,防止刺激眼部。

(3)操作过程中注意观察患者的病情变化,保持与患者的沟通,询问患者的感受。

(4)擦洗动作要轻柔、利索,尽量注意少搬动、少暴露患者,注意保暖。

(5)擦洗时注意褶皱处如额下、颈部、耳郭、耳后、腋窝、指间、乳房下褶皱处、脐部、腹股沟、肛周等要擦洗干净。

(6)肢体有损伤者,应先脱健侧衣裤后脱患侧,穿时应先穿患侧后穿健侧,避免患者关节的过度活动,引起疼痛和损伤。

第十节 鼻饲法

一、目的

对病情危重、昏迷、不能经口或不愿正常摄食的患者,通过胃管供给患者所需的营养、水分和药物,维持机体代谢平衡,保证蛋白质和热量的供给需求,维持和改善患者的营养状况。

二、准备

(一)物品准备

(1)治疗盘内:一次性无菌鼻饲包一套(硅胶胃管1根、弯盘1个、压舌板1个、50 mL注射器1个、润滑剂、镊子2把、治疗巾1条、纱布5块)、治疗碗2个、弯血管钳1把、棉签适量、听诊器1副、鼻饲流质液(38~40 ℃)200 mL,温开水适量、手电筒1个、调节夹1个(夹管用)、松节油、漱口液、毛巾。慢性支气管炎患者视情况备镇静剂、氧气。

(2)治疗盘外:安全别针1个、夹子或橡皮圈1个、卫生纸适量。

(二)患者、护理人员及环境准备

患者了解鼻饲的目的、方法、注意事项及配合要点,调整情绪。护士指导或协助患者摆好体位。护理人员应衣帽整齐,修剪指甲,洗手,戴口罩。环境安静、整洁、光线、温湿度适宜。

三、评估

(1)评估患者病情、治疗情况、意识、心理状态及合作度。

(2)评估患者鼻腔状况,有无鼻中隔偏曲、息肉,鼻黏膜有无水肿、炎症等。

(3)向患者解释鼻饲的目的、方法、注意事项及配合要点。

四、操作步骤

(1)确认患者并了解病情,向患者解释鼻饲目的、过程及方法。

(2)备齐用物,携至床旁核对床头卡、医嘱、饮食卡,核对流质饮食的种类、量、性质、温度、质量。

(3)患者如有义齿、眼镜应协助取下,妥善存放。防止义齿脱落误吞入食管或落入气管引起窒息。插管时由于刺激可致流泪,取下眼镜便于擦除。

(4)取半坐位或坐位,可减轻胃管通过咽喉部时引起的咽反射,利于胃管插入。无法坐起者取右侧卧位,昏迷患者取去枕平卧位,头向后仰可避免胃管误入气管。

(5)将治疗巾围于患者颌下,保护患者衣服和床单,弯盘、毛巾放置于方便易取处。

(6)观察鼻孔是否通畅,黏膜有无破损,清洁鼻腔,选择通畅一侧便于插管。

(7)准备胃管,测量胃管插入的长度,成人插入长度为 45~55 cm,一般取发际至胸骨剑突处或鼻尖经耳垂至胸骨剑突处,并做标记,倒润滑剂于纱布上少许,润滑胃管前段 10~20 cm处,减少插管时的摩擦阻力。

(8)左手持纱布托住胃管,右手持镊子夹住胃管前端,沿选定侧鼻孔缓缓插入,插管时动作轻柔,镊子前端勿触及鼻黏膜,以防损伤,当胃管插入 10~15 cm 通过咽喉部时,如为清醒患者指导其做吞咽动作及深呼吸,随患者做吞咽动作及深呼吸时顺势将胃管向前推进,直至标记处。如为昏迷患者,将患者头部托起,使下颌靠近胸骨柄,可增大咽喉部通道的弧度,便于胃管顺利通过,再缓缓插入胃管至标记处。若插管时患者恶心、呕吐感持续,用手电筒、压舌板检查口腔咽喉部有无胃管盘曲卡住。如患者有呛咳、发绀、喘息、呼吸困难等误入气管现象,应立即拔管。休息后再插。

(9)确认胃管在胃内,用胶布交叉固定胃管于鼻翼和面颊部。验证胃管在胃内的三种方法:①打开胃管末端胶塞连接注射器于胃管末端抽吸,抽出胃液即可证实胃管在胃内。②置听诊器于患者胃区,快速经胃管向胃内注入 10 mL 空气,同时在胃部听到气过水声,即表示已插入胃内。③将胃管末端置于盛水的治疗碗内,无气泡溢出。

(10)灌食:连接注射器于胃管末端,先回抽见有胃液,再注入少量温开水,可润滑管壁,防止喂食溶液黏附于管壁,然后缓慢灌注鼻饲液或药液等。鼻饲液温度为 38~40 ℃,每次鼻饲量不应超过 200 mL,间隔时间不少于 2 小时,新鲜果汁应与奶液分别灌入,防止产生凝块。鼻饲结束后,再次注入温开水 20~30 mL 冲洗胃管,避免鼻饲液积存于管腔中变质,造成胃肠炎或堵塞管腔。鼻饲过程中,避免注入空气,以防造成腹胀。

(11)胃管末端塞上胶塞,如无胶塞可反折胃管末端,用纱布包好,橡皮圈系紧,用别针将胃管固定于大单、枕旁或患者衣领处,防止灌入的食物反流和胃管脱落。

(12)协助患者清洁口腔和鼻孔,整理床单位,嘱患者维持原卧位20～30分钟,防止发生呕吐,促进食物消化、吸收。长期鼻饲者应每天进行口腔护理。

(13)整理用物,并清洁、消毒、备用。鼻饲用物应每天更换消毒,协助患者擦净面部,取舒适卧位。

(14)洗手,记录。记录插管时间,鼻饲液种类、量及患者反应等。

五、拔管

停止鼻饲或长期鼻饲需要更换胃管时进行拔管。

(1)携用物至床前,说明拔管的原因,并选择末次鼻饲结束时拔管。

(2)置弯盘于患者颌下,夹紧胃管末端放于弯盘内,防止拔管时液体反流,胃管内残留液体滴入气管。揭去固定胶布,用松节油擦去胶布痕迹,再用清水擦洗。

(3)嘱患者深呼吸,在患者缓缓呼气时稍快拔管,到咽喉处快速拔出。

(4)将胃管放入弯盘中,移出患者视线,避免患者产生不舒服的感觉。

(5)清洁患者面部、口腔及鼻腔,帮助患者漱口,取舒适卧位。

(6)整理床单位,清理用物。

(7)洗手,记录拔管时间和患者反应。

六、注意事项

(1)注入药片时应充分研碎,全部溶解方可灌注。多种药物灌注时,应将药物分开灌注,每种药物之间用少量温开水冲洗一次,注意药物配伍禁忌。

(2)插胃管时护士与患者进行有效沟通,缓解紧张。

(3)插管动作要轻稳,尤其是通过食管三个狭窄部位时(环状软骨水平处,平气管分叉处,食管通过膈肌处),以免损伤食管黏膜。

(4)每次鼻饲前应检查胃管是否在胃内及是否通畅,并用少量温开水冲管后方可进行喂食,鼻饲完毕后再次注入少量温开水,防止鼻饲液凝结。注入鼻饲液的速度要缓慢,以免引起患者不适。

(5)鼻饲液应现配现用,已配制好的暂不用时,应放在4℃以下的冰箱内保存,保证24小时内用完,防止长时间放置变质。

(6)长期鼻饲者应每天进行两次口腔护理,并定期更换胃管,普通胃管每周更换一次,硅胶胃管每月更换一次,聚氨酯胃管2个月更换一次。更换胃管时应于当晚最后一次喂食后拔出,翌日晨从另一侧鼻孔插入胃管。

(7)每次灌注前或间隔4～8小时应抽胃内容物,检查胃内残留物的量。如残留物的量大于灌注量的50%,说明胃排空延长,应告知医师采取措施。

第十一节　氧疗法

一、目的

提高动脉血氧分压和动脉血氧饱和度，增加动脉血氧含量，纠正各种因素导致的缺氧状态，促进组织的新陈代谢，维持机体正常生命活动。

根据呼吸衰竭的类型及缺氧的严重程度选择给氧方法和吸入氧分数。Ⅰ型呼吸衰竭：PaO_2 在 6.7～8.0 kPa(50～60 mmHg)，$PaCO_2$<6.7 kPa(50 mmHg)，应给予中流量(2～4 L/min)吸氧，吸入氧浓度>35%。Ⅱ型呼吸衰竭：PaO_2 在 5.3～6.7 kPa(40～50 mmHg)，$PaCO_2$ 正常，间断给予高流量(4～6 L/min)高浓度(>50%)吸氧，若 PaO_2>9.3 kPa(70 mmHg)，应逐渐降低吸氧浓度，防止长期吸入高浓度氧引起中毒。

供氧装置分氧气筒和管道氧气装置两种。给氧方法分鼻导管给氧、氧气面罩给氧及高压给氧。氧气面罩给氧适用于长期使用氧气，患者严重缺氧、神志不清、病情较重者，氧气面罩吸入氧分数最高可达 90%，但由于气流及无法及时喝水，常会造成口腔干燥、沟通及谈话受限。而双侧鼻导管给氧则没有这些问题。鼻导管给氧方法又分单侧鼻导管给氧法和双侧鼻导管给氧法。

吸氧方式的选择：严重缺氧但无二氧化碳潴留者，宜采用面罩吸氧(吸入氧分数最高可达 90%)；缺氧伴有二氧化碳潴留者可用双侧鼻导管吸氧。

二、准备

(一)用物准备

1.治疗盘外

氧气装置一套包括氧气筒(管道氧气装置无)、氧气流量表装置，扳手、用氧记录单、笔、安全别针。

2.治疗盘内

橡胶管、湿化瓶、无菌容器内盛一次性双侧鼻导管或一次性吸氧面罩、消毒玻璃接管、无菌持物镊、无菌纱布缸、治疗碗内盛蒸馏水、弯盘、棉签、胶布、松节油。

3.氧气筒

氧气筒顶部有一总开关，控制氧气的进出。氧气筒颈部的侧面有一气门与氧气表相连，是氧气自氧气瓶中输出的途径。

4.氧气流量表装置

氧气流量表装置由压力表、减压阀、安全阀、流量表和湿化瓶组成。压力表测量氧气筒内的压力。减压阀是一种自动弹簧装置，将氧气筒流出的氧压力减至 2～3 kg/cm²(0.2～0.3 mPa)，使流量平稳安全。当氧流量过大、压力过高时，安全阀内部活塞自行上推，过多的氧气由四周小孔流出，确保安全。流量表是测量每分钟氧气的流量，流量表内有浮标上端平面所指的刻度,可知氧气每分钟的流出量。湿化瓶内盛 1/3～1/2 蒸馏水、凉开水、20％～30％乙醇(急性肺水肿患者吸氧时用,可降低肺泡内泡沫的表面张力,使泡沫破裂,扩大气体和肺泡壁接触面积,使气体易于弥散,改善气体交换功能),通气管浸入水中,湿化瓶出口与鼻导管或面罩相连,湿化氧气。

5.装表

把氧气放在氧气架上,打开总开关放出少量氧气,快速关上总开关,此为吹尘(为防止氧气瓶上灰尘吹入氧气表内)。然后将氧气表向后稍微倾斜置于气阀上,用手初步旋紧固定然后再用扳手旋紧螺帽,使氧气表立于氧气筒旁,按湿化瓶,打开氧气检查氧气装置是否漏气,氧气输出是否通畅后,关闭流量表开关,推至病床旁备用。

(二)患者、护理人员及环境准备

患者了解吸氧目的、方法、注意事项及配合要点,取舒适体位,调整情绪。护理人员应衣帽整齐,修剪指甲,洗手,戴口罩。环境安静、整洁,光线、温湿度适宜,远离火源。

三、操作步骤

(1)携用物至病床旁,再次核对患者。

(2)用湿棉签清洁患者双侧鼻腔,清除鼻腔分泌物。

(3)连接鼻导管及湿化瓶的出口。调节氧流量,轻度缺氧 1～2 L/min,中度缺氧 2～4 L/min,重度缺氧 4～6 L/min,氧气筒内的氧气流量＝氧气筒容积(L)×压力表指示的压力(kg/cm)/1 kg/cm²。

(4)鼻导管插入患者双侧鼻腔约 1 cm,鼻导管环绕患者耳部向下放置,动作要轻柔,避免损伤黏膜,根据情况调整长度。

(5)停止用氧时,首先取下鼻导管(避免误操作引起肺组织损伤),安置患者于舒适体位。

(6)关流量表开关,关氧气筒总阀,再开流量表开关,放出余气,再关流量表开关,最后砌表(中心供氧装置,取下鼻导管后,直接关闭流量表开关)。

(7)处理用物,预防交叉感染。

(8)记录停止用氧时间及效果。

四、注意事项

(1)用氧时认真做好四防:防火、防震、防热、防油。

(2)禁用带油的手进行操作,氧气和螺旋口禁止上油。

(3)氧气筒内氧气不能用完,压力表指针应＞0.5 mPa。

(4)防止灰尘进入氧气瓶,避免充氧时引起爆炸。

(5)长期、高浓度吸氧者,应观察患者有无胸骨后烧热感、干咳、恶心呕吐、烦躁及进行性呼吸困难加重等氧中毒现象。

(6)长期吸氧,吸氧浓度应＜40％。氧气浓度与氧流量的关系:吸氧浓度(％)＝21+4×氧气流量(L/min)。

第十二节　静脉输液

一、准备阶段

(1)仪表:着装整洁,佩戴胸牌,洗手、戴口罩。

(2)用物:速干手消毒剂、输液巡视卡、治疗卡、治疗盘、一次性头皮针、一次性输液器、网套、止血带、橡皮小枕及一次性垫巾、弯盘、安尔碘、棉签、输液胶贴、启盖器、药液瓶外贴输液标签(上写患者姓名、床号、输液药品、浓度、剂量、用法、日期、时间)、锐器收集盒、剪刀、黄色医疗垃圾袋、输液架。

(3)携治疗卡核对患者床号、姓名,向患者说明输液目的,评估环境,放好输液架,询问患者穿刺肢体,评估穿刺部位皮肤、血管弹性情况,取得合作,经评估患者清醒合作,注射部位无异常,符合操作要求。

二、操作步骤

(1)备齐用物,检查无菌物品有效期,推车至床旁,核对床号、姓名,向患者说明操作目的,询问是否去卫生间,备胶贴,铺垫巾,选血管。

(2)检查液体:查对药名、剂量、浓度、有效期、瓶口、瓶体、澄明度。

(3)(计时开始)套网套,启瓶盖,消毒瓶口,挤压并打开输液器,插入,查对姓名,挂瓶,排气,针头放入输液袋内。

(4)扎止血带,消毒皮肤,嘱握拳,冲针头,再次检查管道气泡,再次查对姓名,穿刺。

(5)嘱松拳,松止血带,松调节器,固定胶布,调节滴速、报数(计时结束),撤垫巾、止血带,整理床单元,交代注意事项(口述:现在吊瓶已经打上,打吊瓶的手可以左右轻轻移动,不要上下弯曲,以免损伤血管)。

(6)洗手,核对治疗卡、巡视卡和床头牌,核对药物名称,在巡视卡上记录滴数并签字,挂于输液架上,再次检查输液是否通畅,穿刺部位情况,感谢患者配合,整理床单位。

(7)输液结束拔针、指导患者拔针后沿着穿刺血管的方向拇指按压3~5分钟。

(8)整理阶段:取下输液瓶和巡视卡,剪针头于锐器盒,洗手、记录,回治疗室处置用物。

三、临床应用

(一)静脉输液注意事项

(1)严格执行无菌操作和查对制度。

(2)根据病情需要,有计划地安排轮流顺序,如需加入药物,应合理安排,以尽快达到输液目的,注意配伍禁忌。

(3)需长期输液者,要注意保护和合理使用静脉,一般从远端小静脉开始。

(4)输液前应排尽输液管及针头内空气,药液滴尽前要按需及时更换溶液瓶或拔针,防止造成空气栓塞。

(5)输液过程中应加强巡视,耐心听取患者的主诉,严密观察注射部位皮肤有无肿胀,针头有无脱出、阻塞或移位,针头和输液器衔接是否紧密,输液管有无扭曲受压,输液滴速是否适宜以及输液瓶内溶液量等,及时记录在输液卡或护理记录单上。

(6)需 24 小时连续输液者,应每天更换输液器。

(7)颈外静脉穿刺置管,如硅胶管内有回血,须及时用稀释肝素溶液冲注,以免硅胶管被血块堵塞;如遇输液不畅,须注意是否存在硅胶管弯曲或滑出血管外等情况。

(二)常见输液反应及防治

1.发热反应

(1)减慢滴注速度或停止输液,及时与医师联系。

(2)对症处理,寒战时适当增加盖被或用热水袋保暖,高热时给予物理降温。

(3)按医嘱给予抗过敏药物或激素治疗。

(4)保留余液和输液器,必要时送检验室做细菌培养。

(5)严格检查药液质量、输液用具的包装及灭菌有效期等,防止致热物质进入体内。

2.循环负荷过重(肺水肿)

(1)立即停止输液,及时与医师联系,积极配合抢救,安慰患者,使患者有安全感和信任感。

(2)为患者安置端坐位,使其两腿下垂,以减少静脉回流,减轻心脏负担。

(3)加压给氧,可使肺泡内压力增高,减少肺泡内毛细血管渗出液的产生;同时给予 20%～30%乙醇湿化吸氧,因乙醇能减低肺泡内泡沫的表面张力,使泡沫破裂消散,从而改善肺部气体交换,迅速缓解缺氧症状。

(4)按医嘱给予镇静剂、扩血管药物和强心剂如洋地黄等。

(5)必要时进行四肢轮流结扎,即用止血带或血压计袖带做适当加压,以阻断静脉血流,但动脉血流仍通畅。每隔 5～10 分钟轮流放松一侧肢体的止血带,可有效地减少静脉回心血量,待症状缓解后,逐步解除止血带。

(6)严格控制输液滴速和输液量,对心、肺疾患者以及老年儿童尤应慎重。

3.静脉炎

(1)严格执行无菌操作,对血管壁有刺激性的药物应充分稀释后应用,并防止药物溢出血管外。同时,要有计划地更换注射部位,以保护静脉。

(2)患肢抬高并制动,局部用 95%乙醇或 50%硫酸镁行热湿敷。

(3)理疗。

(4)如合并感染,根据医嘱给予抗生素治疗。

4.空气栓塞

(1)立即停止输液,及时通知医师,积极配合抢救,安慰患者,以减轻恐惧感。

(2)立即为患者置左侧卧位和头低足高位。头低足高位在吸气时可增加胸膜腔内压力,减少空气进入静脉;左侧位可使肺的位置低于右心室,气泡侧向上漂移到右心室,避开肺动脉口。由心脏搏动将空气混成泡沫,分次小量进入肺动脉内。

(3)氧气吸入。

(4)输液前排尽输液管内空气,输液过程中密切观察,加压输液或输血时应专人守护,防止空气栓塞发生。

第二章　生命体征的观察与护理

第一节　体　温

体温由三大营养物质(糖、脂肪、蛋白质)氧化分解而产生。50％以上迅速转化为热能，50％贮存于三磷酸腺苷(ATP)内，供机体利用，最终仍转化为热能散发到体外。正常人体的温度是由大脑皮质和丘脑下部体温调节中枢所调节(下丘脑前区为散热中枢，下丘脑后区为产热中枢)，并通过神经、体液因素调节产热和散热过程，保持产热与散热的动态平衡，所以正常人有相对恒定的体温。

一、正常体温及生理性变化

(一)正常体温

通常说的体温是指机体内部的温度，即胸腔、腹腔、中枢神经的温度，又称体核温度，较高且稳定。皮肤温度称体表温度。临床上通常用测量口温、肛温、腋温来衡量体温。在这三个部位测得的温度接近身体内部的温度，且测量较为方便。三个部位测得的温度略有不同，口腔温度居中，直肠温度较高，腋下温度较低。同时在三个部位进行测量，其温度差一般不超过1 ℃。这是由于血液在不断地流动，将热量很快地由温度较高处带往温度较低处，因而机体各部的温度一般差异不大。

体温的正常值不是一个具体的点，而是一个范围。机体各部位由于代谢率的不同，温度略有差异，常以口腔、直肠、腋窝的温度为标准，个体体温可以较正常的平均温度增减0.3～0.6 ℃，健康成人的平均温度波动范围见表2-1。

表 2-1　健康成人不同部位温度的波动范围

部位	波动范围
口腔	36.2～37.2 ℃
直肠	36.5～37.5 ℃
腋窝	36.0～37.0 ℃

(二)生理性变化

人的体温在一些因素的影响下，会出现生理性的变化，但这种体温的变化，往往是在正常范围内或是一闪而过的。

1.时间

人的体温24小时内的变动在0.5～1.5 ℃，呈周期性变化，一般凌晨2点和早晨6点体温最低，下午2～6时体温最高。这种昼夜的节律波动，与机体活动代谢的相应周期性变化有关。如长期从事夜间工作的人员，可出现夜间体温上升，日间体温下降的现象。

2.年龄

新生儿因体温调节中枢尚未发育完全,调节体温的能力差,体温易受环境温度影响而变化;婴幼儿由于代谢率高,体温可略高于成人;老年人代谢率较低,血液循环变慢,加上活动量减少,因此体温略低于成年人。

3.性别

一般来说,女性比男性有较厚的皮下脂肪层,维持体热能力强,故女性体温较男性高约0.3 ℃。并且女性的基础体温随月经周期出现规律变化,即月经来潮后逐渐下降,至排卵后,体温又逐渐上升。这种体温的规律性变化与血中孕激素及其代谢产物的变化有关。

4.环境温度

在寒冷或炎热的环境下,机体的散热受到明显的抑制或加强,体温可暂时性地降低或升高。另外,气流、个体暴露的范围大小亦影响个体的体温。

5.活动

任何需要耗力的劳动或运动活动,都使肌肉代谢增强,产热增加,体温升高。

6.饮食

进食的冷热可以暂时性地影响口腔温度,进食后,由于食物的特殊动力作用,可以使体温暂时性地升高0.3 ℃左右。

另外,强烈的情绪反应、冷热的应用以及个体的体温调节机制都对体温有影响,在测量体温的过程中要加以注意并能够做出解释。

(三)产热与散热

1.产热过程

机体产热过程是细胞新陈代谢的过程。人体通过化学方式产热,即食物氧化、骨骼肌运动、交感神经兴奋、甲状腺素分泌增多,以及体温升高均可提高新陈代谢率而增加产热量。

2.散热过程

机体通过物理方式进行散热。机体大部分的热量通过皮肤的辐射、传导、对流、蒸发来散热;一小部分的热量通过呼吸、尿、粪便而散发于体外。当外界温度等于或高于皮肤温度时,蒸发就是人体唯一的散热形式。

(1)辐射:是热由一个物体表面通过电磁波的形式传至另一个与它不接触物体表面的一种形式。在低温环境中,它是主要的散热方式,安静时的辐射散热所占的百分比较大,可达总热量的60%。其散热量的多少与所接触物质的导热性能、接触面积和温差大小有关。

(2)传导:是机体的热量直接传给同它接触的温度较低的物体的一种散热方法,如冰袋、冰帽的使用。

(3)对流:是传导散热的特殊形式,是指通过气体或液体的流动来交换热量的一种散热方法。

(4)蒸发:由液态转变为气态,同时带走大量热量的一种散热方法,分为不显性出汗和发汗两种形式。

二、异常体温的观察

人体最高的耐受热为40.6～41.4 ℃,低于34 ℃或高于43 ℃则极少存活。体温升高超过

41 ℃,可引起永久性的脑损伤;高热持续在 42 ℃以上 24 小时常导致休克及严重并发症。所以对于体温过高或过低者应密切观察病情变化,不能有丝毫的松懈。

(一)体温过高

体温过高又称发热,是由于各种原因使下丘脑体温调节中枢的功能障碍,产热增加而散热减少,导致体温升高超过正常范围。

1.原因

(1)感染性:如病毒、细菌、真菌、螺旋体、立克次体、支原体及寄生虫等感染引起的发热最多见。

(2)非感染性:无菌性坏死物质的吸收引起的吸收热、变态反应性发热等。

2.发热分类

以口腔温度为例,按照发热的高低将发热分为以下几种。①低热:37.5~38.0 ℃;②中等热:38.1~39.0 ℃;③高热:39.1~41.0 ℃;④超高热:41.0 ℃及以上。

3.发热过程

发热的过程常依疾病在体内的发展情况而定,一般分为三个阶段。

(1)体温上升期:①特点是产热大于散热;②主要表现为皮肤苍白、干燥无汗,患者畏寒、疲乏,体温升高,有时伴寒战;③方式为骤升和渐升。骤升指体温在数小时内升至高峰,如肺炎球菌导致的肺炎;渐升指体温在数小时内逐渐上升,数天内达高峰,如伤寒。

(2)高热持续期:①特点是产热和散热在较高水平上趋于平衡;②主要表现为体温居高不下,皮肤潮红,呼吸加深加快,脉搏增快并有头痛、食欲缺乏、恶心、呕吐、口干、尿量减少等症状,甚至惊厥、谵妄、昏迷。

(3)体温下降期:①特点是散热增加,产热趋于正常,体温逐渐恢复至正常水平;②方式为骤降和渐降。骤降指体温一般在数小时内降至正常,如大叶性肺炎、疟疾;渐降指体温在数天内降至正常,如伤寒、风湿热等;③主要表现为大量出汗、皮肤潮湿和温度降低。老年人易出现血压下降、脉搏细速、四肢厥冷等循环衰竭的休克症状。

4.热型

将不同的时间测得的体温绘制在体温单上,互相连接就构成体温曲线。各种体温曲线形状称为热型。有些发热性疾病有特殊的热型,通过观察体温曲线可协助诊断。但需注意,药物的应用可使热型变得不典型。常见的热型如下。

(1)稽留热:体温持续在 39~40 ℃,达数天或数周,24 小时波动范围不超过 1 ℃。常见于大叶性肺炎、伤寒等急性感染性疾病的极期。

(2)弛张热:体温多在 39 ℃以上,24 小时体温波动幅度可超过 2 ℃,但最低温度仍高于正常水平。常见于化脓性感染、败血症、浸润型肺结核、风湿热等疾病。

(3)间歇热:体温骤然升高达高峰后,持续数小时又迅速降至正常,经过一天或数天间歇后,体温又突然升高,如此有规律地反复发作,常见于疟疾。

(4)不规则热:发热不规律,持续时间不定。常见于流行性感冒、肿瘤等疾病引起的发热。

(二)体温过低

由于各种原因引起的产热减少或散热增加,导致体温低于正常范围,称为体温过低。当体温低于 35 ℃时,称为体温不升。体温过低的原因如下。①体温调节中枢发育未成熟:如早产儿、新生儿;②疾病或创伤:见于失血性休克、极度衰竭等患者;③药物中毒。

三、体温异常的护理

(一)体温过高

降温措施有物理降温、药物降温及针刺降温。

1.观察病情

加强对生命体征的观察,定时测量体温,一般每天测温 4 次,高热患者应每 4 小时测温 1 次,待体温恢复正常 3 天后,改为每天 1~2 次,同时观察脉搏、呼吸、血压、意识状态的变化;及时了解有关各种检查结果及治疗护理后病情好转还是恶化。

2.饮食护理

(1)补充高蛋白、高热量、高维生素、易消化的流质或半流质饮食,如粥、鸡蛋羹、面片汤、青菜汁、新鲜果汁等。

(2)多饮水,每天补充液量 2 500~3 000 mL,必要时给予静脉点滴,以保证入量。

由于高热时,热量消耗增加,全身代谢率加快,蛋白质、维生素的消耗量增加,水分丢失增多,同时消化液分泌减少,胃肠蠕动减弱,所以宜及时补充水分和营养。

3.使患者舒适

(1)安置舒适的体位让患者卧床休息,同时调整室温和避免噪声。

(2)口腔护理:每天早、晚刷牙,饭前、饭后漱口,不能自理者,可行特殊口腔护理。由于发热患者唾液分泌减少,口腔黏膜干燥,机体抵抗力下降,极易引起口腔炎、口腔溃疡,因此,口腔护理可预防口腔及咽部细菌繁殖。

(3)皮肤护理:发热患者退热期出汗较多,此时应及时擦干汗液并更换衣裤和大单等,以保持皮肤的清洁和干燥,防止皮肤继发性感染。

4.心理调护

注意患者的心理状态,对体温的变化给予合理的解释,以缓解患者紧张和焦虑的情绪。

(二)体温过低

(1)保暖:①给患者加盖衣被、毛毯、电热毯等或放置热水袋,注意小儿、老人、昏迷者,热水袋温度不宜过高,以防烫伤;②暖箱适用于体重<2 500 g,胎龄不足 35 周的早产儿、低体重儿。

(2)给予热饮。

(3)监测生命体征:监测生命体征的变化,至少每小时测体温 1 次,直至恢复正常且保持稳定,同时观察脉搏、呼吸、血压、意识的变化。

(4)设法提高室温:维持室温在 22~24 ℃为宜。

(5)积极宣教:教会患者避免导致体温过低的因素。

四、测量体温的技术

(一)体温计的种类及构造

1.水银体温计

水银体温计又称玻璃体温计,是最常用的最普通的体温计。它是一种外标刻度以红线的真空玻璃毛细管。其刻度范围为 35~42 ℃,每小格 0.1 ℃,在 37 ℃刻度处以红线标记,以示醒目。体温计一端贮存水银,当水银遇热膨胀后沿毛细管上升;因毛细管下端和水银槽之间有一凹陷,所以水银柱遇冷不致下降,以便检视温度。

根据测量部位的不同可将体温计分为口表、肛表、腋表。口表的水银端呈圆柱形,较细长;肛表的水银端呈梨形,较粗短,适合插入肛门;腋表的水银端呈扁平鸭嘴形。临床上口表可代替腋表使用。

2.其他

如电子体温计、感温胶片、可弃式化学体温计等。

(二)测体温的方法

1.目的

通过测量体温,判断体温有无异常,了解患者的一般情况及疾病的发生、发展规律,为诊断、预防、治疗提供依据。

2.用物准备

(1)测温盘内备体温计(水银柱甩至 35 ℃以下)、秒表、纱布、笔、记录本。

(2)若测肛温,另备润滑油、棉签、手套、卫生纸、屏风。

3.操作步骤

(1)洗手、戴口罩,备齐用物,携至床旁。

(2)核对患者并解释目的。

(3)协助患者取舒适卧位。

(4)测体温:根据病情选择合适的测温方法。①测腋温:擦干汗液,将体温计放在患者腋窝,紧贴皮肤屈肘,臂过胸,夹紧体温计。测量 10 分钟后,取出体温计用纱布擦拭,读数;②测口温法:嘱患者张口,将口表汞柱端放于舌下热窝处。嘱患者闭嘴用鼻呼吸,勿用牙咬体温计。测量时间 3~5 分钟。嘱患者张口,取出口表,用纱布擦拭并读数;③测肛温法:协助患者取合适卧位,露出臀部。润滑肛表前端,戴手套用手垫卫生纸分开臀部,轻轻插入肛表水银端 3~4 cm。测量时间 3~5 分钟并读数。用卫生纸擦拭肛表。

(5)记录,先记录在记录本上,再绘制在体温单上。

(6)整理床单位。

(7)消毒用过的体温计。

4.注意事项

(1)测温前应注意有无影响体温波动的因素存在,如 30 分钟内有无进食、剧烈活动、冷热敷、坐浴等。

(2)体温值如与病情不符,应重复测量,必要时做肛温和口温对照复查。

(3)腋下有创伤、手术或消瘦夹不紧体温计者不宜测腋温;腹泻、肛门手术、心肌梗死的患者禁测肛温;精神异常、昏迷、婴幼儿等不能合作者及口鼻疾病或张口呼吸者禁测口温;进热食或面颊部热敷者,应间隔 30 分钟后再测口温。

(4)对小儿、重症患者测温时,护士应守护在旁。

(5)测口温时,如不慎咬破体温计,应:①立即清除玻璃碎屑,以免损伤口腔黏膜;②口服蛋清或牛奶,以保护消化道黏膜并延缓汞的吸收;③病情允许者,进粗纤维食物,以加快汞的排出。

(三)体温计的消毒与检查

1.体温计的消毒

为防止测体温引起的交叉感染,保证体温计清洁,用过的体温计应消毒。

(1)先将体温计分类浸泡于含氯消毒液内 30 分钟后取出,再用冷开水冲洗擦干,放入清洁容器中备用。集体测温后的体温计,用后全部浸泡于消毒液中。5 分钟后取出清水冲净,擦干后放入另一消毒液容器中进行第 2 次浸泡,半小时后取出清水冲净,擦干后放入清洁容器中备用。

(2)消毒液的容器及清洁体温计的容器每周进行 2 次高压蒸汽灭菌消毒,消毒液每天更换1 次,若有污染随时消毒。

(3)传染病患者应设专人体温计,单独消毒。

2.体温计的检查

在使用新的体温计前,或定期消毒体温计后,应对体温计进行校对,以检查其准确性。将全部体温计的水银柱甩至 35 ℃以下,同一时间放入已测好的 40 ℃水内,3 分钟后取出检视。若体温计之间相差0.2 ℃以上或体温计上有裂痕者,取出不用。

第二节 脉 搏

一、正常脉搏及生理性变化

(一)正常脉搏

随着心脏节律性收缩和舒张,动脉内的压力也发生周期性的波动,这种周期性的压力变化可引起动脉血管发生扩张与回缩的搏动,该搏动在浅表的动脉可触摸到,临床简称为脉搏。正常人的脉搏节律均匀、规则,间隔时间相等,每搏强弱相同且有一定的弹性,每分钟搏动的次数为60~100 次(即脉率)。脉搏通常与心率一致,是心率的指标。

(二)生理性变化

脉率受许多生理性因素影响而发生一定范围的波动,随年龄的增长而逐渐减慢,到高龄时逐渐增加。

1.年龄

一般新生儿、幼儿的脉率较成人快,通常平均脉率相差 5 次/分。

2.性别

同龄女性比男性快。

3.情绪

兴奋、恐惧、发怒时脉率增快,忧郁、睡眠时则慢。

4.活动

一般人运动、进食后脉率会加快;休息、禁食则相反。

5.药物

兴奋剂可使脉搏增快,镇静剂、洋地黄类药物可使脉搏减慢。

二、异常脉搏的观察

(一)脉率异常

1.速脉

速脉指成人脉率在安静状态下＞100次/分,又称为心动过速。见于高热、甲状腺功能亢进(甲亢,由于代谢率增加而使脉率增快)、贫血或失血等患者。正常人可有窦性心动过速,为一过性的生理现象。

2.缓脉

缓脉指成人脉率在安静状态下低于60次/分,又称心动过缓。见于颅内压增高、病窦综合征、二度以上房室传导阻滞,或服用某些药物如地高辛、普尼拉明、利血平、普萘洛尔等。正常人可有生理性窦性心动过缓,多见于运动员。

(二)脉律异常

脉搏的搏动不规则,间隔时间不等,时长时短,称为脉律异常。

1.间歇脉

间歇脉指在一系列正常均匀的脉搏中出现一次提前而较弱的脉搏,其后有一较正常延长的间歇(即代偿性间歇),亦称期前收缩。见于各种器质性心脏病或洋地黄中毒的患者;正常人在过度疲劳、精神兴奋、体位改变时也偶尔出现间歇脉。

2.脉搏短绌

脉搏短绌指同一单位时间内脉率少于心率。绌脉是由于心肌收缩力强弱不等,有些心排血量少的搏动可发出心音,但不能引起周围血管搏动,导致脉率少于心率。特点为脉律完全不规则,心率快慢不一、心音强弱不等。多见于心房纤颤者。

(三)强弱异常

1.洪脉

当心排血量增加,血管充盈度和脉压较大时,脉搏强大有力,称洪脉。多见于高热,甲状腺功能亢进、主动脉瓣关闭不全等患者;运动后、情绪激动时也常触到洪脉。

2.细脉

当心排血量减少,外周动脉阻力较大,动脉充盈度降低时,脉搏细弱无力,扪之如细丝,称细脉或丝脉。多见于心功能不全,大出血、主动脉瓣狭窄和休克、全身衰竭的患者,是一种危险的脉象。

3.交替脉

节律正常而强弱交替时出现的脉搏,称为交替脉。交替脉是提示左心室衰竭的重要体征。常见于高血压性心脏病、急性心肌梗死、主动脉瓣关闭不全等患者。

4.水冲脉

脉搏骤起骤落,急促而有力有如洪水冲涌,故名水冲脉。主要见于主动脉瓣关闭不全、动脉导管未闭、甲亢、严重贫血患者,检查方法是将患者前臂抬高过头,检查者用手紧握患者手腕掌面,可明显感知。

5.奇脉

在吸气时脉搏明显减弱或消失为奇脉。其产生主要与吸气时左心室的搏出量减少有关。常见于心包腔积液、缩窄性心包炎等患者,是心脏压塞的重要的体征之一。

（四）动脉壁异常

动脉壁弹性减弱，动脉变得迂曲不光滑，有条索感，如按在琴弦上为动脉壁异常，多见于动脉硬化的患者。

三、测量脉搏的技术

（一）部位

临床上常在靠近骨骼的大动脉测量脉搏，最常用最方便的是桡动脉，患者也乐于接受。其次为颞动脉、颈动脉、肱动脉、腘动脉、足背动脉和股动脉等。如怀疑患者心搏骤停或休克时，应选择大动脉为诊脉点，如颈动脉、股动脉。

（二）测脉搏的方法

1. 目的

通过测量脉搏，判断脉搏有无异常，也可间接了解心脏的情况，观察相关疾病发生、发展规律，为诊断、治疗提供依据。

2. 准备

治疗盘内备秒表、笔、记录本，必要时带听诊器。

3. 操作步骤

（1）洗手、戴口罩，备齐用物，携至床旁。

（2）核对患者，解释目的。

（3）协助患者取坐位或半坐卧位，手臂放在舒适位置，腕部伸展。

（4）以示指、中指、无名指的指端按在桡动脉表面，压力大小以能清楚地触及脉搏为宜，注意脉律、强弱、动脉壁的弹性。

（5）一般情况下 30 秒所测得的数值乘以 2，心脏病患者脉率异常者、危重患者则应以 1 分钟记录。

（6）协助患者取舒适体位。

（7）记录：将脉搏绘制在体温单上。

4. 注意事项

（1）诊脉前患者应保持安静，剧烈运动后应休息 20～30 分钟后再测。

（2）偏瘫患者应选择健侧肢体测量。

（3）脉搏细、弱难以测量时，用听诊器测心率。

（4）脉搏短绌的患者，应由两名护士同时测量，一人听心率，另一人测脉率，一人发出"开始""停止"的口令，计数 1 分钟，以分数式记录即心率/脉率，若心率每分钟 120 次，脉率 90 次，即应写成 120/90 次/分。

第三节　呼　吸

一、正常呼吸及生理性变化

（一）正常呼吸

机体不断地从外界环境摄取氧气并将二氧化碳排出体外的气体交换过程称为呼吸。它是维持机体新陈代谢和功能活动所必需的生理过程之一。一旦呼吸停止,生命也将终止。

正常成人在安静状态下呼吸是自发的,节律规则,均匀无声且不费力,每分钟 16～20 次。

(二)生理性变化

呼吸受许多因素的影响,在不同生理状态下,正常人的呼吸也会在一定范围内波动,见表 2-2。

表 2-2　各年龄段呼吸频率见表

年龄	呼吸频率(次/分)
新生儿	30～40
婴儿	20～45
幼儿	20～35
学龄前儿童	20～30
学龄儿童	15～25
青少年	15～20
成人	12～20
老年人	12～18

1.年龄

年龄越小,呼吸频率越快,如新生儿的呼吸约为 44 次/分。

2.性别

同年龄的女性呼吸频率比男性稍快。

3.运动

肌肉的活动可使呼吸系统加快,呼吸也因说话、唱歌、哭、笑以及吞咽、排泄等动作有所改变。

4.情绪

强烈的情绪变化,如害怕、恐惧、愤怒、紧张等会刺激呼吸中枢,导致屏气或呼吸加快。

5.其他

如环境温度升高或海拔增加,均会使呼吸加快加深。

二、异常呼吸的观察

(一)频率异常

1.呼吸过速

呼吸过速指呼吸频率超过 24 次/分,但仍有规则,又称气促。多见于高热、疼痛、甲状腺功能亢进的患者。一般体温每升高 1 ℃,呼吸频率增加 3～4 次/分。

2.呼吸过慢

呼吸过慢指呼吸频率缓慢,低于 12 次/分。多见于麻醉药或镇静剂过量、颅脑疾病等呼吸中枢受抑制者。

(二)节律异常

1.潮式呼吸(陈-施呼吸)

潮式呼吸表现为呼吸由浅慢到深快,达高潮后又逐渐变浅变慢,经过 5～30 秒的暂停,又重复出现上述状态的呼吸,呈潮水般涨落。由于呼吸中枢兴奋性减弱,血中正常浓度的二氧化碳不能引起呼吸中枢兴奋,只有当缺氧严重、动脉血二氧化碳分压增高到一定程度,才能刺激呼吸中枢,使呼吸加强;当积聚的二氧化碳呼出后,呼吸中枢失去有效刺激,呼吸逐渐减弱甚至停止。多见于脑炎、尿毒症等患者,常表现为呼吸衰竭。一些老年人在深睡时也可出现潮式呼吸,是脑动脉硬化的表现。

2.间断呼吸(比奥呼吸)

有规律地呼吸几次后,突然停止呼吸,间隔一个短时期后又开始呼吸,如此反复交替。其产生机制与潮式呼吸一样,但预后更严重,常在临终前发生。见于颅内病变或呼吸系统中枢衰竭的患者。

3.点头呼吸

在呼吸时,头随呼吸上下移动,患者已处于昏迷状态,是呼吸中枢衰竭的表现。

4.叹气式呼吸

间断一段时间后做 1 次大呼吸,伴叹气声。偶然的一次叹气是正常的,可以扩张小肺泡,多见于精神紧张、神经官能症患者。如反复发作叹气式呼吸,是临终前的表现。

(三)深浅度异常

1.深度呼吸

深度呼吸又称库斯莫尔呼吸,是一种深长而规则的大呼吸。常见于尿毒症、糖尿病等引起的代谢性酸中毒的患者。由于增加的氢离子浓度刺激呼吸感受器引起,有利于排出较多的二氧化碳,调节血液中酸碱平衡。

2.浅快呼吸

呼吸浅表而不规则,有时呈叹息样。见于呼吸肌麻痹、胸肺疾病、休克患者,也可见于濒死的患者。

(四)声音异常

1.鼾声呼吸

由于气管或大支气管内有分泌物积聚,呼吸深大带鼾声。多见于昏迷或神经系统疾病的患者。

2.蝉鸣样呼吸

由于细支气管、小支气管堵塞,吸气时出现高调的蝉鸣音,多因声带附近有异物阻塞,使空气进入发生困难所致。多见于支气管哮喘、喉头水肿等患者。

(五)呼吸困难

呼吸困难是指因呼吸频率、节律或深浅度的异常,导致气体交换不足,机体缺氧。患者自感空气不足、胸闷、呼吸费力,表现为焦虑、烦躁、鼻翼翕动及口唇发绀等,严重者不能平卧。

三、呼吸的测量

(一)目的

通过测量呼吸,观察、评估患者的呼吸状况,以协助诊断,为预防、诊断、康复、护理提供依据。

(二)准备

治疗盘内备秒表、笔、记录本、棉签(必要时)。

(三)操作步骤

(1)测量脉搏后,护士仍保持诊脉手势,观察患者的胸、腹起伏情况及呼吸的节律、性质、声音、深浅,呼出气体有无特殊气味,呼吸运动是否对称等。

(2)以胸/腹部一起一伏为1次呼吸,计数1分钟。正常情况下测30秒。

(3)将呼吸次数绘制于体温单上。

(四)注意事项

(1)尽量去除影响呼吸的各种生理性因素,在患者精神松弛的状态下测量。

(2)由于呼吸受意识控制,所以测呼吸时,不应使患者察觉。

(3)呼吸微弱或危重患者,可用少许棉花置其鼻孔前,观察棉花纤维被吹动的次数,计数1分钟。

(4)小儿、呼吸异常者应测1分钟。

第四节　血　压

血压是指血液在血管内流动时对血管壁的侧压力。一般是指动脉血压,如无特别注明均指肱动脉的血压。当心脏收缩时,主动脉压急剧升高,至收缩中期达最高值,此时的动脉血压称收缩压。当心室舒张时,主动脉压下降,至心舒末期达动脉血压的最低值,此时的动脉血压称舒张压。

一、正常血压及生理性变化

(一)正常血压

在安静状态下,正常成人的血压范围为(12.0~18.5)/(8.0~11.9)kPa,脉压为4.0~5.3 kPa。

血压的计量单位,过去多用 mmHg(毫米汞柱),后改用国际统一单位 kPa(千帕斯卡)。

目前仍用 mmHg(毫米汞柱)。两者换算公式:1 kPa=7.5 mmHg、1 mmHg=0.133 kPa。

(二)生理性变化

在各种生理情况下,动脉血压可发生各种变化,影响血压的生理因素有以下几点。

1.年龄

随着年龄的增长,血压逐渐增高,以收缩压增高较显著。儿童血压的计算公式如下:

$$收缩压=80+年龄×2$$
$$舒张压=收缩压×2/3$$

2.性别

青春期前的男女血压差别不显著。成年男子的血压比女性高 0.7 kPa(5 mmHg);绝经期后的女性血压又逐渐升高,与男性差不多。

3.昼夜和睡眠

血压在上午 8～10 时达全天最高峰,之后逐渐降低;午饭后又逐渐升高,下午 4～6 时出现全天次高值,然后又逐渐降低;至入睡后 2 小时,血压降至全天最低值;早晨醒来又迅速升高。睡眠欠佳时,血压稍增高。

4.环境

寒冷时血管收缩,血压升高;气温高时血管扩张,血压下降。

5.部位

一般右上肢血压常高于左上肢,下肢血压高于上肢。

6.情绪

紧张、恐惧、兴奋及疼痛均可引起血压增高。

7.体重

血压正常的人发生高血压的危险性与体重增加成正比。

8.其他

吸烟、劳累、饮酒、药物等都对血压有一定的影响。

二、异常血压的观察

(一)高血压

目前基本上采用世界卫生组织和国际抗高血压联盟高血压治疗指南的高血压定义,即在未服抗高血压药的情况下,成人收缩压≥18.7 kPa(140 mmHg)和/或舒张压≥12.0 kPa(90 mmHg)者。95%的患者为病因不明的原发性高血压,多见于动脉硬化、肾炎、颅内压增高等,最易受损的部位是心、脑、肾、视网膜。

(二)低血压

一般认为血压低于 12.0/8.0～6.7 kPa(90/60～50 mmHg)正常范围且有明显的血容量不足表现,如脉搏细速、心悸、头晕等,即可诊断为低血压。常见于休克、大出血等。

(三)脉压异常

脉压增大多见于主动脉瓣关闭不全、主动脉硬化等;脉压减小多见于心包积液、缩窄性心包炎等。

三、血压的测量

(一)血压计的种类和构造

1.水银血压计

水银血压计分立式和台式两种,其基本结构都包括输气球、调节空气的阀门、袖带、能充水银的玻璃管、水银槽几部分。袖带的长度和宽度应符合标准:宽度比被测肢体的直径宽 20%,长度应能包绕整个肢体。充水银的玻璃管上标有刻度,范围为 0～40.0 kPa(0～300 mmHg),每小格表示 0.3 kPa(2 mmHg);玻璃管上端和大气相通,下端和水银槽相通。当输气球送入空气后,水银由玻璃管底部上升,水银柱顶端的中央凸起可指出压力的刻度。水银血压计测得的数值相当准确。

2.弹簧表式血压计

弹簧表式血压计由一袖带与有刻度 2.7～40.0 kPa(20～300 mmHg)的圆盘表相连而成,

表上的指针指示压力。此种血压计携带方便,但欠准确。

3.电子血压计

电子血压计袖带内有一换能器,可将信号经数字处理,在显示屏上直接显示收缩压、舒张压和脉搏的数值。此种血压计操作方便,清晰直观,不需听诊器,使用方便、简单,但欠准确。

(二)测血压的方法

1.目的

通过测量血压有无异常,了解循环系统的功能状况,为诊断、治疗提供依据。

2.准备

听诊器、血压计、记录纸和笔。

3.操作步骤

(1)测量前,让患者休息片刻,以消除活动或紧张因素对血压的影响;检查血压计,如袖带的宽窄是否适合患者、玻璃管有无裂缝、橡胶管和输气球是否漏气等。

(2)向患者解释,以取得合作。患者取坐位或仰卧位,被测肢体的肘臂伸直、掌心向上,肱动脉与心脏在同一水平。坐位时,肱动脉平第4肋软骨;卧位时,肱动脉平腋中线。如手臂低于心脏水平,血压会偏高;手臂高于心脏水平,血压会偏低。

(3)放平血压计于上臂旁,打开水银槽开关,将袖带平整地缠于上臂中部,袖带的松紧以能放入一指为宜,袖带下缘距肘窝2～3 cm。如测下肢血压,袖带下缘距腘窝3～5 cm。将听诊器胸件置于腘动脉搏动处,记录时注明下肢血压。

(4)戴上听诊器,关闭输气球气门,触及肱动脉搏动。将听诊器胸件放在肱动脉搏动最明显的地方,但勿塞入袖带内,以一手稍加固定。

(5)挤压输气球囊打气至肱动脉搏动音消失,水银柱又升高2.7～4.0 kPa(20～30 mmHg)后,以每秒0.5 kPa(4 mmHg)左右的速度放气,使水银柱缓慢下降,视线与水银柱所指刻度平行。

(6)在听诊器中听到第一声动脉音时,水银柱所指刻度即为收缩压;当搏动音突然变弱或消失时,水银柱所指的刻度即为舒张压。当变音与消失音之间有差异时,或危重者应记录两个读数。

(7)测量后,驱尽袖带内的空气,解开袖带。安置患者于舒适卧位。

(8)将血压计右倾45°,关闭气门,气球放在固定的位置,以免压碎玻璃管;关闭血压计盒盖。

(9)用分数式即收缩压/舒张压(mmHg)记录测得的血压值,如14.7/9.3 kPa(110/70 mmHg)。

4.注意事项

(1)测血压前,要求安静休息20～30分钟,如运动、情绪激动、吸烟和进食等可导致血压偏高。

(2)血压计要定期检查和校正,以保证其准确性,切勿倒置或震动。

(3)打气不可过猛、过高,如水银柱里出现气泡,应调节或检修,不可带着气泡测量。

(4)如所测血压异常或血压搏动听不清时,需重复测量。先将袖带内气体排尽,使水银柱降至"0",稍等片刻再行第 2 次测量。

（5）对偏瘫、一侧肢体外伤或手术后患者,应在健侧手臂上测量。

（6）排除影响血压值的外界因素,如袖带太窄、袖带过松、放气速度太慢测得的血压值偏高,反之则血压值偏低。

（7）长期测血压应做到四定:定部位、定体位、定血压计、定时间。

第五节 瞳 孔

正常瞳孔双侧等大等圆,直径 2～5 mm。瞳孔的改变在临床上有重要意义,尤其是对神经内、外科患者。瞳孔的变化是人体生理病理状态的重要体征,有时根据瞳孔变化,可对临床某些危重疑难病症做出判断和神经系统的定位分析。

一、异常性瞳孔扩大

（一）双侧瞳孔扩大

两侧瞳孔直径持续在 6 mm 以上为病理状态。如昏迷患者双侧瞳孔散大,对光反应消失并伴有生命体征明显变化,常为临终前瞳孔表现;枕骨大孔疝患者双侧瞳孔先缩小后散大,直径超过 6 mm,对光反应迟钝或消失;应用阿托品类药物时双侧瞳孔可扩大超过 6 mm,伴有阿托品化的一些表现;另外还见于双侧动眼神经、视神经损害,脑炎、脑膜炎和青光眼等疾病。

（二）一侧瞳孔扩大

一侧瞳孔直径＞6 mm。常见于小脑幕切迹疝,病侧瞳孔直径先缩小后散大;单侧动眼神经、视神经受损害;艾迪综合征中表现为一侧瞳孔散大,只有在暗处强光持续照射瞳孔才出现缓慢收缩,光照停止后瞳孔缓慢散大（阿迪瞳孔或强直性瞳孔）;还见于海绵窦综合征、结核性脑膜炎和眶尖综合征等多种疾病。

二、异常性瞳孔缩小

（一）双侧瞳孔缩小

双侧瞳孔直径＜2 mm。见于有机磷、镇静安眠药物的中毒以及脑桥、小脑、脑室出血的患者。

（二）一侧瞳孔缩小

单侧瞳孔直径＜2 mm。见于小脑幕切迹疝的早期;由脑血管病,延髓、脑桥和颈髓病变引起的霍纳征,表现为一侧瞳孔缩小、眼裂变小、眼球内陷及伴有同侧面部少汗;另外,由神经梅毒、多发性硬化眼部带状疱疹等引起的阿-罗瞳孔,表现为一侧瞳孔缩小,对光反应消失,调节反射存在。

（三）两侧瞳孔大小不等

两侧瞳孔大小不等是颅内病变指征,如脑肿瘤、脑出血和脑疝等。

（四）瞳孔对光反应改变

瞳孔对光反射迟钝或消失。常见于镇静安眠药物中毒、颅脑外伤、脑出血和脑疝等疾病,是病情加重的表现。

第三章　神经内科护理

第一节　癫　痫

一、概念和特点

癫痫是由不同病因导致脑部神经元高度同步化异常放电所引起的,以短暂性中枢神经系统功能失常为特征的慢性脑部疾病,是发作性意识丧失的常见原因。因异常放电神经元的位置和异常放电波及的范围不同,患者可表现为感觉、运动、意识、精神、行为、自主神经功能障碍。每次发作或每种发作的过程称为痫性发作。

癫痫是一种常见病,流行病学调查显示其发病率为 5‰～7‰,全国有 650 万～910 万患者。癫痫可见于各个年龄组,青少年和老年是癫痫发病的两个高峰年龄段。

二、病理生理

癫痫的病理改变呈现多样化,我们通常将癫痫病理改变分为两类,即引起癫痫发作的病理改变和癫痫发作引起的病理改变,这对于明确癫痫的致病机制以及寻求外科手术治疗具有十分重要的意义。

肉眼可见海马萎缩、坚硬,组织学表现为双侧海马硬化病变,多呈现不对称性,往往发病一侧有明显的海马硬化表现,而另一侧海马仅有轻度的神经元脱失。镜下典型表现是神经元脱失和胶质细胞增生,且神经元的脱失在癫痫易损区更为明显。

三、发病机制

神经系统具有复杂的调节兴奋和抑制的机制,通过反馈活动,使任何一组神经元的放电频率不会过高,也不会无限制地影响其他部位,以维持神经细胞膜电位的稳定。无论是何种原因引起的癫痫,其电生理改变是一致的,即发作时大脑神经元出现异常的、过度的同步性放电。其原因为兴奋过程的过盛、抑制过程的衰减和/或神经膜本身的变化。脑内最重要的兴奋性递质为谷氨酸和天门冬氨酸,其作用是使钠离子和钙离子进入神经元,发作前,病灶中这两种递质显著增加。不同类型癫痫的发作机制可能与异常放电的传播有关:异常放电被局限于某一脑区,表现为局灶性发作;异常放电波及双侧脑部,则出现全面性癫痫;异常放电在边缘系统扩散,引起复杂部分性发作,异常放电传至丘脑神经元被抑制,则出现失神发作。

四、病因与诱因

癫痫病根据其发病原因的不同通常分原发性(也称特发性)癫痫、继发性(也称症状性)癫痫以及隐源性癫痫。

原发性癫痫病指病因不清楚的癫痫,目前临床上倾向于由基因突变和某些先天因素所致,有明显遗传倾向。继发性癫痫病是由多种脑部器质性病变或代谢障碍所致,这种癫痫病比较常见。

（一）年龄

特发性癫痫与年龄密切相关。婴儿痉挛症在1岁内起病,6～7岁为儿童失神发作的发病高峰期,肌阵挛发作在青春期前后起病。

（二）遗传因素

在特发性和症状性癫痫的近亲中,癫痫的患病率分别为1%～6%和1.5%,高于普通人群。

（三）睡眠

癫痫发作与睡眠-觉醒周期关系密切,全面强直-阵挛发作常发生于晨醒后,婴儿痉挛症多于醒后和睡前发作。

（四）环境因素

睡眠不足、疲劳、饥饿、便秘、饮酒、情绪激动等均可诱发癫痫发作,内分泌失调、电解质紊乱和代谢异常均可影响神经元放电阈值而导致癫痫发作。

五、临床表现

（一）共性

所有癫痫发作都有的共同特征,包括发作性、短暂性、重复性、刻板性。

（二）个性

不同类型癫痫所具有的特征,如全身强直-阵挛性发作的特征是意识丧失、全身强直性收缩后有阵挛的序列活动;失神发作的特征是突然发生、迅速终止的意识丧失;自动症的特征是伴有意识障碍的,看似有目的,实际无目的的行动,发作后遗忘是自动症的重要特征。

评估癫痫的临床表现时,需了解癫痫整个发作过程如发作方式、发病频率、发作持续时间,包括当时环境,发作时姿态、面色、声音、有无阵挛性抽搐和喷沫,有无自主神经症状、自动症或行为、精神失常及发作持续时间等。

癫痫每次发作及每种发作的短暂过程称为痫性发作。依据发作时的临床表现和脑电图特征可将痫性发作分为不同临床类型（表4-1）。

表 4-1　国际抗癫痫联盟(ILAE,1981)癫痫发作分类

1.部分性发作	2.全面性发作	3.不能分类的发作
单纯部分性发作:无意识障碍	失神发作	
复杂部分性发作:有意识障碍	强直性发作	
部分性继发全身性发作:	阵挛性发作	
部分性发作起始,发展为全面性发作	强直-阵挛性发作	
	肌阵挛发作	
	失张力发作	

1.部分性发作

部分性发作包括单纯部分性发作、复杂部分性发作、部分性继发全身性发作3类。

（1）单纯部分性发作:除具有癫痫的共性外,发作时意识始终存在,发作后能复述发作的生动细节是单纯部分性发作的主要特征。①运动性发作:身体某一局部发生不自主抽动,多见于

一侧眼睑、口角、手指或足趾也可波及一侧面部肢体;②感觉性发作:一侧肢体麻木感和针刺感,多发生于口角、手指、足趾等部位,特殊感觉性发作可表现为视觉性(闪光、黑矇)、听觉性、嗅觉性和味觉性发作;③自主神经性发作:全身潮红、多汗、呕吐、腹痛、面色苍白、瞳孔散大等;④精神性发作:各种类型的记忆障碍(似曾相识、强迫思维)、情感障碍(无名恐惧、忧郁、愤怒等)、错觉(视物变形、声音变强或变弱)及复杂幻觉等。

(2)复杂部分性发作:占成人癫痫发作的 50% 以上,有意识障碍,发作时对外界刺激无反应,以精神症状及自动症为特征,病灶多在颞叶,故又称颞叶癫痫。①自动症:指在癫痫发作过程中或发作后意识模糊状态下出现的具有一定协调性和适应性的无意识活动。自动症均在意识障碍的基础上发生,表现为反复咀嚼、舔唇或反复搓手、不断穿衣、解衣扣,也可表现为游走、奔跑、乘车上船,还可以出现自言自语、唱歌或机械重复原来的动作;②仅有意识障碍;③先有单纯部分性发作,继之出现意识障碍;④先有单纯部分性发作,后出现自动症。

(3)部分性继发全身性发作:先出现部分性发作,随之出现全身性发作。

2.全面性发作

最初的症状学和脑电图提示发作起源于双侧脑部者,这种类型的发作多在发作初期就有意识丧失。

(1)强直-阵挛性发作:意识丧失和全身抽搐为特征,表现全身骨骼肌持续性收缩,四肢强烈伸直,眼球上翻,呼吸暂停,喉部痉挛,发出叫声,牙关紧闭,意识丧失。持续 10～20 秒后出现细微的震颤,继而出现连续、短促、猛烈的全身屈曲性痉挛,阵挛的频率达到高峰后逐渐减慢至停止,一般持续 30 秒左右。阵挛停止后有 5～8 秒的肌肉弛缓期,呼吸先恢复,心率、血压、瞳孔等恢复正常,可发现大小便失禁,5～10 分钟意识才完全恢复。

(2)强直性发作:表现为与强直-阵挛性发作中强直期的表现,常伴有明显的自主神经症状如面色苍白等。

(3)阵挛性发作:类似全身强直-阵挛性发作中阵挛期的表现。

(4)失神发作:儿童期起病,青春期前停止发作。发作时患者意识短暂丧失,停止正在进行的活动,呼之不应,两眼凝视不动,可伴咀嚼、吞咽等简单的不自主动作,或伴失张力如手中持物坠落等。发作过程持续 5～10 秒,清醒后无明显不适,继续原来的活动,对发作无记忆。每天发作数次至数百次不等。

(5)肌阵挛发作:系头、颈、躯干和四肢突然短暂单次或反复肌肉抽动,累及一侧或两侧肢体的某一肌肉的一部分或整块肌肉,甚至肌群。发作常不伴有意识障碍,睡眠初醒或入睡过程易犯,还可呈成串发作。累及全身时常突然倒地或从椅子中弹出。

(6)失张力发作:部分或全身肌肉张力突然降低导致垂颈、张口、肢体下垂和跌倒。持续数秒至1分钟。

六、辅助检查

脑电图、脑电地形图、动态脑电图监测:可见明确病理波、棘波、尖波、棘-慢波或尖-慢波。如为继发性癫痫应进一步行头颅 CT、头颅 MRI、MRA、DSA、PET 等检查评估,发现相应的病灶。

脑电生理检查是诊断癫痫的首选检查,脑电图检查(EEG)是将脑细胞微弱的电活动放大10^6倍而记录下来,癫痫波常为高波幅的尖波、棘波、尖慢波或棘慢综合波。

应用视频脑电图系统可进行较长时间的脑电图记录和患者的临床状态记录,使医师能直接观察到脑电图上棘波发放的情况及患者临床发作的情况,可记录到多次睡眠 EEG,尤其是在浅睡状态下发现异常波较清醒状态可提高 80%,为癫痫的诊断、致痫灶的定位及癫痫的分型提供可靠的依据。

影像学检查是癫痫定位诊断的最佳手段。CT 和 MRI 检查可以了解脑组织形态结构的变化,进而做出病变部位和性质的诊断。

七、治疗

(一)治疗原则

药物治疗为主,达到控制发作或最大限度地减少发作次数;没有或只有轻微的不良反应;尽可能不影响患者的生活质量。

(二)病因治疗

有明确病因者首先进行病因治疗,如手术切除颅内肿瘤,药物治疗寄生虫感染、纠正低血糖、低血钙等。

(三)发作时治疗

立即让患者就地平卧;保持呼吸道通畅,吸氧;防止外伤及其他并发症;应用地西泮或苯妥英钠预防再次发生。

(四)发作间歇期治疗

服用抗癫痫药物。

八、护理评估

(一)一般评估

1.生命体征

癫痫发作时心率增快,血压升高。患者意识障碍,牙关紧闭,呼吸道分泌物增多等,很可能导致呼吸减慢甚至暂停,引起缺氧。

2.患者主诉

(1)诱因:发病前有无疲劳、饥饿、便秘、经期、饮酒、感情冲动、一过性代谢紊乱和变态反应等因素影响;患者过去是否有什么重要疾病,如颅脑外伤、脑炎、脑膜炎、心脏疾病;家族成员是否有癫痫患者或与之相关疾病者。

(2)发作症状:发作时有无意识障碍、时间和地点的定向障碍、记忆丧失,身体或局部的不自主抽动程度及持续时间。

(3)发病形式:发作的频率,持续时间及复发的时间,症状的部位、范围、性质、严重程度等。

(4)既往检查、治疗经过及效果,是否有遵医嘱治疗。目前情况包括使用药物的名称、剂量、用法和有无不良反应。

3.相关记录

患者年龄、性别、体重、体位、饮食、睡眠、皮肤、出入量、NIHSS 评分、GCS 评分、Norton 评分、吞咽功能障碍评定、癫痫发作评估表等记录结果。

(二)身体评估

1.头颈部

患者意识是否清楚,是否存在感觉异常和幻觉现象。眼睑是否抬起,眼球是否上窜或向一侧偏转,两侧瞳孔是否散大、瞳孔对光反射是否消失;角膜反射是否正常。面部表情是否淡漠、颜色是否发绀,有无面肌抽动。有无牙关紧闭、口舌咬伤、吞咽困难、饮水呛咳,有无声音嘶哑或其他语言障碍。咽反射是否存在或消失。

2.胸部

肺部听诊是否异常,防止舌后坠或口鼻分泌物阻塞呼吸道。

3.腹部

患者有无腹胀,有无大、小便失禁,并观察大小便的颜色、量和性质,听诊肠鸣音有无减弱。

4.四肢

四肢有无震颤、抽搐、肌阵挛等不自主运动或瘫痪,四肢有无外伤等。四肢肌力及肌张力,痛刺激有无反应。抽搐后肢体有无脱臼。

(三)心理-社会评估

癫痫是一种慢性疾病,且顽固性癫痫长期反复发作,严重影响日常工作学习,降低生活质量,加之担心随时可能发作,患者不但忍受着躯体的痛苦,还受着家庭的歧视、社会的偏见,而这一切深深地影响患者的身心健康,患者有时会感到恐惧、焦虑、紧张、情绪不稳等,因此,应对癫痫患者进行社会心理评估,进行思想上的疏导,使其生活在一个良好的生活环境里,从而保持愉快的心情、良好的情绪以积极的态度面对疾病。

目前癫痫患者社会心理评估主要包括语言能力测试、记忆能力测试、智力水平测试,以及生活质量评估。

(四)用药评估

癫痫患者用药评估包含以下几个方面:用药依从性(包括漏服情况和按时用药情况)、对药品知识的知晓程度、患者用药的合理性(包括平均用药品种数和按等间隔用药情况)、癫痫症状的控制情况,以治疗前 3 个月内患者的各种发作类型发作频度记录为基线,与治疗后 6 个月的发作频度进行比较,以发作频度减少 50% 为有效标准、患者用药的安全性(包括出现药品不良反应和血药浓度监测)情况、患者的复诊率以及对用药教育的满意度。

九、主要护理诊断/问题

(1)有窒息的危险:与癫痫发作时意识丧失、喉痉挛、口腔和气道分泌物增多有关。

(2)有受伤的危险:与癫痫发作时意识突然丧失,判断力失常有关。

(3)知识缺乏:缺乏长期、正确服药的知识。

(4)气体交换受损:与癫痫持续状态、喉头痉挛所致呼吸困难或肺部感染有关。

(5)潜在并发症:脑水肿、酸中毒、水电解质紊乱。

十、护理措施

(一)保持呼吸道通畅

置患者于头低侧卧位或平卧位头偏向一侧;松开领带和衣扣,解开腰带;取下活动性义齿,及时清除口腔和鼻腔分泌物;立即放置压舌板,必要时用舌钳将舌拖出,防止舌后坠阻塞呼吸道;癫痫持续状态者插胃管鼻饲,防止误吸,必要时备好床旁吸引器和气管切开包。

(二)病情观察

密切观察生命体征及意识、瞳孔变化,注意发作过程中有无心率增快、血压升高、呼吸减慢或暂停、瞳孔散大、牙关紧闭、大小便失禁等;观察并记录发作的类型、发作频率与发作持续时间;观察发作停止后患者意识完全恢复的时间,有无头痛、疲乏及行为异常。

(三)发作期安全护理

告知患者有前驱症状时立即平卧;活动状态时发作,陪伴者应立即将患者缓慢置于平卧位,防止外伤,切忌用力按压患者抽搐肢体,以防骨折和脱臼;将压舌板或筷子、纱布、手绢、小布卷等置于患者口腔一侧上下臼齿之间,防止舌、口唇和颊部咬伤;用棉垫或软垫对跌倒时易擦伤的关节加以保护;癫痫持续状态、极度躁动或发作停止后意识恢复过程中有短时躁动的患者,应由专人守护,加保护性床栏,必要时用约束带适当约束。遵医嘱立即缓慢静脉注射地西泮,快速静脉滴注甘露醇,注意观察用药效果和有无出现呼吸抑制,肾脏损害等不良反应。

(四)发作间期安全护理

给患者创造安全、安静的休息环境,保持室内光线柔和,无刺激;床两侧均安装带床栏套的床栏;床旁桌上不放置热水瓶,玻璃杯等危险物品。对于有癫痫发作病史并有外伤病史的患者,在病室内显著位置放置"谨防跌倒,小心舌咬伤"的警示牌,随时提醒患者、家属及医护人员做好防止发生意外的准备。

(五)心理护理

对癫痫患者心理问题疏导应从其原因入手,建立良好的沟通技巧,通过鼓励、疏导的方式解除其精神负担,进行情感交流,提高自尊和自信,以积极配合治疗。同时消除患者家属的偏见和歧视,使患者得到家庭的支持,以提高治疗效果。

(六)健康教育

1.服药指导

讲解按医嘱规范用药的重要意义,特别强调按期限、按时间、按用量服药对病情控制的重要性,擅自停、换药物和私自减量对机体的危害,强化患者或家属重视疾病及服药,积极配合治疗,如有漏服,一般在下一次服药时补上。定期检测血药浓度,并调整药物剂量。

2.生活指导

对患者和家属进行癫痫知识的宣教,如疾病的病因、发病机制、症状、治疗等,宣教中与患者建立良好的护患关系,进行全程健康教育、个体化教育。癫痫患者生活中要注意生活规律、注意休息、保持充足的睡眠、适当运动、增强机体抵抗力,避免剧烈运动,尽量避免疲劳和减少参加一些带电磁辐射的娱乐活动。不宜从事高空、水上作业、驾驶等带有危险性的工作。饮食宜清淡,不吃辛辣刺激性食物和兴奋性食品如可乐、浓茶等,戒烟酒,保持大便通畅。告知患者外出时随身携带写有姓名、年龄、所患疾病、住址、家人联系方式的信息卡。在病情未得到良好控制时,室外活动或外出就诊时应有家属陪伴,佩戴安全帽。特发性癫痫且有家族史的女患者,婚后不宜生育,双方均有癫痫,或一方有癫痫,另一方有家族史者不宜结婚。

3.就诊指标

患者出现意识障碍,精神障碍,某一局部如眼睑、口唇、面部甚至四肢肌肉不自主抽动,口吐白沫等症状时应立即就诊；服药期间应定期复诊，查血常规、肝功能和血药浓度，监控药物疗效及不良反应，调整用药。

十一、护理效果评估

（1）患者呼吸道通畅，无窒息发生。

（2）患者无跌倒、无损伤发生。

（3）患者癫痫控制良好，且无药物不良反应发生。

第二节　面神经炎

一、概念和特点

面神经炎是由茎乳孔内面神经非特异性炎症所致的周围性面瘫，又称为特发性面神经麻痹，或称贝尔麻痹，是一种最常见的面神经瘫痪疾病。

二、病理生理

其早期病理改变主要为神经水肿和脱髓鞘，严重者可出现轴突变性，以茎乳孔和面神经管内部分尤为显著。

三、病因与诱因

面神经炎的病因尚未完全阐明。受凉、感染、中耳炎、茎乳孔周围水肿及面神经在面神经管出口处受压、缺血、水肿等均可引起发病。

四、临床表现

（1）本病任何年龄、任何季节均可发病，男性比女性略多。一般为急性发病，常于数小时或1～3天内症状达到高峰。

（2）主要表现为一侧面部表情肌瘫痪，额纹消失，不能皱额蹙眉；眼裂闭合不能或闭合不完全；病侧鼻唇沟变浅，口角歪向健侧（露齿时更明显）；吹口哨及鼓腮不能等。

（3）病初可有侧耳后麻痹或下颌角后疼痛。少数人可有茎乳孔附近及乳突压痛。面神经病变在中耳鼓室段者可出现说话时回响过度和病侧舌前 2/3 味觉缺失。影响膝状神经节者，除上述表现外，还出现病侧乳突部疼痛，耳郭与外耳道感觉减退，外耳道或鼓膜出现疱疹，称为Hunt 综合征。

五、辅助检查

面神经传导检查对早期（起病 5～7 天）完全瘫痪者的预后判断是一项有用的检查方法，EMG 检查表现为病侧诱发的肌电动作电位 M 波波幅明显减低，如为对侧正常的 30% 或以上者，则可望在 2 月内完全恢复。如为 10%～29% 者则需要 2～8 月才能恢复，且有一定程度的并发症；如仅为 10% 以下者则需要6～12 月才有可能恢复，并常伴有并发症（面肌痉挛等）；如病后 10 天内出现失神经电位，恢复时间将延长。

六、治疗

改善局部血液循环，减轻面部神经水肿，促使功能恢复。

（1）急性期应尽早使用糖皮质激素，可用泼尼松 30 mg 口服，1 次/天，或地塞米松静脉滴注 10 mg/d,疗程 1 周左右,并用大剂量维生素 B_1、B_{12} 肌内注射,还可以采用红外线照射或超短波透热疗法。若为带状疱疹引起者,可口服阿昔洛韦 7～10 天。眼裂不能闭合,可根据情况使用眼膏、眼罩,或缝合眼睑以保护角膜。

(2)恢复期可进行面肌的被动或主动运动训练,也可采用碘离子透入理疗、针灸、高压氧等治疗。

(3)2～3 个月后,对自愈较差的高危患者可行面神经减压手术,以争取恢复的机会。发病后 1 年以上仍未恢复者,可考虑整容手术或面-舌下神经或面-副神经吻合术。

七、护理评估

(一)一般评估

1.生命体征

一般无特殊。体温升高常见于感染。

2.患者的主诉

(1)诱因:发病前有无受凉、感染、中耳炎。

(2)发作症状:发作时有无侧耳后麻痹或下颌角后疼痛,一侧面部表情肌瘫痪,额纹消失,不能皱额蹙眉;眼裂闭合不能或闭合不完全;病侧鼻唇沟变浅,口角歪向健侧(露齿时更明显);不能吹口哨及鼓腮。

(3)发病形式:是否急性发病,持续时间,症状的部位、范围、性质、严重程度等。

(4)既往检查、治疗经过及效果,是否有遵医嘱治疗。目前情况包括使用药物的名称、剂量、用法和有无不良反应。

3.其他

(1)体重与身高、体位、皮肤黏膜、饮食状况及排便情况的评估和(或)记录结果。

(2)口腔卫生评估:评估患者的口腔卫生清洁程度,患侧脸颊是否留有食物残渣。

(3)疼痛的评估:使用口诉言词评分法、数字等级评定量表、面部表情测量图对疼痛程度、疼痛控制及疼痛不良作用的评估。

(二)身体评估

1.头颈部

(1)外观评估:患侧额皱纹是否浅,眼裂是否增宽。鼻唇沟是否浅,口角是否低,口是否向健侧歪斜。

(2)运动评估:让患者做皱额、闭眼、吹哨、露齿、鼓气动作,比较两侧是否相等。

(3)味觉评估:让患者伸舌,检查者以棉签或毛笔蘸少许试液(醋、盐、糖等),轻擦于舌的前部,如有味觉可以手指预定符号表示,不能伸舌和讲话。先试可疑一侧再试健侧。每种味觉试验完毕时,需用温水漱口,一般舌尖对甜、咸味最敏感,舌后边对酸味最敏感。

2.胸部

无特殊。

3.腹部

无特殊。

4.四肢

无特殊。

(三)心理-社会评估

(1)了解患者对疾病知识特别是预后的了解。

(2)观察患者有无心理异常的表现,患者面部肌肉出现瘫痪,自身形象改变,容易导致其焦虑和急躁的情绪。

(3)了解患者家庭经济状况,家属及社会支持程度。

(四)辅助检查结果的评估

1.常规检查

一般无特殊,注意监测体温、血常规有无异常。

2.面神经传导检查

有无异常。

(五)常用药物治疗效果的评估

以糖皮质激素为主要用药。

(1)服用药物的具体情况:是否餐后服用,主要剂型、剂量与持续用药时间。

(2)胃肠道反应评估:这是口服糖皮质激素最常见的不良反应,主要表现为上腹痛、恶心及呕吐等。

(3)出血评估:糖皮质激素可致诱发或加剧胃和十二指肠溃疡的发生,严重时引起出血甚至穿孔。患者服药期间,应定期检测血常规和异常出血的情况。

(4)体温变化及其相关感染灶的表现:皮质激素对机体免疫反应有多个环节的抑制作用,削弱机体的抵抗力。容易诱发各种感染,尤其是上呼吸道、泌尿道、皮肤(含肛周)的感染。

(5)神经精神症状的评估:小剂量糖皮质激素可引起精神欣快感,而大剂量则出现兴奋、多语、烦躁不安、失眠、注意力不集中和易激动等精神症状,少数尚可出现幻觉、幻想谵妄、昏睡等症状,也有企图自杀者,这种精神失常可迅速恶化。

八、主要护理诊断/问题

(1)身体意象紊乱:与面神经麻痹所致口角歪斜等有关。

(2)疼痛:下颌角或乳突部疼痛,与面神经病变累及膝状神经节有关。

九、护理措施

(一)心理护理

患者突然出现面部肌肉瘫痪,自身形象改变,害怕遇见熟人,不敢出现在公共场所。容易导致焦虑、急躁情绪。应观察有无心理异常的表现,鼓励患者表达对面部形象改变后的心理感受和对疾病预后担心的真实想法;告诉患者本病大多预后良好,并介绍治愈病例,指导克服焦躁情绪和害羞心理,正确对待疾病,积极配合治疗;同时护士在与患者谈话时应语言柔和、态度和蔼亲切,避免任何伤害患者自尊的言行。

(二)休息与修饰指导

急性期注意休息,防风、防寒,尤其患侧耳后茎乳孔周围应予保护,预防诱发。外出时可戴口罩,系围巾,或使用其他改善自身形象的恰当修饰。

（三）饮食护理

选择清淡饮食，避免粗糙、干硬、辛辣食物，有味觉障碍的患者应注意食物的冷热度，以防烫伤口腔黏膜；指导患者饭后及时漱口，清除口腔患侧滞留食物，保持口腔清洁，预防口腔感染。

（四）预防眼部并发症

眼睑不能闭合或闭合不全者予以眼罩、眼镜遮挡及点眼药等保护，防止角膜炎、溃疡。

（五）功能训练

指导患者尽早开始面肌的主动与被动运动。只要患侧面部能运动，就应进行面肌功能训练，可对着镜子做皱眉、举额、闭眼、露齿、鼓腮和吹口哨等运动，每天数次，每次 5～15 分钟，并辅以面肌按摩，以促进早日康复。

（六）就诊指标

受凉、感染、中耳炎后出现一侧面部表情肌瘫痪，额纹消失，不能皱额蹙眉；眼裂闭合不能或闭合不完全；病侧鼻唇沟变浅，口角歪向健侧（露齿时更明显）；不能吹口哨及鼓腮以及侧耳后麻痹或下颌角后疼痛，及时就医。

十、护理效果评价

（1）患者能够正确对待疾病，积极配合治疗。

（2）患者能够掌握相关疾病知识，做好外出的自我防护。

（3）患者口腔清洁舒适，无口腔异物、异味及口臭，无烫伤。

（4）患者无角膜炎、溃疡的发生。

（5）患者积极参与康复锻炼，坚持自我面肌功能训练。

（6）患者对治疗效果满意。

第三节　三叉神经痛

一、概念和特点

三叉神经痛是一种原因未明的三叉神经分布区内闪电样反复发作的剧痛，不伴三叉神经功能破坏的症状，又称为原发性三叉神经痛。

二、病理生理

三叉神经感觉根切断术活检可见神经节细胞消失、炎症细胞浸润，神经鞘膜不规则增厚、髓鞘瓦解，轴索节段性蜕变、裸露、扭曲、变形等。

三、病因与诱因

原发性三叉神经痛病因尚未完全明了，周围学说认为病变位于半月神经节到脑桥间部分，是由于多种原因引起的压迫所致；中枢学说认为三叉神经痛为一种感觉性癫痫样发作，异常放电部位可能在三叉神经脊束核或脑干。

发病机制迄今仍在探讨之中。较多学者认为是各种原因引起三叉神经局部脱髓鞘产生异位冲动，相邻轴索纤维伪突触形成或产生短路，轻微痛觉刺激通过短路传入中枢，中枢传出冲动亦通过短路传入,如此叠加造成三叉神经痛发作。

四、临床表现

(1)70%～80%的病例发生在 40 岁以上,女性稍多于男性,多为一侧发病。

(2)以面部三叉神经分布区内突发的剧痛为特点,似触电、刀割、火烫样疼痛,以面颊部、上下颌或舌疼痛最明显;口角、鼻翼、颊部和舌等处最敏感,轻触、轻叩即可诱发,故有"触发点"或"扳机点"之称。严重者洗牙、刷牙、谈话、咀嚼都可以诱发,以致不敢做这些动作。发作时患者常常双手紧握拳或握物,或用力按压痛部,或用手擦痛部,以减轻疼痛。因此,患者多出现面部皮肤粗糙、色素沉着、眉毛脱落等现象。

(3)每次发作从数秒至 2 分钟不等。其发作来去突然,间歇期完全正常。

(4)疼痛可固定累及三叉神经的某一分支,尤以第二、三支多见,也可以同时累及两支,同时三支受累者少见。

(5)病程可呈周期性,开始发作次数较少,间歇期长,随着病程进展使发作逐渐频繁,间歇期缩短,甚至整日疼痛不止。本病可以缓解,但极少自愈。

(6)原发性三叉神经痛者神经系统检查无阳性体征。继发性三叉神经疼痛,多伴有其他脑神经及脑干受损的症状及体征。

五、辅助检查

(一)螺旋 CT 检查

螺旋 CT 检查能更好地显示颅底三孔区正常和病理的颅脑组织结构和骨质结构。对于发现和鉴别继发性三叉神经痛的原因及病变范围尤为有效。

(二)MRI 综合成像

快速梯度回波(FFE)加时间飞跃法即 TOF 法技术。它可以同时获得三叉神经和其周围血管的影像,已作为 MRI 对于三叉神经痛诊断和鉴别诊断的首选检查。

六、治疗

(一)药物治疗

卡马西平首选,开始为 0.1 g,2 次/天,以后每天增加 0.1 g,最大剂量不超过 1.0 g/d。直到疼痛消失,然后再逐渐减量,最小有效维持剂量常为 0.6～0.8 g/d。如卡马西平无效可考虑苯妥英钠 0.1 g 口服,3 次/天。如两药无效时可试用氯硝西泮 6～8 mg/d 口服。40%～50% 病例可有效控制发作,25%疼痛明显缓解。可同时服用大剂量维生素 B_{12},1 000～2 000 μg,肌内注射,2～3 次/周,4～8 周为 1 个疗程,部分患者可缓解疼痛。

(二)经皮半月神经节射频电凝治疗法

采用射频电凝治疗对大多数患者有效,可缓解疼痛数月至数年。但可致面部感觉异常、角膜炎、复视、咀嚼无力等并发症。

(三)封闭治疗

药物治疗无效者可行三叉神经纯乙醇或甘油封闭治疗。

(四)手术治疗

以上治疗长达数年无效且又能耐受开颅手术者可考虑三叉神经终末支或半月神经节内感觉支切断术,或行微血管减压术。手术治疗虽然止痛疗效良好,但也有可能失败,或产生严重的并发症,术后复发,甚至有生命危险等。因此,只有经过上述几种治疗后仍无效且剧痛难忍者才考虑手术治疗。

七、护理评估

(一)一般评估

1.生命体征

一般无特殊。

2.患者的主诉

有无三叉神经痛的临床表现。

3.相关记录

患者神志、年龄、性别、体重、体位、饮食、睡眠、皮肤等记录结果。尤其疼痛的评估:包括对疼痛程度、疼痛控制及疼痛不良作用的评估。主要包括以下3个方面。

(1)疼痛强度的单维测量。

(2)疼痛分成感觉强度和不愉快两个维度来测量。

(3)对疼痛经历的感觉、情感及认知评估方面的多维评估。

(二)身体评估

1.头颈部

(1)角膜反射:患者向一侧注视,用捻成细束的棉絮由外向内轻触角膜,反射动作为双侧直接和间接的闭眼活动。角膜反射可以受多种病变的影响。如一侧三叉神经受损造成角膜麻木时,刺激患侧角膜则双侧均无反应,而在做健侧角膜反射时,仍可引起双侧反应。

(2)腭反射:用探针或棉签轻刺软腭弓、咽腭弓边缘,正常时可引起腭帆上提,伴恶心或呕吐反应。当一侧反射消失,表明检查侧三叉神经、舌咽神经和迷走神经损害。

(3)眉间反射:用叩诊锤轻轻叩击两眉之间的部位,可出现两眼轮匝肌收缩和两眼睑闭合。一侧三叉神经及面神经损害,均可使该侧眉间反射减弱或消失。

(4)运动功能的评估:检查时,首先应注意观察患者两侧颞部及颌部是否对称,有无肌萎缩,然后让患者用力反复咬住磨牙,检查时双手掌按触两侧咬肌和颞肌,如肌肉无收缩,或一侧有明显肌收缩减弱,即有判断价值。另外,可嘱患者张大口,观察下颌骨是否有偏斜,如有偏斜证明三叉神经运动支受损。

(5)感觉功能的评估:检查时,可用探针轻划(测触感)与轻刺(测痛感)患侧的三叉神经各分布区的皮肤与黏膜,并与健侧相比较。如果痛觉丧失时,需再做温度觉检查,以试管盛冷热水试之。可用两支玻璃管分盛0～10 ℃的冷水和40～50 ℃温水交替地接触患者的皮肤,请其报出"冷"和"热"。

2.胸部

无特殊。

3.腹部

无特殊。

4.四肢

无特殊。

(三)心理-社会评估

1.疾病知识

患者对疾病的性质、过程、防治及预后知识的了解程度。

2.心理状况

了解疾病对其日常生活、学习和工作的影响,患者能否面对现实、适应角色转变,有无人格改变、反应迟钝、记忆力及计算力下降或丧失等精神症状。

3.社会支持系统

了解家庭的组成、经济状况、文化教育背景;家属对患者的关心、支持以及对患者所患疾病的认识程度;了解患者的工作单位或医疗保险机构所能承担的帮助和支持情况;患者出院后的继续就医条件,居住地的社区保健资源或继续康复治疗的可能性。

(四)辅助检查结果的评估

1.常规检查

一般无特殊,注意监测肝肾功能有无异常。

2.头颅 CT

颅底三孔区的颅脑组织结构和骨质结构有无异常。

3.MRI 综合成像

三叉神经和其周围血管的影像有无异常。

(五)常用药物治疗效果的评估

1.卡马西平

(1)用药剂量、时间、方法的评估与记录。

(2)不良反应的评估:头晕、嗜睡、口干、恶心、消化不良等,多可消失。出现皮疹、共济失调、昏迷、肝功能受损、心绞痛和精神症状时需立即停药。

(3)血液系统毒性反应的评估:本药最严重的不良反应,但较少见,可产生持续性白细胞减少、单纯血小板减少及再生障碍性贫血。

2.苯妥英钠

(1)服用药物的具体情况:是否餐后服用,主要剂型、剂量与持续用药时间。

(2)不良反应的评估:本品不良反应小,长期服药后常见眩晕、嗜睡、头晕、恶心、呕吐、厌食、失眠、便秘及皮疹等反应,亦可有变态反应。有时有牙龈增生(儿童多见,并用钙盐可减轻),偶有共济失调、白细胞减少、巨细胞贫血、神经性震颤;严重时有视力障碍及精神错乱、紫癜等。长期服用可引起骨质疏松,孕妇服用有可能致胎儿畸形。

3.氯硝西泮

(1)服用药物的具体情况:是否按时服用,主要剂型、剂量与持续用药时间。

(2)不良反应的评估:最常见的不良反应为嗜睡和步态不稳及行为紊乱,老年患者偶见短暂性精神错乱,停药后消失。偶有一过性头晕、全身瘙痒、复视等不良反应。对孕妇及闭角性青光眼患者禁用。对肝肾功能有一定的损害,故对肝肾功能不全者应慎用或禁用。

八、主要的护理诊断/问题

(1)疼痛:面颊、上下颌及舌疼痛与三叉神经受损(发作性放电)有关。

(2)焦虑:与疼痛反复、频繁发作有关。

九、护理措施

（一）避免发作诱因

由于本病为突然、反复发作的阵发性剧痛，患者非常痛苦，加之咀嚼、哈欠和讲话均可能诱发，患者常不敢洗脸、刷牙、进食和大声说话等，故表现为面色憔悴、精神抑郁和情绪低落，应指导患者保持心情愉快，生活有规律、合理休息、适度娱乐；选择清淡、无刺激的饮食，严重者可进食流质；帮助患者尽可能减少刺激因素，如保持周围环境安静、室内光线柔和，避免因周围环境刺激而产生焦虑情绪，以致诱发或加重疼痛。

（二）疼痛护理

观察患者疼痛的部位、性质，了解疼痛的原因与诱因；与患者讨论减轻疼痛的方法与技巧，鼓励患者运用指导式想象、听轻音乐、阅读报纸杂志等分散注意力，以达到精神放松、减轻疼痛。

（三）用药护理

指导患者遵医嘱正确服用止痛药，并告知药物可能出现的不良反应，如服用卡马西平应先行血常规检查以了解患者的基本情况，用药 2 个月内应 2 周检查血常规 1 次。如无异常情况，以后每 3 个月检查血常规 1 次。

（四）就诊指标

出现头晕、嗜睡、口干、恶心、步态不稳、肝功能损害、皮疹和白细胞减少及时就医；患者不要随意更换药物或自行停药。

十、护理效果评价

(1)患者疼痛程度得到有效控制，达到预定疼痛控制目标。

(2)患者能正确认识疼痛并主动参与疼痛治疗护理。

(3)患者不舒适被及时发现，并予以相应处理。

(4)患者掌握相关疾病知识，遵医行为好。

(5)患者对治疗效果满意。

第四节　急性脊髓炎

一、概念和特点

急性脊髓炎是非特异性炎症引起脊髓白质脱髓鞘病变或坏死所致的急性横贯性脊髓损害。也称为急性横贯性脊髓炎，以胸 3～5 节段受累最为常见，其次是颈段和腰段。主要表现为病变水平以下肢体瘫痪、各种感觉缺失和自主神经功能障碍。本病可发生于任何年龄，但以青壮年较常见。

二、病因与发病机制

过度疲劳和外伤、受寒可能为其发病诱因。发病前 1～2 周常有病毒感染（如 EB 病毒），疱疹、流感、风疹、流行性腮腺炎、水痘等常为其前驱症状，人类免疫缺陷病毒（HIV）感染也可伴脊髓炎。本病的可能发病机制为细胞介导的免疫反应、病毒直接侵犯脊髓及自身免疫性脉管炎。病理证实急性脊髓炎可累及脊髓的任何节段,以胸段最常见。

三、临床表现

(一)前驱症状

病前数天或 1~2 周常有上呼吸道感染、发热、腹泻等症状,或有疫苗接种史。伴或不伴有发热,少数患者可在数小时内发展为完全性横贯性脊髓损害。

(二)典型表现

起病急,多在数小时至 2~3 天内发展至高峰。首发症状多为双下肢麻木、无力,并可出现病变相应部位的背痛,病变节段有束带感,病损平面以下的运动障碍、感觉障碍和自主神经功能障碍。早期为双下肢弛缓性截瘫、肌张力降低、腱反射减弱或消失,感觉缺失,病理反射阴性,大小便潴留。病变节段以下的皮肤干燥、不出汗,颈段脊髓受损可出现霍纳综合征。常见并发症有压疮、泌尿道感染和坠积性肺炎。2~3 周后随着脊髓休克期的恢复,瘫痪肢体出现腱反射、病理反射阳性,肌张力逐渐增高,肌力逐渐恢复,感觉恢复较慢。

(三)特殊类型

上升性脊髓炎是本病的一种特殊类型,是病变迅速上升并波及高位颈段脊髓甚至延髓的结果。起病急骤,感觉障碍平面常于 1~2 天内甚至数小时内上升至延髓,瘫痪也由下肢迅速波及上肢甚至延髓支配的肌群,出现吞咽困难,构音不清,呼吸肌瘫痪,常可引起死亡。

四、辅助检查

急性期周围血中白细胞增多;脑脊液中白细胞增多,蛋白含量明显增高。脊髓造影或磁共振成像有助于脊髓水肿和脊髓腔不完全梗阻的判断。早期行 MRI 检查是较为可靠手段之一,但其病变范围与临床不完全一致,可能是由于 MRI 对反应脊髓内水分改变非常敏感。

五、治疗

本病无特效治疗,主要减轻脊髓损害、防治并发症、加强功能训练及促进功能恢复。治疗要点主要有以下两点。

(一)药物治疗

急性脊髓炎急性期药物治疗应以糖皮质激素为主,糖皮质激素具有抗炎、抗水肿及免疫抑制作用。选用抗生素控制感染。

(二)功能训练

促进功能恢复,减少并发症。早期康复训练,被动运动及主动运动。

六、护理评估

(一)一般评估

1.生命体征

患者因感染可引起体温升高和心率加快。疾病波及高段颈髓和延髓时,易致呼吸肌瘫痪,注意观察呼吸的频率和节律。延髓心血管中枢受影响时,患者心率和血压波动较大。

2.患者主诉

发病前数天或 1~2 周有无发热、全身不适或上呼吸道感染症状、促发脊髓炎的主要原因及诱因等。询问其首发症状和典型表现,肌无力的部位,感觉障碍的部位和性质,大小便失禁/潴留等。

(二)身体评估

1.头颈部

评估患者的意识状态和面容、营养状态。面部表情是否淡漠、颜色是否正常,有无畸形、面肌抽动、眼睑水肿、眼球突出、眼球震颤、巩膜黄染、结膜充血。有无张口呼吸或鼻翼翕动,有无咳嗽无力。头颅大小、形状,注意有无头颅畸形。注意头颈部有无局部肿块或压痛;颈动脉搏动是否对称。有无头部活动受限、不自主活动及抬头无力。角膜反射、咽反射是否存在或消失,有无构音障碍或吞咽困难。脑膜刺激征是否阳性。

2.胸部

患者胸廓、脊柱有无畸形,有无呼吸困难。肺部感染者,可触及语音震颤。心脏及肺部叩诊和听诊是否异常,注意两侧对比。皮肤干燥和多汗的部位。注意感觉障碍的部位、性质、范围、感觉变化的平面及双侧对称性等。

(1)浅感觉。①痛觉:用针尖轻刺皮肤,确定痛觉减退、消失或过敏区域。检查时应掌握刺激强度,可从无痛觉区向正常区检查,自上而下,两侧对比;②温度觉:以盛有冷水(5～10 ℃)和热水(40～45 ℃)的两试管,分别接触患者皮肤,询问其感觉;③触觉:以棉花、棉签轻触患者皮肤,询问其感觉。

(2)深感觉。①位置觉:嘱患者闭目,检查者用手指从两侧轻轻夹住患者的手指或足趾,做伸屈动作,询问其被夹手指/足趾的名称和活动的方向;②震动觉:将音叉震动后,放在患者的骨突起部的皮肤上,询问其有无震动、震动持续时间及对称情况;③实体感觉:嘱患者闭目,用手触摸分辨物体的大小、方圆、硬度;④两点分辨觉:以圆规的两个尖端,触及身体不同部位,测定患者分辨两点距离的能力。

3.腹部

患者腹部和膀胱区外形和膀胱区是否正常,触诊有无局部压痛、反跳痛,双侧感觉是否存在、对称,记录感觉变化的部位。腹壁反射、提睾反射是否存在、对称。肠鸣音是否减弱或消失,大便是否失禁或秘结。小便是否失禁或潴留。留置尿管者,观察尿道口有无发红、脓性分泌物,尿液的性质。

4.四肢

患者四肢外形有无畸形,判断四肢的肌力和肌张力。感觉障碍的部位和性质。四肢腱反射的强弱,是否存在病理反射等。

根据肌力的情况,一般将肌力分为以下 0～5 级,共 6 个级别。

(1)0 级:完全瘫痪,测不到肌肉收缩。

(2)1 级:仅测到肌肉收缩,但不能产生动作。

(3)2 级:肢体能在床上平行移动,但不能抵抗自身重力,即不能抬离床面。

(4)3 级:肢体可以克服地心吸收力,能抬离床面,但不能抵抗阻力。

(5)4 级:肢体能做对抗外界阻力的运动,但不完全。

(6)5 级:肌力正常。

(三)心理-社会评估

主要了解患者患病后的情绪反应,及其学习、工作与家庭生活等情况,家庭成员的支持程度,家庭经济能力和社会支持资源。

(四)辅助检查结果评估

(1)实验室检查:急性期血常规可见白细胞升高,脑脊液白细胞增多,蛋白含量明显增高。

(2)磁共振检查:MRI检查可在早期明确脊髓病变的性质、范围、程度,是确诊急性脊髓炎最可靠的措施。早期,脊髓病变段呈弥漫肿胀、增粗。病变脊髓和正常脊髓无明显界限。MRI增强检查多数病例无强化,少数可呈弥漫性、周边性或斑片状强化。后期,脊髓不再肿胀,少部分患者出现脊髓萎缩。

(五)常用药物治疗效果的评估

严格按医嘱用药,严禁骤然停药,否则会加重病情。急性期大剂量应用糖皮质激素,注意观察患者症状是否改善及其不良反应。长期大量应用糖皮质激素还可引起物质代谢和水盐代谢紊乱,出现类肾上腺皮质功能亢进综合征,如水肿、低血钾、高血压、糖尿病、皮肤变薄、满月脸、水牛背、向心性肥胖、多毛、痤疮、肌无力和肌萎缩等症状,一般不需特殊治疗,停药后可自行消退。但肌无力恢复慢且不完全。低盐、低糖、高蛋白饮食及加用氯化钾等措施可减轻这些症状。骨质疏松及椎骨压迫性骨折是各种年龄患者应用糖皮质激素治疗中严重的并发症。

七、主要护理诊断/问题

(1)躯体移动障碍与脊髓病变有关。

(2)低效性呼吸形态与呼吸肌麻痹有关。

(3)尿潴留与膀胱自主神经功能障碍有关。

(4)生活自理缺陷与肢体瘫痪有关。

(5)潜在并发症:压疮、坠积性肺炎、泌尿道感染。

八、护理措施

(一)病情观察

监测生命体征,应严密观察有无呼吸困难、心率加快、血压升高、体温升高,有无发绀、吞咽及言语障碍等。定期监测血生化指标。判断瘫痪和感觉平面有无上升,疾病有无进展。上升性脊髓炎:应迅速吸氧,准备气管插管、气管切开,呼吸机等抢救物品。

(二)一般护理

1.休息与活动

急性期特别是并发心肌炎时应卧床休息。如有呼吸肌麻痹应取平卧位,头偏向一侧。恢复期可适当活动,但避免过度劳累。

2.吸氧

给予低流量吸氧。如出现呼吸无力、呼吸困难应及时通知医师,必要时给予气管插管或气管切开、呼吸机辅助呼吸。

3.合理饮食

保证机体足够的营养,进食高蛋白、高热量、高维生素、易消化、含钾丰富(如橘子、香蕉等)的食物。吞咽困难进食呛咳者,应给予鼻饲,切勿勉强进食,以免引起吸入性肺炎及窒息。口腔护理一天两次,根据患者的情况选择合适的漱口液,可以自理的患者尽量鼓励患者自己洗漱。

(三)皮肤护理

大小便失禁、腹泻、发热、出汗、自主神经功能紊乱等都会使皮肤处于潮湿环境中,易致失禁性皮炎的发生,同时也可增加发生压疮的风险,须加强皮肤护理。具体措施如下:每次交接班时,检查全身皮肤,观察有无局部发红等情况,每天清洁皮肤,保持床单位平整、清洁、干燥;对排便异常的患者及时清理排泄物,保持会阴、肛门周围皮肤清洁、干燥;每1~2小时翻身1次,对骨隆突或受压部位,如脚踝、足跟、骶尾部等部位常检查,并加强营养;使用一些护理用品和用具,如给予垫气垫床、涂抹润肤霜或用敷料、海绵垫保护等。但任何方法都不能替代定时翻身。输液以健侧、上肢为原则,输液前认真观察准备输液肢体一侧的皮肤情况,输液后随时观察输液肢体局部及皮肤情况,以免液体外渗造成皮肤红肿;给予洗漱、浸泡时水温勿过热,以免造成烫伤,冰袋降温时间长可引起冻伤;自主神经功能障碍可致无外因肢体局部水肿,应注意对皮肤的观察及保护。

(四)康复训练

在脊髓受损初期,就应与康复师根据患者情况制订康复计划,康复的目的是保持各关节的正常功能位,每次翻身后将肢体位置摆放正确,做关节的被动或主动运动。给予日常生活活动训练,使患者能自行穿脱衣服、进食、盥洗、大小便、淋浴及开关门窗、电灯、水龙头等,增进患者的自我照顾能力。

(五)排泄异常的护理

1.尿失禁患者

护理人员要根据给患者输液或饮水的时间,给予排便用品,协助其排便,同时在患者小腹部加压,增加膀胱内压,锻炼恢复自主排尿功能。

2.尿潴留患者

应给予留置导尿管,根据入量(输液、饮水)时间,适时、规律地夹闭、开放尿管,以维持膀胱充盈、收缩功能;同时在排放尿液时可采用一些方法刺激诱导膀胱收缩,如轻敲患者下腹部、听流水声和热敷膀胱区。对留置导尿管的患者:应每天清洗、消毒尿道口,观察尿液的色、量是否正常,是否有沉淀,尿道口有无分泌物;患者病情允许的情况下,尽早拔除导尿管。

3.大便秘结的患者

应保持适当的高纤维饮食与水分的摄取。餐后胃肠蠕动增强,当患者有便意感时,指导并协助患者增加腹压来引发排便。每天固定时间进行排便训练,养成排便规律。必要时肛门塞入开塞露,无效时可给予不保留灌肠。

4.大便失禁的患者

选择易消化、吸收的高营养、低排泄的要素饮食,同时指导患者练习腹肌加压与肛门括约肌收缩,掌握进食后的排便时间规律,协助放置排便用品(便盆、尿垫);随时清洁排便后肛门周围皮肤。

(六)心理护理

患者均为突然发病且伴有肢体瘫痪、排泄异常等,严重影响其正常生活,加之对疾病知识、治疗效果不了解容易产生恐惧感。本病病程较长,患者可出现不同程度的情绪低落,对治疗和康复缺乏信心,护理人员应及时向患者介绍疾病相关知识,动员和指导家人和朋友在各个方面关心、支持、帮助患者,减轻其思想负担,去除紧张情绪,鼓励患者表达自己的感受,倾听患者的诉说。帮助患者做肢体活动,给予精神上的鼓励及生活支持,树立战胜疾病的信心。

(七)健康教育

(1)瘫痪肢体应早期做被动运动、按摩,以改善血液循环,促进瘫痪肢体的恢复。保持肢体的功能位置,预防足下垂及畸形。同时可配合物理治疗、针灸治疗。

(2)训练患者正确的咳嗽、咳痰方法,变换体位方法。

(3)提出治疗与护理的配合及要求包括休息与活动、饮食、类固醇皮质激素的应用及其注意事项。

(4)增加营养,增强体质,预防感冒。

(5)带尿管出院者,应指导留置导尿管的护理及膀胱功能的训练。

(6)长期卧床者,应每 2 小时翻身、拍背 1 次,预防压疮及坠积性肺炎。

(7)就诊指标:出现生命体征改变、肢体感觉障碍、潜在并发症及时就诊。

九、护理效果评估

(1)自觉症状逐渐好转,生活基本自理。

(2)大小便失禁逐渐控制。

(3)无泌尿道感染发生。

(4)皮肤完好,无压疮。

(5)大便秘结、小便潴留逐渐解除,大小便通畅。

第五节　蛛网膜下隙出血

一、概念和特点

蛛网膜下隙出血指各种原因致脑底部或脑表面的血管破裂,血液直接流入蛛网膜下隙引起的一种临床综合征,又称为原发性蛛网膜下隙出血。还可见因脑实质内,脑室出血,硬膜外或硬膜下血管破裂,血液穿破脑组织流入蛛网膜下隙,称为继发性蛛网膜下隙出血。约占急性脑卒中的 10%,是一种非常严重的常见疾病。世界卫生组织调查显示中国发病率约为每年 2.0/10 万人,亦有报道为每年(6～20)/10 万人。

二、病理生理

血液进入蛛网膜下隙后,血性脑脊液刺激血管、脑膜和神经根等脑组织,引起无菌性脑膜炎反应。脑表面常有薄层凝块掩盖,其中有时可找到破裂的动脉瘤或血管。随时间推移,大量红细胞开始溶解,释放出含铁血黄素,使软脑膜呈现锈色,并有不同程度的粘连。如脑沟中的红细胞溶解,蛛网膜绒毛细胞间小沟再开道,则脑脊液的回吸收可以恢复。

三、病因与诱因

凡能引起脑出血的病因都能引起本病,但以颅内动脉瘤、动静脉畸形、高血压动脉硬化症、脑底异常血管网和血液病等为最常见。本病多在情绪激动或过度用力时发病(如排便)。

四、临床表现

(1)突然发生的剧烈头痛、恶心、呕吐和脑膜刺激征,以颈项强直最为典型,伴或不伴局灶体征。

(2)部分患者,尤其是老年患者头痛、脑膜刺激征等临床表现常不典型,而精神症状较明显。

(3)原发性中脑出血的患者症状较轻,CT 表现为中脑或脑桥周围脑池积血,血管造影未发现动脉瘤或其他异常,一般不发生再出血或迟发型血管痉挛等情况,临床预后良好。

五、辅助检查

(一)头颅影像学检查

1.CT 检查

CT 检查是诊断蛛网膜下隙出血的首选方法,CT 显示蛛网膜下隙内高密度影可以确诊蛛网膜下隙出血。

2.MRI 检查

当病后数天 CT 的敏感性降低时,MRI 可发挥较大作用。4 天后 T_1 像能清楚地显示外渗的血液,血液高信号可持续至少 2 周,在 FLAIR 像则持续更长时间。因此,当病后 1～2 周,CT 不能提供蛛网膜下隙出血的证据时,MRI 可作为诊断蛛网膜下隙出血和了解破裂动脉瘤部位的一种重要方法。

(二)脑血管影像学检查

1.脑血管数字减影(DSA)

DSA 是诊断颅内动脉瘤最有价值的方法,阳性率达 95%,可以清楚显示动脉瘤的位置、大小、与载瘤动脉的关系、有无血管痉挛等,血管畸形和烟雾病也能清楚显示。但以出血 3 天内或 3～4 周后进行为宜。

2.CT 血管成像(CTA)和 MR 血管成像(MRA)

CTA 和 MRA 是无创性的脑血管显影方法,但敏感性、准确性不如 DSA。主要用于动脉瘤患者的随访以及急性期不能耐受 DSA 检查的患者。

3.其他

经颅超声多普勒(TCD)。

(三)实验室检查

血常规、凝血功能、肝功能及免疫学检查有助于寻找出血的其他原因。

六、治疗

制止继续出血,防止血管痉挛及复发,以降低病死率。

七、护理评估

(一)一般评估

1.生命体征

患者的血压、脉搏、呼吸、体温有无异常。

2.患者主诉

患者发病时间、方式,有无明显诱因,有无头晕、剧烈头痛、恶心和呕吐等症状出现。患者既往有无高血压、动脉粥样硬化、血液病和家族脑卒中病史。患者的平时生活方式和饮食情况,患者的性格特点。

3.相关记录

体重、身高、上臂围、皮肤、饮食、NIHSS评分、GCS评分、Norton评分等记录结果。

(二)身体评估

1.头颈部

患者意识是否清楚,睁眼运动是否正常。两侧瞳孔是否等大等圆、瞳孔对光反射是否灵敏,角膜反射是否正常。有无面色苍白、口唇发绀、皮肤湿冷、烦躁不安,是否存在吞咽困难和饮水呛咳,咽反射是否存在或消失,有无声音嘶哑或其他语言障碍。注意头颅有无局部肿块或压痛,头痛是否为爆炸样。有无头部活动受限、不自主活动及抬头无力。脑膜刺激征是否阳性,颈椎、脊柱、肌肉有无压痛。颈动脉听诊是否闻及血管杂音。

2.胸部

脊柱有无畸形,心脏及肺部听诊是否异常。

3.腹部

上腹部有无疼痛、饱胀,肠鸣音是否正常。有无大、小便失禁,并观察大小便的颜色、量和性质。

4.四肢

有无肢体活动障碍或感觉缺失,四肢肌力及肌张力等情况。

(三)心理-社会评估

了解患者及其家属对疾病的了解程度,经济状况,对患者的支持关心程度等。

(四)辅助检查结果评估

评估血液检查、影像学检查、脑血管影像学检查等结果。

(五)常用药物治疗效果的评估

对意识清醒者给予适量的止痛剂和镇静剂,如罗通定、苯巴比妥等,禁用吗啡以免抑制呼吸。患有高血压的蛛网膜下隙出血患者,可有一过性反应性血压升高,注意监测,必要时使用降压药,血压过低可导致脑组织灌注不足,过高则有再出血的危险,降血压控制在正常范围内。预防和缓解血管痉挛的药物,在静脉滴注过程中,应注意滴速,定时测血压及观察患者的意识状态。用20%甘露醇降颅压时,应按时给药,以保持颅压的稳定性。

八、主要护理诊断/问题

(1)疼痛:头痛,与脑水肿、颅内高压、血液刺激脑膜或继发出血有关。

(2)潜在并发症。再出血:与病情变化有关;肺部感染:与长期卧床有关。

(3)焦虑:与担心疾病预后有关。

(4)生活自理缺陷:与医源性限制有关。

九、护理措施

(一)一般护理

绝对卧床休息,卧床时间应在4周以上,尽量减少搬动,减少人员探视,避免精神刺激,亲属探望过多,会引起情绪激动,身体劳累诱发再出血。

(二)严密观察病情变化

注意脑血管痉挛发生:脑血管痉挛是蛛网膜下隙出血的主要并发症,继发于出血后4~5天,这是出血后患者死亡和致残的主要原因。因此严密观察病情变化:除观察体温、脉搏、呼吸、血压外,应特别观察瞳孔、头痛、呕吐和抽搐等情况的变化。

(三)保持呼吸道通畅预防肺部感染

保持呼吸道通畅,预防肺部感染并发症,对昏迷患者尤为重要,因为昏迷患者咳嗽及吞咽反射减弱或消失。口腔呼吸道分泌物及呕吐物误吸或坠积于肺部而发生肺部感染,此外亦可引起窒息,患者应取侧卧位,头部略抬高稍后仰,吸痰时,吸痰管从鼻腔或口腔内插入,轻轻地吸出,避免损伤黏膜。

(四)保持大便通畅

患者因长期卧床,肠蠕动减少,或不习惯于床上排便,常常引起便秘,用力排便可使血压突然升高,再次出血。因此,应培养患者良好的生活习惯,多吃高维生素、粗纤维饮食,锻炼床上大小便能力,防止便秘及尿潴留,对便秘者可用开塞露、液状石蜡或缓泻剂,昏迷者可留置尿管。切忌灌肠,以免腹压突然增加,患者烦躁不安,加重出血。

(五)再出血的护理

蛛网膜下隙再出血是病情变化的重要因素,一般在病后2~3周内发生,发生率及病死率均较高。如患者经治疗后出现剧烈头痛,意识障碍进行性加重,频繁呕吐,瞳孔不等大应高度怀疑再出血的发生。预防再出血要做到:①绝对卧床休息8周以上,饮食,大小便均不能下床;②保持大便通畅,排便时不能用力过猛;③避免情绪激动以免引起再出血。

(六)心理护理

护士要细心观察患者的心理反应,及时做好心理疏导工作,耐心安慰患者,向其介绍疾病的特点和病程转归,使他对疾病有正确的认识,取得合作,同时指导患者学会自我调节,保持情绪稳定,避免情绪激动和突然用力,对于合并肢体瘫痪患者,帮助其进行功能锻炼。

(七)健康教育

1.饮食指导

指导患者了解肥胖、吸烟、酗酒及饮食因素与脑血管病的关系,改变不合理的饮食习惯和饮食结构。选择低盐、低脂、充足蛋白质和丰富维生素的饮食,如多食谷类和鱼类,新鲜蔬菜水果,少吃糖类和甜食。限制钠盐和动物油的摄入,以及辛辣、油炸食物和暴饮暴食;注意粗细搭配,荤素搭配,戒烟限酒,控制食物热量,保持理想体重。

2.避免诱因

指导患者尽量避免使血压骤然升高的各种因素。如保持情绪稳定和心态平衡,避免过分喜悦、愤怒、焦虑、恐惧和悲伤等不良心理和惊吓等刺激;建立健康的生活方式,保证充足睡眠,适当运动,避免体力和脑力的过度劳累和突然用力过猛;养成定时排便的习惯,保持大便通畅,避免用力排便,戒烟酒。

3.检查指导

蛛网膜下隙出血患者一般在首次出血3周后进行DSA检查,应告知脑血管造影的相关知识,指导患者积极配合,已明确病因,尽早手术,解除隐患或危险。

4.照顾者指导

家属应关心体贴患者,为其创造良好的修养环境,督促尽早检查和手术,发现再出血征象及时就诊。

5.就诊指标

患者出现意识障碍、肢体麻木、无力、头痛、头晕和视物模糊等症状及时就诊;定期门诊复查。

十、护理效果评估

(1)患者头痛得到减轻。

(2)患者没有出现再次出血或能及时发现再次出血并得到很好控制。

(3)患者心理得到很好的疏导,能很好配合治疗。

(4)患者无其他并发症发生。

第六节　短暂性脑缺血发作

一、概念和特点

短暂性脑缺血发作(TIA)是指因脑血管病变引起的短暂性、局限性脑功能缺失或视网膜功能障碍,临床症状一般持续 10～20 分钟,多在 1 小时内缓解,最长不超过 24 小时,不遗留神经功能缺损症状。凡临床症状持续超过 1 小时且神经影像学检查有明确病灶者不宜称为 TIA。

我国 TIA 的人群患病率为每年 180/10 万,男:女约为 3∶1。TIA 的发病率随年龄的增加而增加。

二、病理生理

发生缺血部位的脑组织常无病理改变。主动脉弓发出的大动脉、颈动脉可见动脉粥样硬化改变、狭窄或闭塞。颅内动脉亦可有动脉硬化改变,或可见动脉炎性浸润。还可有颈动脉或椎动脉过长或扭曲。

三、病因与诱因

(一)血流动力学改变

各种原因如动脉炎和动脉硬化等所致的颈内动脉系统或椎-基底动脉系统的动脉严重狭窄,在此基础上血压的急剧波动导致原来靠侧支循环维持的脑区发生一过性缺血。

(二)微栓子形成

微栓子主要来源于动脉粥样硬化的不稳定斑块或附壁血栓的破碎脱落、瓣膜性或非瓣膜性心源性栓子及胆固醇结晶等。

(三)其他因素

如锁骨下动脉盗血综合征,某些血液系统疾病,如真性红细胞增多症、血小板增多、各种原因所致的严重贫血和高凝状态等,也可参与 TIA 的发病。

四、临床表现

(一)一般特点

TIA 好发于 50～70 岁中老年人,男性多于女性,患者多伴有高血压、动脉粥样硬化、糖尿病、高血脂和心脏病等脑血管疾病危险因素。突发局灶性脑或视网膜功能障碍,持续时间短暂,多在 1 小时内恢复,最长不超过 24 小时,恢复完全,不留后遗症状,可反复发作,且每次发作症状基本相似。

(二)颈内动脉系统 TIA

大脑中动脉供血区的 TIA,病灶对侧肢体单瘫、偏瘫、面瘫和舌瘫,可伴有偏身感觉障碍和对侧同向偏盲,优势半球受累可有失语;大脑前动脉供血区的 TIA,病灶对侧下肢无力,可伴有人格和情感障碍;颈内动脉主干 TIA,病灶侧 Horner 征、单眼一过性黑矇或失明、对侧偏瘫及感觉障碍。

(三)椎-基底动脉系统 TIA

最常见的症状是眩晕、恶心、呕吐、平衡失调、眼球运动异常和复视。可能出现的症状是吞咽功能障碍、构音障碍、共济失调(小脑缺血)、交叉性瘫痪(脑干缺血)。

五、辅助检查

(一)影像学

CT 或 MRI 检查大多正常,部分病例(发作时间>60 分钟者)于弥散加权 MRI 和正电子发射体层成像(PET)可见片状缺血灶。CT 血管成像(CTA)、磁共振血管造影(MRA)检查可见血管狭窄、动脉粥样硬化斑,数字减影血管造影(DSA)可明确颅内外动脉的狭窄程度。

(二)彩色经颅多普勒(TCD)

可见颅内动脉狭窄、粥样硬化斑等,并可进行血流状况评估和微栓子监测。

(三)其他

血常规、血流变、血脂、血糖和同型半胱氨酸等。

六、治疗

消除病因、减少及预防复发、保护脑功能。

(一)病因治疗

高血压患者应控制高血压,使血压<18.7/12.0 kPa(140/90 mmHg),有效地治疗糖尿病、高脂血症、血液系统疾病、心律失常等。

(二)预防性药物治疗

1.抗血小板聚集药物

常用的药物有阿司匹林、双嘧达莫、噻氯匹定、氯吡格雷和奥扎格雷等。

2.抗凝药物

临床伴有心房颤动、频发 TIA 且无出血倾向、严重高血压、肝肾疾病和消化性溃疡患者,可行抗凝治疗。常用药物有肝素、低分子肝素和华法林。

3.钙通道阻滞剂

防止血管痉挛,增加血流量,改善循环。常用的药物有尼莫地平和盐酸氟桂利嗪等。

4.中药

对老年 TIA 并有抗血小板聚集剂禁忌证或抵抗性者,可选用活血化瘀的中药制剂治疗,常用的中药有川芎嗪、丹参、红花、三七等。

(三)手术和介入治疗

对有颈动脉或椎-基底动脉严重狭窄(＞70％)的 TIA 患者,经药物治疗效果不佳或病情有恶化趋势者,可酌情选择动脉血管成形术(PTA)和颈动脉内膜切除术(CEA)。

七、护理评估

(一)一般评估

1.生命体征

体温升高常见于继发感染、下丘脑或脑干受损引起的中枢性高热。合并有心脏疾病时常有脉搏的改变。患者多伴有高血压,在脑动脉粥样硬化或管腔狭窄的基础上,当测得患者血压偏低或波动较大时,脑部一过性缺血极易诱发 TIA。

2.患者主诉

(1)诱因:发病前有无剧烈运动或情绪激动。

(2)发作症状:发作时有无意识障碍、时间和地点的定向障碍、记忆丧失,有无眩晕、恶心、呕吐和平衡失调,有无吞咽、语言、视觉和运动功能障碍。

(3)发病形式:是否急性发病,持续时间及复发的时间,症状的部位、范围、性质、严重程度等。

(4)既往检查、治疗经过及效果,是否有遵医嘱治疗。目前情况包括使用药物的名称、剂量、用法和有无不良反应。

3.相关记录

患者年龄、性别、体重、体位、饮食、睡眠、皮肤、出入量、NIHSS 评分、GCS 评分、Norton 评分、吞咽功能障碍评定等记录结果。

(二)身体评估

1.头颈部

患者意识是否清楚,睁眼运动是否正常。两侧瞳孔是否等大、等圆、瞳孔对光反射是否灵敏;角膜反射是否正常。头颅大小、形状,注意有无头颅畸形。面部表情是否淡漠、颜色是否正常,有无畸形、面肌抽动、眼睑水肿、眼球突出、眼球震颤、巩膜黄染、结膜充血,额纹及鼻唇沟是否对称或变浅,鼓腮、示齿动作能否完成,伸舌是否居中,舌肌有无萎缩。有无吞咽困难、饮水呛咳,有无声音嘶哑或其他语言障碍。注意头颅有无局部肿块或压痛。咽反射是否存在或消失。有无头部活动受限、不自主活动及抬头无力;颈动脉搏动是否对称。脑膜刺激征是否阳性,颈椎、脊柱、肌肉有无压痛。颈动脉听诊是否闻及血管杂音。

2.胸部

脊柱有无畸形,心脏及肺部听诊是否异常。

3.腹部

腹壁反射、提睾反射是否存在,病理反射是否阳性。

4.四肢

四肢有无震颤、抽搐、肌阵挛等不自主运动或瘫痪,患者站立和行走时步态是否正常。肱二、三头肌反射,桡反射、膝腱反射、跟腱反射是否阳性。

(三)心理-社会评估

1.疾病知识

患者对疾病的性质、过程、防治及预后知识的了解程度。

2.心理状况

了解疾病对其日常生活、学习和工作的影响,患者能否面对现实、适应角色转变,有无焦虑、恐惧、抑郁、孤僻、自卑等心理反应及其程度;性格特点如何,人际关系和环境的适应能力如何。

3.社会支持系统

了解家庭的组成、经济状况、文化教育背景;家属对患者的关心、支持以及对患者所患疾病的认识程度;了解患者的工作单位或医疗保险机构所能承担的帮助和支持情况;患者出院后的继续就医条件,居住地的社区保健资源或继续康复治疗的可能性。

(四)辅助检查结果评估

部分病例(发作时间＞60分钟者)于弥散加权MRI可见片状缺血灶。CTA、MRA及DSA检查可见血管狭窄、动脉粥样硬化斑。DSA检查可明确颅内外动脉的狭窄程度,TCD检查可发现颅内动脉狭窄,并可进行血流状况评估和微栓子监测。血常规和血生化等也是必要的,神经心理学检查可能发现轻微的脑功能损害。

(五)常用药物治疗效果的评估

1.应用抗血小板聚集剂评估

(1)用药剂量、时间、方法的评估与记录。

(2)胃肠道反应评估:观察并询问患者有无恶心、呕吐、上腹部不适或疼痛。

(3)出血评估:抗血小板药物可致胃肠溃疡和出血。患者服药期间,应定期检测血常规和异常出血的情况,对肾功能明显障碍者应定期检查肾功能。

2.应用抗凝药物评估

(1)详细询问患者的过敏史和疾病史,有无严重肝肾功能不全,急性胃十二指肠溃疡,脑出血,严重凝血系统疾病等。

(2)凝血功能监测:用药过程中,抽血检查患者血小板计数,凝血功能,观察局部皮肤有无出血及全身各系统有无出血倾向及其他不良反应,观察患者牙龈及大小便有无出血。皮下注射抗凝药物,应观察注射部位皮肤有无瘀斑、硬结及其大小,询问患者有无疼痛。

3.应用钙通道阻滞剂评估

观察患者有无低血压表现,严密监测患者血压变化。注意观察患者有无一过性头晕、头痛、面色潮红、呕吐等。

4.应用中药评估

(1)注意用药制剂、剂量、用药方法、疗程的评估和记录。

(2)观察中药对患者的不良反应。

八、主要护理诊断/问题

(1)跌倒的危险与突发眩晕、平衡失调和一过性失明有关。

(2)知识缺乏:缺乏疾病的防治知识。

(3)潜在并发症:脑卒中。

九、护理措施

(一)休息与运动

指导患者卧床休息,枕头不宜太高(以 15°～20°为宜),以免影响头部供血。仰头或摇头幅度不要过大,注意观察有无频繁发作,记录每次发作的持续时间、间隔时间和伴随症状。避免重体力劳动,进行散步、慢跑等适当的体育锻炼,以改善心脏功能,增加脑部血流量,改善脑循环。

(二)合理饮食

指导患者进食低盐、低脂、低糖、充足蛋白质和丰富维生素的食物,多吃蔬菜水果,戒烟酒,忌辛辣油炸食物和暴饮暴食,避免过分饥饿。

(三)用药护理

指导患者正确服药,不可自行调整、更换或停用药物。注意观察药物不良反应,例如抗凝治疗时密切观察有无出血倾向,使用抗血小板聚集剂治疗时,可出现可逆性白细胞和血小板减少,应定期查血常规。

(四)心理护理

详细告诉患者本病的病因、常见症状、预防、治疗知识及自我护理方法。帮助患者了解本病的危害性,帮助患者寻找和去除自身的危险因素,积极治疗相关疾病,改变不良生活方式,建立良好的生活习惯。

(五)皮肤护理

观察患者肢体无力或麻木等症状有无减轻或加重,有无头痛、头晕等表现,给予肢体按摩、被动运动,长时间卧床时,给予功能卧位,加强翻身拍背,避免压疮的发生。

(六)健康教育

1.疾病预防指导

向患者和家属说明肥胖、吸烟、酗酒及不合理饮食与疾病发生的关系。指导患者选择低盐、低脂、足量蛋白质和丰富维生素的饮食。多食用谷类和鱼类、新鲜蔬菜、水果、豆类、坚果等,限制钠盐摄入量,每天不超过 6 g。少摄入糖类和甜食,忌辛辣、油炸食物和暴饮暴食;戒烟、限酒。告知患者心理因素与疾病的关系,使患者保持愉快心情,注意劳逸结合,培养自己的兴趣爱好,多参加有益于身心的社交活动。

2.疾病知识指导

告知患者和家属本病是脑卒中的一种先兆和警示,未经正确和及时治疗,约 1/3 患者数年内可发展为脑卒中。应评估患者和家属对疾病的认知程度。

3.就诊指标

出现肢体麻木、无力、眩晕、复视等症状及时就诊;定期门诊复查,积极治疗高血压、高血脂、糖尿病等疾病。

十、护理效果评估

(1)患者眩晕、恶心、呕吐、肢体单瘫、偏瘫和面瘫、单肢或偏身麻木等症状好转。

(2)患者一过性黑蒙或失明症状消失,视力恢复。

(3)患者记忆力恢复,对时间、地点定向力均无任何障碍。

(4)患者症状无反复发作。

(5)患者对疾病知识、自身病情有一定了解,无焦虑、抑郁等心理情绪。

第四章 血液内科护理

第一节 缺铁性贫血

一、定义

缺铁性贫血(IDA)是指体内可用来制造血红蛋白的贮存铁缺乏,血红蛋白合成减少而引起的一种小细胞、低色素性贫血,是最常见的一种贫血,以生育年龄的妇女(特别是孕妇)和婴幼儿发病率较高。

二、临床表现

(一)贫血表现

常见乏力、易倦、头昏、头痛、耳鸣、心悸、气促、食欲不振等,伴苍白、心率增快。

(二)组织缺铁表现

精神行为异常,如烦躁、易怒、注意力不集中、异食癖;体力、耐力下降;易感染;儿童生长发育迟缓、智力低下;口腔炎、舌炎、舌乳头萎缩、口角炎、缺铁性吞咽困难(称 Plummer-Vinson征);毛发干枯、脱落;皮肤干燥、皱缩;指(趾)甲缺乏光泽、脆薄易裂,重者指(趾)甲变平,甚至凹下呈勺状(匙状甲)。

(三)缺铁原发病表现

如消化性溃疡、肿瘤或痔疮导致的黑便、血便、腹部不适,肠道寄生虫感染导致的腹痛或大便性状改变,妇女月经过多,肿瘤性疾病的消瘦,血管内溶血的血红蛋白尿等。

三、诊断

(1)患者具有缺铁性贫血的症状及体征:乏力、易倦、气促、食欲不振等,注意患者是否存在精神行为异常和缺铁原发病表现。

(2)根据国内的诊断标准,缺铁性贫血的诊断标准符合以下 3 条:①贫血为小细胞低色素性。男性 Hb<120 g/L,女性 Hb<110 g/L,孕妇 Hb<100 g/L;MCV<80 fl,MCH<27 pg,MCHC<32%。②有缺铁的依据:符合贮铁耗尽(ID)或缺铁性红细胞生成(IDE)的诊断。

ID 符合下列任一条即可诊断。①血清铁蛋白<12 μg/L。②骨髓铁染色显示骨髓小粒可染铁消失,铁粒幼红细胞少于 15%。

IDE:①符合 ID 诊断标准。②血清铁低于 8.95 μmol/L,总铁结合力升高>64.44 μmol/L,转铁蛋白饱和度<15%。③FEP/Hb>4.5 μg/gHb。

(3)存在铁缺乏的病因,铁剂治疗有效。

四、治疗

(一)病因治疗

IDA 的病因诊断是治疗 IDA 的前提,只有明确诊断后方有可能去除病因。如婴幼儿、青少年和妊娠妇女营养不足引起的 IDA,应改善饮食;胃、十二指肠溃疡伴慢性失血或胃癌术后残胃癌所致的 IDA，应多次检查大便潜血，做胃肠道 X 线或内镜检查，必要时手术根治。月经过多引起的 IDA，应调理月经；寄生虫感染者应驱虫治疗等。

(二)补铁治疗

首选口服铁剂，如琥珀酸亚铁 0.1 g，3 次/日。餐后服用胃肠道反应小且易耐受。应注意，进食谷类、乳类和茶等会抑制铁剂的吸收，鱼、肉类、维生素 C 可加强铁剂的吸收。口服铁剂后，先是外周血网织红细胞增多，高峰在开始服药 5～10 天，2 周后血红蛋白浓度上升，一般 2 个月左右恢复正常。铁剂治疗在血红蛋白恢复正常至少持续 4～6 个月，待铁蛋白正常后停药。若口服铁剂不能耐受或吸收障碍，可用右旋糖酐铁肌内注射，每次 50 mg，每日或隔日 1 次，缓慢注射，注意变态反应。注射用铁的总需量（mg）＝（需达到的血红蛋白浓度－患者的血红蛋白浓度）×0.33×患者体重(kg)。

五、护理措施

(一)一般护理措施

1.休息活动

轻度的缺铁性贫血症可适当活动，一般生活基本能自理，但不宜进行剧烈运动和重体力劳动；严重的缺铁性贫血多存在慢性出血性疾病，体质虚弱，活动无耐力，应卧床休息，给予生活协助。患者调整变换体位时要缓慢并给予扶持，防止因体位突变发生晕厥、摔伤。

2.皮肤毛发

保持皮肤、毛发的清洁，除日常洗漱，如洗脸、洗手、泡足、洗外阴、刷牙漱口之外，定时周身洗浴、洗头、更衣，夏日每日 1～2 次洗澡，春秋每周 1～2 次，冬日每周 1 次，每月理发 1 次。重度卧床患者可在床上洗头、擦浴、更衣、换被单。长期卧床者要有预防压疮的措施，如定时翻身、变换卧位，同时对受压部位给予温水擦拭及压疮贴贴敷，保持床位平整、清洁、干燥、舒适。

3.营养

给予高蛋白、富含铁的饮食，纠正偏食不良习惯。除谷物主食外，多选用动物肝、肾、瘦肉、蛋类、鱼类、菌藻类，增加维生素 C 含量，食用新鲜蔬菜和水果，以利于铁的吸收。

4.心理

主动关心、体贴患者，做好有关疾病及其自我护理知识的宣传教育。多与患者沟通交谈，了解和掌握其心理状态，特别是久病的重症者，要及时发现其情绪上的波动，并给予有针对性的帮助，疏导解除其不良心态使之安心疗养。

(二)重点护理措施

1.疲乏、无力、心悸、气短者

应卧床休息以减少耗氧量，必要时给予吸氧疗法。

2.皮肤干皱，指(趾)甲脆薄者

注意保护，应用维生素 A 软膏或润肤霜涂擦，滋润皮肤防止干裂出血、疼痛；不留长指(趾)甲，定时修剪，防止折断损伤；选用中性无刺激性洗涤剂，不用碱性皂类。

3.口腔炎、舌炎疼痛者

给予漱口液漱口，餐后定时进行特殊口腔护理，有溃疡时可用 1% 甲紫涂抹创面或贴敷溃疡药膜。

4.出现与缺铁有关的异常行为者

及时与医师联系给予合理的处理。

5.药物护理

按医嘱给患者服用铁剂,并向患者说明服用铁剂时的注意事项:①为避免胃肠道反应,铁剂应进餐后服用,并从小剂量开始。②服用铁剂时忌饮茶,避免与牛奶同服,以免影响铁的吸收。③可同服维生素 C 以增加铁的吸收。④口服液体铁剂时,患者必须使用吸管,避免牙齿染黑。⑤要告诉患者对口服铁剂疗效的观察及坚持用药的重要性。治疗后网织红细胞数开始上升,1 周左右达高峰,血红蛋白于 2 周后逐渐上升,1~2 个月后可恢复正常。在血红蛋白完全正常后,仍需继续补铁 3~6 个月,待血清铁蛋白>50 μg/L 后才能停药。

(三)治疗过程中可能出现的情况及应急措施

1.贫血性心脏病

心率增加,心前区可闻及收缩期杂音,心脏扩大,心功能不全。向家属讲解引起贫血性心脏病的原因及如何预防其发生。保持病室安静、舒适,尽量减少不必要的刺激。卧床休息,减轻心脏负担。密切观察心率、呼吸、血压及贫血的改善状况。必要时吸氧。控制输液速度及输液的总量,必要时记录 24 小时出入水量。

2.活动无耐力:活动后乏力、虚弱、气喘、出汗,头晕,眼前发黑,耳鸣

注意休息,适量活动,贫血程度轻的可参加日常活动,无须卧床休息。对严重贫血者,应根据其活动耐力下降程度制定休息方式、活动强度及每次活动持续时间。增加患者的营养,提供高蛋白、高维生素、易消化饮食,必要时静脉输血、血浆、清蛋白。

3.有感染的危险:体温高于正常范围

病室每天通风换气,限制探视人员,白细胞过低者给予单独隔离房间。医务人员严格执行无菌操作规程。保持床单清洁、整齐,衣被平整、柔软。保持口腔卫生,指导年长、儿童晨起、饭后、睡前漱口,避免用硬毛牙刷。气候变化,要及时添减衣服,预防呼吸道感染。向患者及家属讲解导致感染发生的危险因素,指导家属掌握预防感染的方法与措施。

4.胃肠道反应

服用铁剂的护理,铁剂对胃肠道的刺激可引起胃肠不适、疼痛、恶心、呕吐及便秘或腹泻。

口服铁剂从小剂量开始,在两餐之间服药,可与维生素 C 同服,以利吸收;服铁剂后,牙往往黑染,大便呈黑色,停药后恢复正常,应向家属说明其原因,消除顾虑。铁剂治疗有效者,于服药 3~4 天网织红细胞上升,1 周后可见血红蛋白逐渐上升。如服药 3~4 周无效,应查找原因。注射铁剂时应精确计算剂量,分次深部肌内注射,更换注射部位,以免引起组织坏死。

5.营养失调的护理

及时添加含铁丰富的食物,帮助纠正不良饮食习惯。合理搭配患者的膳食,让患者了解动物血、黄豆、肉类含铁较丰富,是防治缺铁的理想食品;维生素 C、肉类、氨基酸、果糖、脂肪酸可促进铁吸收,茶、咖啡、牛奶等抑制铁吸收,应避免与含铁多的食物同时食用。

6.局部疼痛及静脉炎

肌内注射铁剂时,因其吸收缓慢且疼痛,应在不同部位轮流深部注射。治疗中应密切观察可能出现注射铁剂部位的疼痛、发热、头痛、头昏、皮疹,甚至过敏性休克等不良反应,应及时到

医院进行对症处理。在注射铁剂时,应常规备好肾上腺素。有肝肾功能严重受损者禁用。静脉滴注铁剂反应多而严重者一般不用。一旦静脉注射铁剂时,应避免外渗,以免引起局部疼痛及静脉炎。注射时不可与其他药物混合配伍,以免发生沉淀而影响疗效。

(四)健康教育

1.介绍疾病知识

缺铁性贫血是指由于各种原因使机体内贮存铁缺乏,导致血红蛋白合成不足,红细胞的成熟受到影响而发生的贫血。红细胞的主要功能是借助所含的血红蛋白把氧运输到各组织器官,所以缺铁性贫血主要表现是与组织缺氧有关的系列症状和体征。血红蛋白又是血液红色来源,故贫血患者可有不同程度的外观皮肤黏膜苍白、毛发干枯无华,同时可有疲乏、无力、心慌、气短等症状,个别的有异食癖。如果患者存在原发疾病,还应介绍相关的疾病知识,令其了解缺铁性贫血是继发引起,应积极配合诊治原发疾病。一般的缺铁性贫血通过合理的治疗是可以缓解和治愈的。

2.心理指导

缺铁性贫血病程长,患者多有焦虑情绪,应鼓励患者安心疗养。对于可能继发某种疾病引起的缺铁性贫血患者,在原发性疾病未查清之前患者疑虑重的,给予安慰和必要的解释,使之减少顾虑,指导其积极配合检查以明确诊断,有利于更合理的治疗。

3.检查治疗指导

常用检查项目有血液化验和骨髓穿刺检查,以确定是否为缺铁引起的贫血。检查操作前向患者做解释,如检查目的、方法、采血或采骨髓的部位、体位及所需的时间等。在接受治疗的过程中,有些检查要重复做,以观察疗效或确诊,这一点需向患者做详细说明,减少患者顾虑,使之愿意配合。对于缺铁原因不明的还须进行其他检查,如胃肠内镜、X线、粪潜血检验等,也要向患者说明查前、查中如何配合医护技人员及检查后的注意事项。治疗过程中,尤其铁剂治疗,要向患者说明用药方法和可能的不良反应,让患者有心理准备,一旦出现不良反应能主动及时地向医护反映,尽早得到处置。

4.饮食指导

(1)选用高蛋白含铁丰富的食物:谷类,如小米、糯米、高粱、面粉等;肉禽蛋类,如羊肝、羊肾、牛肾、猪肝、鸡肝、鸡肫、鸭蛋、鸡蛋等;水产类,如黑鱼、咸带鱼、蛤蜊、海蜇、虾米、虾子、虾皮、鲫鱼等;蔬菜,如豌豆苗、芹菜、小白菜、芥菜、香菜、金花菜、太古菜、苋菜、辣椒、丝瓜等;豆类及其制品,如黄豆、黑豆、芝麻、豇豆、蚕豆、毛豆、红腐乳、豆腐、腐竹、豆腐干、豆浆等;菌藻类(含铁非常丰富),如黑木耳、海带、紫菜、蘑菇等;水果,如红果(大山楂)、橄榄、海棠、桃、草莓、葡萄、樱桃等;硬果类,如西瓜子、南瓜子、松子仁、葵花子、核桃仁、花生仁等;调味品,如芝麻酱、豆瓣酱、酱油等。其中动物性食物铁的吸收率较高,故当首选动物性食物。

(2)多食含维生素C的食物有利于铁的吸收:新鲜蔬菜和水果含维生素C丰富,应多选用。茶叶含鞣酸能使铁沉淀而影响铁的吸收,故纠正贫血阶段忌用浓茶。

(3)克服偏食:从多种食物中获取全面的营养,制订食谱,有计划地将饮食多样化;改进烹调技巧,促进食欲。

(4)用铁锅烹调。

5.休息、活动指导

病情危重者绝对卧床休息,避免活动时突然变换体位而致直立性低血压头晕而摔倒损伤。生活规律、睡眠充足、休养环境安静、舒适,病情许可的可适当娱乐,如看电视,听广播,读书,看报。根据病情设定活动强度,病情好转过程中逐渐加大活动量。

第二节　巨幼细胞贫血

一、定义

叶酸、维生素 B_{12} 缺乏或某些药物影响核苷酸代谢导致细胞核脱氧核糖核酸(DNA)合成障碍所致的贫血称巨幼细胞贫血(MA)。

二、临床表现

(一)血液系统表现

起病缓慢,常有面色苍白、乏力、耐力下降、头昏、心悸等贫血症状。重者全血细胞减少,反复感染和出血。少数患者可出现轻度黄疸。

(二)消化系统表现

口腔黏膜、舌乳头萎缩,舌面呈"牛肉样舌",可伴舌痛。胃肠道黏膜萎缩可引起食欲缺乏、恶心、腹胀、腹泻或便秘。

(三)神经系统表现和精神症状

因脊髓侧束和后束有亚急性联合变性,可出现对称性远端肢体麻木,深感觉障碍如震动感和运动感消失;共济失调或步态不稳;锥体束征阳性、肌张力增加、腱反射亢进。患者味觉、嗅觉降低,视力下降,黑矇征;重者可有大、小便失禁。叶酸缺乏者有易怒、妄想等精神症状。维生素 B_{12} 缺乏者有抑郁、失眠、记忆力下降、谵妄、幻觉、妄想甚至精神错乱、人格变态等。

三、诊断

(一)症状及体征

(1)消化道症状最早为舌炎,舌质鲜红伴剧痛,乳头呈粗颗粒状,晚期舌乳头萎缩,舌面光滑如镜。同时存在消化不良、腹泻。

(2)患者贫血貌,皮肤轻度黄染、水肿。

(3)神经系统症状以手足麻木、肢端刺痛多见。

(4)维生素 B_{12} 缺乏者还表现为震动感和位置觉的消失,行走异常步态,共济失调,视力障碍等。

(5)叶酸缺乏者多有狂躁、抑郁、定向力和记忆力减退等精神症状,称为"巨幼细胞性痴呆"。黏膜和皮肤可有出血点。免疫力低下,易感染。

(二)实验室检查

1.血常规

呈大细胞性贫血,MCV、MCH 均增高,MCHC 正常。网织红细胞计数可正常。重者全血细胞减少。血片中可见红细胞大小不等、中央淡染区消失,有大椭圆形红细胞、点彩红细胞等;

中性粒细胞核分叶过多(5叶核占5%以上或出现6叶以上的细胞核),亦可见巨杆状核粒细胞。

2.骨髓象

增生活跃或明显活跃,骨髓铁染色常增多。造血细胞出现巨幼变:红系增生显著,胞体大,核大,核染色质疏松细致,胞质较胞核成熟,呈"核幼浆老"状;粒系可见巨中、晚幼粒细胞,巨杆状核粒细胞,成熟粒细胞分叶过多;巨核细胞体积增大,分叶过多。

3.血清维生素 B_{12}、叶酸及红细胞叶酸含量测定

血清维生素 B_{12} 缺乏,低于 74 pmol/L(100 ng/mL)。血清叶酸缺乏,低于 6.8 nmol/L(3 ng/mL),红细胞叶酸低于 227 nmol/L(100 ng/mL),若无条件测血清维生素 B_{12} 和叶酸水平,可给予诊断性治疗,叶酸或维生素 B_{12} 治疗一周左右网织红细胞上升者,应考虑叶酸或维生素 B_{12} 缺乏。

4.其他

(1)胃酸降低、恶性贫血时内因子抗体及 Schilling 试验(测定放射性核素标记的维生素 B_{12} 吸收情况)阳性。

(2)维生素 B_{12} 缺乏时伴尿高半胱氨酸 24 小时排泄量增加。

(3)血清间接胆红素可稍增高。

四、治疗

(一)原发病的治疗

有原发病(如胃肠道疾病、自身免疫病等)的 MA,应积极治疗原发病;用药后继发的 MA,应酌情停药。

(二)补充缺乏的营养物质

1.叶酸缺乏

口服叶酸,每次 5~10 mg,2~3 次/日,用至贫血表现完全消失。若无原发病,不需维持治疗;如同时有维生素 B_{12} 缺乏,则需同时注射维生素 B_{12},否则可加重神经系统损伤。

2.维生素 B_{12} 缺乏

肌内注射维生素 B_{12},每次 500 μg,每周 2 次;无维生素 B_{12} 吸收障碍者可口服维生素 B_{12} 片剂 500 μg,1 次/日;若有神经系统表现,治疗维持半年到 1 年;恶性贫血患者,治疗维持终生。

五、护理措施

(一)一般护理措施

1.休息活动

根据病情适当休息,重度营养不良或有明显神经系统受影响者绝对卧床休息,给予生活照顾。经治疗症状缓解后可做轻度活动,但注意安全防摔倒、损伤。

2.皮肤毛发

保持皮肤、毛发清洁。除日常漱洗外,定时洗澡、洗头、理发、更衣。重症卧床者要在床上洗头、擦浴、更衣及换被单,长期卧床者要有预防压疮的措施,特别是有神经系统症状者,可有肢体麻木、感觉异常的情况,应定时翻身、变换体位,同时对受压部位及肢体给予温水擦拭及按摩,保持床位平整、清洁、干燥、舒适。

3.营养

摄取富含维生素 B₁₂ 及叶酸的食品,如肝、肾、瘦肉及新鲜绿叶蔬菜等,纠正不正确的烹调习惯,烧煮时间不宜过长,否则蔬菜中叶酸损失过大。鼓励患者多吃水果以增加维生素 C 的摄入量,因为维生素 C 参与叶酸还原合成 DNA,维生素 C 缺乏亦能导致叶酸缺乏。婴儿期合理增加辅食。克服偏食,鼓励多种营养摄入。

4.心理

主动关心、体贴患者,做好有关疾病及其自我护理知识的宣传教育。特别对于有精神、神经症状的患者,更应给予关照,关注其情绪变化,及时疏导其不良心理状态,使之安心疗养。

(二)重点护理措施

(1)舌炎患者给予特殊口腔护理,可加用 0.1% 红霉素液或 0.1% 新霉素液漱口,局部溃疡可用锡类散或 1% 甲紫涂抹;局部疼痛影响进食者可在饭前用 1% 普鲁卡因漱口,待止痛后再进食,饭后用漱口水漱口或行口腔护理。

(2)胃肠道症状明显,如食欲差、腹胀、腹泻等,酌情改用半流食,每日 5～6 餐,少食多餐,忌油腻。根据情况给予助消化药物缓解胃肠消化不良症状。

(3)神经系统症状者减少活动,必要时卧床休息。需用拐杖的患者,要耐心指导其使用拐杖的方法,防止跌伤。

(4)观察用药反应,服用叶酸期间观察疗效的同时,注意观察不良反应,如变态反应,表现为红斑、皮疹、瘙痒、全身不适、呼吸困难、支气管痉挛。大剂量(15 mg/d 连用一个月或更长时间)可引起胃肠不适,食欲缺乏、恶心、腹胀、胃肠胀气、口内不良气味等;还可出现睡眠不佳、注意力分散、易激动、兴奋或精神抑郁、精神错乱、判断力减弱等征象,一旦发生不良反应征象及时与医师联系给予处理。应用维生素 B₁₂ 治疗时,大量新生红细胞生成,细胞外钾迅速移到细胞内,血钾下降,应按医嘱口服钾盐。治疗过程中还应注意观察肾功能变化,因为维生素 B₁₂ 治疗可引起血清和尿中的尿酸水平升高以致肾脏损害,所以随时了解患者有无肾功能不全的征象。此外,由于维生素 B₁₂ 治疗后血小板骤增,还须注意观察患者有无发生血栓栓塞,特别在治疗第一周时更要随时警惕。

(三)治疗过程中可能出现的情况及应急措施

1.心力衰竭

应排除其他原因引起的心力衰竭,因为本病严重的贫血可使心肌缺氧而发生心力衰竭,所以使患者采取端坐位或倚靠坐位,双下肢下垂,以减少回心血量,并给予持续高流量氧气吸入,氧流量 5～6 L/min,同时联系输注红细胞,并给予利尿、强心剂等药物,以防心衰加重。

2.出血

由于血小板计数减少及其他凝血因子的缺乏,本病出血也不少见。出血严重者,可输注血小板,并选用止血剂,如卡巴克洛 5 mg,3 次/日,口服。

3.痛风

严重的巨幼细胞贫血可见骨髓内无效造血引起的血细胞破坏亢进,致使血清内尿酸增高,引起痛风的发作,但极为罕见。发生痛风,应卧床休息,抬高患肢,直至缓解后 72 小时开始恢复活动,并多饮水,可给予别嘌呤醇口服。

4.精神抑郁症

严重的巨幼细胞贫血不仅可发生外周神经炎,亦有发生精神异常者,这可能与维生素 B_{12} 缺乏有关。需加大维生素 B_{12} 的剂量,$500\sim1\,000\,\mu g/$(次·周)。精神抑郁明显者,给予多塞平 $25\,mg/$次,3 次/日,口服。

5.溶血

本病并发溶血,应考虑巨幼样变的红细胞遭破坏发生了溶血,所并发的急性溶血,以适量输血治疗为及时有效的方法。

6.低血钾症

严重巨幼细胞性贫血患者在补充治疗后,血钾可突然降低,要及时补钾盐,尤其对老年患者及原有心血管病患者、食欲不振者要特别注意。

(四)健康教育

1.简介疾病的知识

巨幼细胞贫血是由于维生素 B_{12}、叶酸缺乏所引起的一组贫血病,我国的营养不良引起的营养性巨幼细胞贫血多见,且多见于儿童和孕妇。另一类是恶性贫血以北欧、北美等地老人多见,有遗传倾向和种族差异,我国罕见。一般营养性巨幼细胞贫血经过适当治疗可迅速治愈。恶性贫血需要终身治疗,疗效甚佳。

2.心理指导

鼓励安慰患者安心疗养,消除不良情绪,积极配合诊疗和护理。有神经症状者,活动受限制而沮丧,焦虑,应给予精神安慰和支持,多与之交谈,掌握心理状态、消除消极心理。

3.检查治疗指导

除常规一般检查外,血液化验和骨髓穿刺检查、24 小时留尿化验等也必不可少。检查前向患者解释检查目的、方法、所需时间及注意事项。接受治疗过程中有些检查需重复做以观察疗效或出于诊断目的,均要耐心说明,减少患者顾虑,使其能积极配合。治疗过程中,特别是补充维生素 B_{12} 或叶酸制剂之前应向患者说明用药的目的、方法和可能的不良反应,使其有心理准备,一旦发生不良反应可主动向医、护说明,以得到及时处理。

4.饮食指导

(1)进食叶酸和维生素 B_{12} 含量丰富的食物:叶酸在新鲜绿叶蔬菜或水果中含量最多,如胡萝卜、菠菜、土豆及苹果、西红柿等,而大豆、牛肝、鸡肉、猪肉、鸡蛋中含量亦不少。维生素 B_{12} 在动物食品中含量较多,如牛肝、羊肝、鸡蛋、牛肉、羊乳、干酪、牛奶、鸡肉等,臭豆腐、大豆和腐乳中含量亦很丰富。

(2)母乳、羊乳中维生素 B_{12} 含量不高,所以婴儿喂养要及时添加辅助食品。

(3)食物烹调后叶酸含量的损失在 50% 以上,尤其加水煮沸后更甚,因此,烧煮食物不要时间过长。

(4)克服偏食,从多种食物中获取营养。制订食谱,有计划地将饮食品种多样化。改进烹调技巧,促进食欲,以利于纠正贫血。

(5)维生素 C 参与叶酸代谢,多食维生素 C 含量丰富的食物有助于纠正叶酸缺乏。

5.休息、活动指导

病情重的、有神经、精神症状者限制活动,卧床休息。病情允许的可在床上听广播,看电视或读书报等,但要适度,要保证充足的睡眠。病情转好的过程中逐渐加大活动量,制订活动计划,保证活动量的渐进性。休养环境安静、舒适。有周围神经炎症状的要注意肢体的保暖。如果用热水袋须注意水温不超过60 ℃,且热水袋外加套,以防烫伤。

6.出院指导

营养性巨幼细胞贫血大多数可以预防,注意进食含叶酸及维生素 B_{12} 的食物,纠正偏食及不正确的烹调方法。胃全切或次全切者按医嘱补充维生素 B_{12}。恶性贫血患者终生维持治疗,不可随意停药。患者出院后半年复查一次。

第三节　再生障碍性贫血

一、定义

再生障碍性贫血(AA,简称再障)通常指原发性骨髓造血功能衰竭综合征,病因不明。主要表现为骨髓造血功能低下、全血细胞减少和贫血、出血、感染。免疫抑制治疗有效。

根据患者的病情、血常规、骨髓象及预后,可分为重型(SAA)和非重型(NSAA)。曾有学者将非重型进一步分为中间型和轻型,从重型中分出极重型(VSAA)。国内学者曾将 AA 分为急性型(AAA)和慢性型(CAA);此后,又将 AAA 改称为重型再障-Ⅰ型(SAA-Ⅰ),将 CAA 进展成的急性型称为重型再障-Ⅱ型(SAA-Ⅱ)。

二、临床表现

(一)重型再生障碍性贫血(SAA)

起病急,进展快,病情重;少数可由非重型 AA 进展而来。

1.贫血

苍白、乏力、头昏、心悸和气短等症状进行性加重。

2.感染

多数患者有发热,体温在 39 ℃ 以上,个别患者自发病到死亡均处于难以控制的高热之中。以呼吸道感染最常见,其次有消化道、泌尿生殖道及皮肤、黏膜感染等。感染菌种以革兰阴性杆菌、金黄色葡萄球菌和真菌为主,常合并败血症。

3.出血

皮肤可有出血点或大片瘀斑,口腔黏膜有血疱,有鼻出血、牙龈出血、眼结膜出血等。深部脏器出血时可见呕血、咯血、便血、血尿、阴道出血、眼底出血和颅内出血,后者常危及患者的生命。

(二)非重型再障(NSAA)

起病缓慢,以贫血为首起的主要表现。出血多限于皮肤、黏膜且不严重。患者可合并感染,但常以呼吸道感染为主,容易控制。若治疗得当,不少患者可获得长期缓解以致痊愈。也有部分患者迁延不愈,病程长达数十年,久治无效者可发生颅内出血。少数后期出现急性再障的临床表现,称为慢性重型再障Ⅱ型(SAA-Ⅱ)。

三、诊断

(一)AA 诊断标准

(1)全血细胞减少,网织红细胞百分数<0.01,淋巴细胞比例增高。

(2)一般无肝脾大。

(3)骨髓多部位增生减低,造血细胞减少,非造血细胞比例增高,骨髓小粒空虚。有条件者做骨髓活检,可见造血组织均匀减少。

(4)除外引起全血细胞减少的其他疾病,如阵发性睡眠性血红蛋白尿(PNH)、骨髓增生异常综合征(MDS)、自身抗体介导的全血细胞减少、急性造血功能停滞、急性白血病(AL)。

(5)一般抗贫血治疗无效。

(二)AA 分型诊断标准

(1)SAA:发病急,贫血进行性加重,严重感染和出血。血常规具备下述三项中两项:①网织红细胞绝对值$<5\times10^9/L$。②中性粒细胞$<0.5\times10^9/L$。③血小板$<20\times10^9/L$。骨髓增生广泛重度减低。

(2)NSAA:指达不到 SAA 诊断标准的 AA。

四、治疗

(一)支持治疗

1.保护措施

预防感染,注意饮食及环境卫生,SAA 需要保护性隔离;避免出血,防止外伤及剧烈活动;不用对骨髓有损伤作用和抑制血小板功能的药物。

2.对症治疗

(1)纠正贫血:通常认为血红蛋白低于 60 g/L,且患者对贫血耐受较差时,可输注红细胞,但应防止输血过多。针对严重贫血及存在出血倾向的患者给予输血治疗,一般以输浓缩红细胞为宜。慢性再障患者长期多次输血后可产生同种异体血小板和白细胞抗体,易发生输血反应,应选用洗涤红细胞或冰冻储存血。如为纠正血小板计数减少所致的出血,最好输血小板,无条件的可输新鲜全血。

(2)控制出血:可用酚磺乙胺(止血敏),氨基己酸(泌尿生殖系统出血患者禁用)。女性子宫出血可肌内注射丙酸睾酮。输浓缩血小板对血小板计数减少引起的严重出血有效。当血小板输注无效时,可输 HLA 配型相配的血小板。肝脏疾病如有凝血因子缺乏时应予纠正。

(3)控制感染:及时采用经验性广谱抗生素治疗,同时取感染部位的分泌物或尿、大便、血液等做细菌培养和药敏试验,药敏试验有结果后应换用敏感的抗生素。长期广谱抗生素治疗可诱发真菌感染和肠道菌群失调。真菌感染可用两性霉素 B 或伊曲康唑等抗真菌药物。

(4)护肝治疗:AA 常合并肝功能损害,应酌情选用护肝药物。

(二)针对发病机制的治疗

1.免疫抑制治疗

(1)抗淋巴/胸腺细胞球蛋白(ALG/ATG):用于 SAA。马 ALG 10～15 mg/(kg·d)连用 5 天或兔 ATG 3～5 mg/(kg·d)连用 5 天;用药前需做过敏试验,静脉滴注 ATG 不宜过快,每日剂量应维持点滴 12~16 小时,用药过程中用糖皮质激素防治变态反应和血清病;可与环孢素(CsA)组成强化免疫抑制方案。

(2)环孢素:6 mg/(kg·d)左右,疗程一般长于 1 年。

(3)其他:CD3 单克隆抗体、麦考酚吗乙酯(MMF,骁悉)、环磷酰胺、甲泼尼龙等治疗 SAA。

2.促造血治疗

(1)雄激素:司坦唑醇(康力龙)2 mg,3 次/日;十一酸睾酮(安雄)40~80 mg,3 次/日;达那唑 0.2 g,3 次/日;丙酸睾酮 100 mg/d 肌内注射。应视药物的作用效果和不良反应,如男性化、肝功能损害等调整疗程及剂量。

(2)造血生长因子:特别适用于 SAA。重组人粒系集落刺激因子(G-CSF),剂量为 5 μg/(kg·d);重组人红细胞生成素(EPO),常用 50~100 U/(kg·d)。一般在免疫抑制治疗 SAA 后使用,剂量可酌减,维持 3 个月以上为宜。

3.造血干细胞移植

对 40 岁以下、无感染及其他并发症、有合适供体的 SAA 患者,可考虑造血干细胞移植。

(三)中西医结合治疗

治疗宜补肾为本兼益气活血,常用中药为鹿角胶、仙茅、仙灵脾、黄芪、生熟地、首乌、当归、苁蓉、巴戟、补骨脂、菟丝子、枸杞子、阿胶等。国内治疗慢性再障常用雄激素合并中医补肾疗法。

(四)造血细胞因子和联合治疗

红细胞生成素(EPO)治疗再障需要大剂量才可能有效,一般剂量不会取得任何效果。造血细胞因子价格昂贵,目前仅限于重型再障免疫抑制治疗时的辅助用药。目前再障治疗多采用联合治疗,包括 ALG/ATG 和 CsA 联合治疗、CsA 和雄激素的联合治疗等。

五、护理措施

(一)一般护理措施

1.休息活动

急性再障患者应绝对卧床休息;慢性再障,贫血不严重的可适当活动。对卧床不能生活自理的患者给予生活照顾。

2.皮肤毛发

保持皮肤、毛发的清洁,除日常漱洗外,定时洗澡、洗头、剪指(趾)甲、理发、剃须、更衣。重症卧床者做床上擦浴、更衣和换被单。长期卧床者制订预防压疮的措施,定时翻身、变换体位、受压部位以温水擦拭及按摩,保持床位平整、清洁、干燥、舒适。尽量不用肌内或皮下注射给药法。此外,患者口腔、外阴及肛周的清洁十分重要,为预防感染每日早晚刷牙,饭后漱口,大便后坐浴,有痔者尤需预防感染。

3.营养

给予高蛋白、高维生素、易消化的饮食,如鸡肉、猪肉、牛肉、羊肉、蛋、鱼、动物肝脏及各种果蔬等,烹调食品宜清淡和无刺激性,禁用辛辣油腻饮食。急性患者,特别是有出血倾向的,改用无渣半流或流食。有严重消化道出血者应禁食,以静脉补充营养。

4.心理

注意观察、掌握患者的心理状态,及时疏导不良情绪,使之安心接受治疗。发现情绪异常及时向医师及有关人员报告并采取措施处理。有针对性地介绍有关疾病的知识及自我护理的方法,使之主动配合医疗、护理措施的实施。病情稳定者可安排定时看电视,听广播。

5.环境

保持住院环境的清洁、整齐、舒适、安静,定期彻底清扫消毒病室,控制探视和陪伴者的人数和时间。保护性隔离期间,室内采取家庭化布置,可配备花窗帘、花卉(用假花可清洁消毒)、电视机并接通对讲机,使患者能与亲属交谈。

(二)重点护理措施

1.严重贫血

有疲乏、无力、心悸、气短者减少活动,卧床休息以减少耗氧。

2.出血倾向者

密切观察出血倾向有无加重,如皮肤黏膜出血、鼻出血、齿龈出血及眼底出血时给予适当的对症处理,如少量鼻出血可用干棉球或蘸 1 : 1 000 肾上腺素棉球填塞压迫止血并局部冷敷;如果大量鼻出血而简单止血无效时,需请耳鼻喉科医师应用器械进行止鼻血术。迅速做好物品的准备,包括止鼻血手术包、止血药物、敷料等,协助医师操作,安排患者合理的体位,床旁增加照明灯并随时观察患者生命体征。口腔黏膜出血时可用冷开水或小苏打水漱口,必要时用 1 : 1 000 肾上腺素棉球贴敷渗血黏膜处;眼底出血者注意不能揉擦眼球,以防止出血加重。如果患者发生咯血、消化道出血或颅内出血时,立即通知医师,同时做好一切抢救准备,按咯血、消化道大出血及颅内出血护理常规实施。

3.感染发热

协助医师尽快找出感染灶所在部位,以利于行细菌培养和药物敏感试验,有效应用抗菌药物。患者感染引起发热体温在 39 ℃ 以上者可给予物理降温,以温水擦浴并以冰帽、冰袋或冷水毛巾冷敷头部。患者不宜用乙醇擦浴。如果患者出汗多,应及时协助擦汗,必要时更换贴身衣服、被单,鼓励多饮水,补充水分的丢失。注意患者体温、脉搏、呼吸和血压等生命体征的变化,随时警惕感染引起败血症而发生感染性休克,或水电解质丢失,引起低血容量性休克。再障患者尽量不用退热剂,禁止应用可疑引起再障的药物,尤其一些解热止痛剂、抗生素、镇静安定药,最好在患者的病历夹封面处明显标出,以示医、护人员注意。

4.用药观察

应用雄激素会有不同程度的不良反应,最常见的为痤疮,女性患者易出现停经和男性化现象并可有水肿、失眠。儿童病者用药后除男性化之外,可能出现精神兴奋,不能入睡或阴茎勃起等异常表现等,故用药前向患者或其家属做适当说明并让其明了停药后不良反应可逐渐消失,解除顾虑和不安。长期肌内注射丙酸睾酮易引起局部硬结,为纤维化改变,阻碍药物吸收,故注射时应多部位轮换及深部肌内注射,选用适当的注射针头。已纤维化的局部可应用热敷以利软化。口服的雄激素制剂易发生肝脏损害,应定期检查肝功能,注意观察并及时与医师报告。

CsA 的不良反应主要为肝肾损害,胃肠紊乱,白细胞减少及牙龈增生,少数可有多毛、手颤、末梢感觉异常、高血压、头痛等,停药后均可消退。

应用抗淋巴细胞球蛋白(ALG)或抗胸腺细胞球蛋白(ATG)治疗期间安排患者住保护性隔离病房,如为空气层流洁净病室最为理想。患者躯体做清洁、消毒处理并口服缓释抗生素,防治肠道感染。ATG 的不良反应可有发热、皮疹、血清病,注意观察。

(三)治疗过程中可能出现的情况及应急措施

1.感染

对其实行保护性隔离,可住层流病房,避免交叉感染,病室定时开窗通风,每日用紫外线消毒房间,用消毒液擦拭地面、家具和用物。向患者和家属说明减少探视的重要性,防止交叉感染。医护人员严格无菌操作,患者做好口腔护理和皮肤护理,每日进食前后用口泰或生理盐水漱口,每次便后用温水擦洗肛周皮肤,并每日进行高锰酸钾坐浴,防止肛周感染的发生。

2.脑出血的护理

观察患者有脑出血先兆,如头痛、视物模糊、喷射性呕吐、精神烦躁不安等。①迅速通知医生。②协助患者取平卧位,头偏一侧,随时清理呕吐物或分泌物,头枕冰袋或冰帽。调节吸氧流量,保持呼吸道通畅。③迅速建立静脉通道,按医嘱给予脱水剂、止血药或输浓缩血小板。④观察患者意识状态、血压、脉搏及呼吸频率、节律,记录 24 小时出入量。

(四)健康教育

1.简介疾病知识

再生障碍性贫血简称再障。多数患者发病起因不清楚,但不能排除有可能接触过某些化学的、物理的或生物的致病源而引起人体内造血干细胞的数量减少或造血功能异常,使全血细胞减少而贫血。临床表现为贫血、感染发热、出血,根据临床表现的程度与发病缓急不同,分为急性再障和慢性再障。目前再障已不是不治之症,只要有及时适当的治疗,合理的疗养,病情完全可以缓解或治愈。

2.心理指导

慢性再障患者多因病情迁延不愈,时有病情反复而产生消极失望情绪,宜给予精神鼓励,使之对疾病治疗抱有希望,以安心坚持治疗。急性再障患者起病急,病情严重,其精神负担重,可因自身疾病痛苦难熬,拖累亲友及医药费用等因素而产生心理危机,发生如自杀、自残等行为。应通过与患者或亲友交谈掌握患者心理及时劝慰,协助解决患者生活中的难题,指导家属尽量阻断不利于患者疗养的信息,避免各种外来精神刺激。与患者多沟通交谈,使身体不适及时得到对症处理,减少患者痛苦,消除不良心理。

3.检查治疗指导

在确定诊断和观察治疗效果的过程中,患者需要接受各种检查。在检查之前护士应向其做必要说明,如检查的目的、方法和时间等,使之有心理准备,有利于配合。再障患者对多次抽血、骨髓穿刺易有顾虑,认为抽血和骨髓会加重贫血,特别需要做耐心的解释,告诉患者这种检查是明确诊断和观察治疗不可少的措施,一般采标本量极少,不会对身体发生不良影响。

实施各种治疗措施之前要患者有心理准备和明了如何配合医护,对于治疗中的不良反应给予解释,如用雄激素后产生男性化现象,特别是女患者十分苦恼,顾虑多甚至不接受用药。向患者说明病情好转停药后不良反应将逐渐消失,使之解除顾虑,坚持治疗。长期应用糖皮质激素的患者易发生向心性肥胖、满月脸而形象改变，为此，患者不太情愿接受此种治疗，或暗自停药、丢弃药物而中断治疗。护士要指导患者坚持用药，切不可突然停药，病情允许的情况下，必须按医嘱逐渐减量至停药，否则易引发应激性胃溃疡及病情反弹。如果患者接受免疫抑制疗法或骨髓移植治疗，应将治疗计划向患者做必要的说明，以使其明了治疗过程的各步骤中需患者配合的事项，做到心中有数，有利于治疗顺利进行。

4.饮食指导

患者应选用高蛋白、高维生素食品。为保证营养摄入可指导患者制订周日食谱，做到每餐荤素搭配，荤菜以鸡肉、猪肉、牛羊肉、蛋类、鱼类及肝脏为主，素菜选用新鲜蔬菜制作，尤其以绿叶菜为好。烹调食品尽量适合个人口味以促进食欲，两餐之间应加新鲜水果或果汁。进食宜清淡，避免用辛辣、过酸、过麻、过热等刺激性和油腻食物。患者高热食欲缺乏或出现轻度消化道出血时改为半流或无渣流食。半流食是呈半流动状易咀嚼和消化的食物，每日 5～6 餐，如米粥、面条汤、肉末稀饭等；无渣流食呈流体状，无渣，不用咀嚼，易消化，每日 6～8 餐(每餐间隔 2～3 小时)。消化道出血严重时必须禁止饮食，避免食物刺激加重出血。

5.休息活动指导

(1)急性再障或慢性再障病情恶化者，绝对卧床休息，病情稳定后逐渐做适当活动。

(2)慢性贫血严重者尽量卧床休息，避免活动过多及骤起骤立，起床时须由人扶持稍坐片刻，待适应后再下床。如厕排便应用坐式便桶，避免蹲式排便后起立时晕厥。

(3)病情稳定的慢性再障患者，可做轻微的活动，如适当的娱乐，看电视，听广播和看书报，也可做些小手工，为住院生活增加乐趣。

6.预防感染指导

(1)患者全血细胞减少，抵抗力低下而易并发各种感染，保持病室环境的洁净，定时通风并行空气消毒，使空气新鲜，阳光充足。床单位用物简洁，尤其床头柜内不要堆放过多的携带物品，随时清理废弃垃圾。平时病友之间少走动。互串病房和病床位易发生交叉感染。减少探视，一般病情允许不必留陪伴人员在院，有利于住院环境的卫生管理。当白细胞计数<0.5×10^9/L 时，最好进行保护性隔离(住单间或住无菌层流室)，室内严格消毒，谢绝探视。

(2)患者因体虚无力和怕受凉常常拒绝洗澡、洗头等躯体清洁措施实施，应向患者及家属说明皮肤清洁的必要性：因为发热、出汗，皮脂腺丰富处(毛发密集部位)易发生疖肿而成为感染灶，故保持皮肤的清洁非常重要。勤洗澡，及时更换内衣，勤理发和剃须，以免毛囊皮脂腺管发生阻塞致感染发生。洗浴时，注意适合的温度和关好门窗保持室温，避免拖延时间过久，引起受凉感冒。长期卧床患者按时翻身和行床上擦浴，对受压处进行按摩，改善局部血液循环，预防压疮的发生。

(3)保持口腔清洁，减少口腔感染的机会。口腔无出血者可用软毛牙刷于晨起、睡前刷牙。每饭后用盐水或专用漱口液漱口，将口腔内食物残渣漱洗净为止。口腔血疱、牙龈渗血或形成溃疡的改为盐水和漱口液漱口，随时进行，餐后由护士进行特殊口腔护理。

(4)注意肛门、外生殖器的清洁，每次便后用温水冲洗，大便后用 1∶5 000 高锰酸钾液坐浴15～20 分钟，每日更换内裤。女性尤应注意经期卫生。

7.出血防治方法指导

(1)不要用力擤鼻涕和挖鼻。宜用软毛牙刷,口腔如已有出血改用漱口液漱口,防止因刷牙加重出血。

(2)活动时避免损伤,进行各种穿刺检查后要局部施压5～7分钟。

(3)内衣应柔软、宽大、舒适,避免粗糙、紧束的衣着。勤修剪指(趾)甲,防止自搔时抓伤。

(4)保持大便通畅,预防呼吸道疾患,避免因便秘和剧烈咳嗽而诱发和加重出血。

(5)注意观察大、小便颜色,性状,皮肤、黏膜出血征象,出现头痛、视物模糊、喷射性呕吐等情况,立即报告医护人员处理,谨防颅内出血。

8.出院指导

病情缓解出院的患者,仍要注意休息,避免劳累,及时添加衣被,避免受凉感冒,以防诱发加重病情。每1～2周追踪检查血常规。病情变化随时回院就诊。

第四节　自身免疫性溶血性贫血

一、定义

自身免疫性溶血性贫血(AIHA)系免疫识别功能紊乱,自身抗体吸附于红细胞表面而引起的一种 HA。根据致病抗体作用于红细胞时所需温度的不同,AIHA 分为温抗体型和冷抗体型两种。

抗体为 IgG 或 C_3,少数为 IgM。37 ℃最活跃,为不完全抗体,吸附于红细胞的表面。致敏红细胞易被巨噬细胞所破坏,部分膜被破坏可形成球形红细胞。IgG 和 C_3 抗体同时存在可引起比较严重的溶血。

原因不明的原发性 AIHA 占45%。继发性的病因有:①感染,特别是病毒感染。②结缔组织病。如系统性红斑狼疮、类风湿关节炎、溃疡性结肠炎等。③淋巴增殖性疾病。如慢性淋巴细胞白血病、淋巴瘤、骨髓瘤等。④药物。如青霉素,头孢菌素,甲基多巴,氟达拉宾等。

二、临床表现

急性型多发生于小儿伴病毒感染者,偶也见于成人。起病急骤,有寒战、高热、腰背痛、呕吐。严重时,有休克、昏迷。多数温抗体型 AIHA 起病缓慢,成人多见,无性别差异。表现为虚弱及头昏。体征包括皮肤黏膜苍白,黄疸;轻中度脾大(50%),质较硬,无压痛;中度肝大(30%),肝质地硬但无压痛。急性溶血阶段白细胞增多。10%～20%的患者合并免疫性血小板计数减少,称为 Evans 综合征;骨髓有核细胞增生,以幼红细胞增生为主。

本病以女性为多,从婴儿至老年均可累及,国外报道73%系40岁以上者。急性发病多见,尤其是伴有感染者。起病时的症状各病例不很相同。不少病例同时存在其他有关疾病,如恶性肿瘤、红斑狼疮或传染病的症状成为主要症状而掩盖了贫血症状。本病主要症状是贫血,表现为软弱、乏力、头晕、体力活动时气急、心悸等。急性溶血贫血可很严重,可发生晕倒,出现半昏迷和轻度的全身衰竭症状。尿色变深,极少数患者可有血红蛋白尿。同时可有寒战、发热、腹痛、呕吐、腹泻等。主要体征是苍白和黄疸,半数以上有脾大,一般轻至中度,质硬,1/3

有中等肝大,均不痛。有一些患者可伴有血小板计数减少,称为 Evans 综合征。

三、诊断

(一)临床表现

原发性温抗体型自身免疫性溶血性贫血患者多为女性,年龄不限。临床除溶血和贫血外,无特殊症状,半数患者有脾大,1/3 有黄疸及肝大。继发性自身免疫性溶血性贫血常伴有原发疾病的临床表现。

(二)实验室检查

(1)直接抗人球蛋白试验(Coombs 试验)是测定吸附在红细胞膜上的不完全抗体和补体较敏感的方法,是诊断 AIHA 的重要依据。在生理盐水内,吸附不完全抗体或补体的致敏红细胞并无凝集,因为不完全抗体是单价的。加入完全、多价的抗人球蛋白抗体后,后者与不完全抗体 Fc 段相结合,起搭桥作用,可导致致敏红细胞相互凝集,即直接 Coombs 试验阳性。

(2)间接抗人球蛋白试验则可测定血清中游离的 IgG 或 C_3。如有溶血性贫血,Coombs 试验阳性,近 4 个月内无输血或可疑药物服用史;冷凝集素效价正常,可以考虑温抗体型 AIHA 的诊断。Coombs 试验阴性,但临床表现较符合,糖皮质激素或切脾有效,除外其他 HA(特别是遗传性球形细胞增多症),可诊断为 Coombs 试验阴性的 AIHA。排除各种继发性 AIHA 的可能,无病因者诊断为原发性 AIHA。继发性 AIHA 必须明确引起溶血的诱发疾病,可依据原发病的临床表现和有关实验室检查加以鉴别。

四、治疗

(一)病因治疗

积极寻找病因治疗原发病,感染所致本病多数可以自愈。继发于卵巢囊肿、畸胎瘤等可以手术切除的病例,手术后可治愈。继发于造血系统肿瘤者,在治疗原发病的同时可加用泼尼松,多数患者需长期治疗。

(二)肾上腺皮质激素

为治疗本病之首选药物。治疗机制是皮质素抑制了巨噬细胞,清除吸附红细胞抗体的作用,或使抗体结合到红细胞的作用降低,或抑制抗体的产生。一般在用药后 4~5 天,网状内皮系统清除受抗体或补体致敏红细胞的能力即见减退。按医嘱口服给药,泼尼松开始 1~1.5 mg/(kg·d),一周后溶血停止,红细胞恢复正常,逐渐减少剂量,至每日仅 5~10 mg,小剂量维持至少 3~6 个月。急性发作、严重贫血者可用氢化可的松 100 mg 静脉滴注,2 次/日。老人或轻度贫血者,可用泼尼松 10~20 mg 口服,隔日 1 次。

(三)达那唑

系人工合成的 17α-炔孕酮衍生物,性作用较弱,但具有免疫调节作用,能降低患者的抗 IgG 和抗 C_3 的滴度,有稳定红细胞膜的作用。一般 3 次/日,每次 0.2 g。本药也可与激素合用,贫血纠正后可先减少或停用激素,单用本药,疗程一般不少于一年。本药的不良反应有肝损害(表现为 ALT 上升),多毛,脱发,肌痛及皮脂溢出。

(四)环孢素 A

环孢素 A 能抑制 T 细胞介导的同种和自身免疫反应。对激素无效的病例加用本药为 4.6 mg/(kg·d)。2 周后溶血可逐渐缓解。

(五)免疫抑制剂

用于对激素治疗无效或必须依赖大剂量泼尼松维持者,或切脾有禁忌,切脾无效者。常用药品环磷酰胺[1.5～2 mg/(kg·d)]、硫唑嘌呤[2～2.5 mg/(kg·d)],估计45%有较好的疗效。免疫抑制剂可与激素合用,血常规缓解后可先停激素,本药改为维持量。免疫抑制剂试用4周后疗效不佳的,可增加剂量或改换其他制剂。治疗期间必须密切观察血常规变化,至少每周检查一次,特别注意骨髓抑制致严重感染的预防。

(六)脾切除

脾脏是抗体的生成器官,又是致敏红细胞的主要破坏场所,对于肾上腺皮质激素治疗无效或需较大剂量才能维持缓解者,均可考虑脾切除手术治疗。切脾后血中致敏红细胞的寿命有所延长。

(七)输血

患者的自身抗体有时对输入的红细胞也产生致敏作用,对Rh抗原的红细胞有强烈反应,因而仅能输入缺乏这类抗原的红细胞以防溶血。输血前详加检查交叉配血试验、妊娠或输血而引起的同种抗体,如抗Rh、抗kell及抗kidd,以防溶血反应。以应用洗涤后的红细胞输注为宜。

五、护理措施

(一)一般护理措施

1.休息活动

严重贫血、急性溶血、慢性溶血合并危象的患者,应绝对卧床休息。

2.营养

给予高蛋白、高维生素、高热量易消化食物,有助于纠正贫血。溶血发作期间不吃酸性食品(各种肉类、鱼、虾等水产),选择碱性食品,如豆腐、海带、奶类及各种蔬菜水果。

3.预防感染

特别是免疫抑制剂治疗期间,更加注意皮肤黏膜的清洁护理,定时洗澡或擦浴,洗头,剪指(趾)甲,更衣和被盖,早晚刷牙,饭后漱口,保持口腔清洁。口腔内有血疱或溃疡的,定时用碘甘油涂抹或紫外线探头照射治疗。保持大便通畅,大便后清洗外阴及肛周,有痔者应坐浴(用1∶5 000高锰酸钾液),预防肛周感染。

4.密切观察

体温、脉搏、呼吸、血压变化及用药、输血的治疗效果及不良反应。

(二)重点护理措施

(1)观察尿色、尿量并记录,如果尿色逐渐加深,甚至酱油样,说明溶血严重,及时报告医师。尿量少时按医嘱给予利尿,警惕肾脏损害。

(2)观察巩膜皮肤黄染的变化:黄疸的轻重与溶血的程度有关,黄疸的加重标志着溶血严重,结合尿色及性质的观察及时与医师联系。

(3)苍白、头晕、乏力、活动气急:贫血所致,如果贫血发展急剧,则有可能发生晕倒和全身出现衰竭状态,故患者需安静卧床,不要突然坐起或起立,防摔倒跌伤。必要时按医嘱给予输血治疗。

（4）发热：体温较高时可用物理降温法，如头部置冰袋、温水擦浴或乙醇擦浴（有出血倾向的不用乙醇擦浴）。注意观察体温变化，如体温持续不降，可按医嘱给予解热药物。降温过程中注意水分的补充，防虚脱。

（三）治疗过程中可能出现的情况及应急措施

1. 肾功能损害

密切观察尿色，出现酱油色尿、茶色尿及时留取尿标本以备送检。准确记录出入量，嘱患者多饮水，日液体入量应在 1 000 mL 以上，防止肾功能的损害。血尿者，应卧床休息并遵医嘱输注止血药及碱化利尿液体。

2. 低血钙的护理

进行血浆置换时，由于血浆采用枸橼酸抗凝，枸橼酸盐与血钙络合而产生低血钙反应。因此在行血浆置换前后，应遵照医嘱适量补充钙剂。置换采用的穿刺针较粗大，应选择上臂粗大的血管，尽量做到一针穿刺成功，减少患者的痛苦。必要时可采用股静脉穿刺。并做好患者及家属的解释工作，以减少他们惧怕的心理，取得配合。

3. 低血压

低血压是血浆置换的主要并发症，置换过程中密切观察患者神志及血压变化，当血压低于 90/60 mmHg 或患者出现心悸、胸闷等不适症状时，应遵医嘱给予吸氧及增加血容量等处理。

4. 变态反应

注意观察有无变态反应，出现皮肤瘙痒、皮疹、寒战等症状时，应积极予以抗过敏治疗。

5. 感染

严密监测体温的变化。体温高时及时通知医生予以对症处理，严格遵照医嘱准时输注抗生素等药物，保持皮肤的清洁卫生、保持床单位及衣服的清洁干燥。病室每日紫外线照射消毒两次，并注意定时通风。做好口腔护理保持口腔的清洁卫生，早晚及饭后用漱口液漱口。做好肛周护理每晚及便后用 1∶20 的碘伏液坐浴，以保持肛周的清洁。出现手（足）破溃者予以 1∶5 000 的高锰酸钾和 1∶20 的聚维酮碘液交替泡手（足），4～5 次/日。化疗的护理，由于输注细胞毒性药物容易引起胃肠道的不适，因此在输注药物时，应告知患者及家属可能出现的不良反应，避免心理紧张。饮食宜清淡易消化，减少胃肠道的刺激，并应严格按照医嘱时间输注。心理护理，患者可因高热、尿液改变等表现出焦虑和紧张。在治疗护理中，主动与其沟通交流，并鼓励和安慰患者。关心、体贴他们，取得他们的信任。应向患者介绍目前医学对于本病治疗的发展，讲解该病的成功病例，积极开导，使其增强战胜疾病的信心。

（四）健康教育

1. 简介疾病知识

温抗体型自身免疫性溶血性贫血过去临床上称作获得性溶血性黄疸，这种贫血患者的机体免疫功能不正常，产生的抗体能破坏自己的正常红细胞，以致发生溶血和贫血。多数患者病程长，可有多次发作和缓解。主要表现黄疸、尿色变深甚至酱油色，同时有不同程度的贫血及其引起的症状。本病有原发性和继发性两种。原发性诱发病因不清楚，继发性是由于身患某些疾病而引起本病发作，其预后决定于原发病的性质。

2.心理指导

急性溶血发作而产生系列症状,患者或病儿家长多有恐惧、焦虑心理,应给予安慰和鼓励,使其对治疗增强信心及安定情绪。不少患者因同时存在难治性疾病,如恶性肿瘤、红斑狼疮等,易产生消极心理。护理工作中注意观察,了解患者心态,给予心理支持,提供生活上的帮助,疏导不良情绪,有利于配合治疗。

3.检查、治疗指导

检查前向患者说明检查的项目、目的和留标本的方法等。患者及患儿的家长易对反复取血或骨髓检查有顾虑,给予耐心解释,使之理解检查的意义并主动配合。指导患者观察尿色及留尿标本的方法。治疗过程中向患者说明药物的治疗作用和可能的不良反应,如激素、达那唑、免疫抑制剂或输血等治疗,使之主动配合治疗,观察疗效和不良反应,有利于及时调整药物治疗方案和处置不良反应。对于激素、达那唑等药物引起患者外观形象的变化,要耐心解释待病情好转停药后将自行消失,消除患者的顾虑,有助于坚持治疗。

4.饮食指导

溶血发作期间避免食用酸性食品,有利于保护肾脏。常见的酸性食品是猪肉、牛肉、鸡肉、蛋黄、鲤鱼、鳗鱼、牡蛎、干鱿鱼、虾、白米、面粉制品、花生、啤酒等。为纠正贫血应增加营养的摄入,指导患者选用高蛋白、高维生素食品,瘦肉、蛋类、乳类、鱼虾水产类、豆腐及其制品均为高蛋白食品。膳食做到荤素搭配,辅以各种新鲜蔬菜及水果,以增加多种维生素的摄入量。主食可按个人习惯选用。食欲差者可少食多餐,增加用餐次数,提高营养的摄入量。

5.休息活动指导

急性溶血发作或严重贫血者应卧床休息以减少耗氧。轻度贫血、恢复期患者可进行适当活动。患者要保证充足的睡眠,可适当看电视、听广播等,但不可疲劳过度。

6.出院指导

向患者交代坚持服药治疗,按医嘱定期复诊。指导患者注意观察巩膜有无黄染情况,尿色变化,如出现异常及时留尿来院检查,注意预防感冒。

第五节　白细胞减少和粒细胞缺乏症

一、定义

白细胞减少指外周血白细胞绝对计数持续低于 $4.0 \times 10^9/L$。外周血中性粒细胞绝对计数,在成人低于 $2.0 \times 10^9/L$ 时,在儿童≥10 岁低于 $1.8 \times 10^9/L$ 或<10 岁低于 $1.5 \times 10^9/L$ 时,称为中性粒细胞减少;严重者低于 $0.5 \times 10^9/L$ 时,称为粒细胞缺乏症。

二、临床表现

根据中性粒细胞减少的程度可分为轻度≥$1.0 \times 10^9/L$、中度($0.5 \sim 1.0$)$\times 10^9/L$ 和重度<$0.5 \times 10^9/L$,重度减少者即为粒细胞缺乏症。轻度减少的患者临床上不出现特殊症状,多表现为原发病症状。中度和重度减少者易发生感染和出现疲乏、无力、头晕、食欲缺乏等非特异性症状。常见的感染部位是呼吸道、消化道及泌尿生殖道。可出现高热、黏膜坏死性溃疡及

严重的败血症、脓毒血症或感染性休克。粒细胞严重缺乏时,感染部位不能形成有效的炎症反应,常无脓液,X 线检查可无炎症浸润阴影;脓肿穿刺可无脓液。

三、诊断

(一)临床表现

白细胞减少症多数患者发病缓慢,症状轻微,通常无特殊体征。粒细胞缺乏症为内科急症,起病急,先有乏力、头痛、咽痛等前驱症状,随后很快出现寒战、高热、咽喉充血水肿,甚至组织坏死。阴道、直肠及肛门等处黏膜可发生坏死性溃疡。颈部淋巴结常肿大有触痛,病情继续恶化可出现败血症、神志昏迷等。

(二)实验室检查

(1)根据血常规检查的结果即可做出白细胞减少、中性粒细胞减少或粒细胞缺乏症的诊断。为排除检查方法上的误差,必要时要反复检查。要仔细鉴别白细胞减少和中性粒细胞减少的病因。

(2)骨髓检查,无特殊发现者要考虑感染引起的反应性白细胞减少。

(3)肾上腺素试验,阳性者提示有粒细胞分布异常的假性粒细胞减少的可能。

有家族史怀疑周期性中性粒细胞减少者,成人应每周检查血常规 2 次,连续 6～9 周;儿童每周检查血常规 1 次,连续 4 周。以明确中性粒细胞减少发生速度、持续时间和周期性。有药物、毒物或放射线的接触史或放化疗史者应考虑相关疾病诊断。有类风湿性关节炎及其他结缔组织疾病史,存在抗白细胞自身抗体者,可能是自身免疫性疾病在血液系统的临床表现。伴脾大,骨髓粒系增生。

四、治疗

(1)病因治疗:对可疑的药物或其他致病因素,应立即停止接触。继发性减少者应积极治疗原发病,急性白血病、自身免疫性疾病、感染等经过治疗病情缓解或控制后,粒细胞可以恢复正常。脾功能亢进者可考虑脾切除。

(2)防治感染:轻度减少者不需特别的预防措施。中度减少者感染率增加,应减少出入公共场所,并注意保持皮肤和口腔卫生,去除慢性感染病灶。粒细胞缺乏者应急诊收入院治疗,采取无菌隔离措施,防止交叉感染。感染者应行血、尿、痰及感染病灶分泌物的细菌培养和药敏试验及影像学检查,以明确感染类型和部位。在致病菌尚未明确之前,可经验性应用覆盖革兰阴性菌和革兰阳性菌的广谱抗生素治疗,待病原和药敏结果出来后再调整用药。若 3～5 天无效,可加用抗真菌治疗。病毒感染可加用抗病毒药物。静脉用免疫球蛋白有助于重症感染的治疗。

(3)重组人粒细胞集落刺激因子(rhG-CSF)和重组人粒细胞－巨噬细胞集落刺激因子(rhGM-CSF)治疗粒缺患者疗效明确,可缩短粒缺的病理,促进中性粒细胞增生和释放,并增强其吞噬杀菌及趋化功能。常用剂量为 2～10 μg/(kg·d),常见的不良反应有发热、肌肉骨骼酸痛、皮疹等。碳酸锂有刺激骨髓生成粒细胞的作用,常用量 0.6～0.9 g/d,不良反应为轻度胃灼热感、恶心乏力等,肾脏疾患者慎用。

(4)免疫抑制剂:自身免疫性粒细胞减少和免疫介导机制所致的粒细胞缺乏可用糖皮质激素等免疫抑制剂治疗。其他原因引起的粒细胞减少,则不宜采用。

五、护理措施

(一)一般护理(遵照血液病临床一般护理原则)

1.休息活动

轻度白细胞减少症,骨髓象检查大致正常的患者,一般可以进行适当的体育锻炼以增强体质。白细胞低于$(1.8\sim2.0)\times10^9/L$可做轻度活动,低于$(1.0\sim1.5)\times10^9/L$应绝对卧床休息,提供必要的生活护理。

2.营养

应给予高蛋白、高维生素易消化的膳食。粒细胞缺乏重症患者有高热、口腔黏膜溃疡、食欲差者,提供半流食或流食,少量多餐,尽量满足个人口味,以促进食欲。给予适量粗纤维食物以防便秘而诱发肛裂、痔等。

3.预防感染

对于急性粒细胞缺乏的患者应进行保护性隔离,安置在单间或空气层流洁净病房实施全环境保护。皮肤、五官、会阴采用有效的清洁、消毒护理措施。每日沐浴或药液擦浴,尤其注意腋下、腹股沟及外阴、肛周等皮肤皱褶处;定时更换消毒病衣及床上被单等物;餐后认真漱口,口腔溃疡者,增加特殊口腔护理$2\sim3$次/日;定时清洁鼻腔并用抗生素软膏涂抹鼻黏膜,防止挖鼻而损伤黏膜;大便后用1:5000高锰酸钾液坐浴不少于15分钟,卧床患者便后给予外阴、肛周冲洗。定期为患者修剪头发、胡须、指(趾)甲,以方便躯体清洁处理。隔离期间应用无菌饮食。此外注意护理中严格无菌技术操作,防止医源性感染的发生。

4.密切观察

注意患者体温、脉搏、呼吸、血压变化及药疗效果和不良反应,对于粒细胞缺乏的重症患者,根据病情建立重症记录。

(二)重点护理措施

1.发热

高热39℃以上者,头部置冰袋或冷水毛巾冷敷,同时可行温水或乙醇擦浴降温,注意禁用解热止痛药物。患者退热时往往大量出汗,应及时给予更换衣裤、被盖,并给予保暖,防止湿冷受凉而感冒。

2.感染征象

粒细胞缺乏患者极易发生口腔、咽峡、鼻腔、肛周、阴道、皮肤等部位的感染或潜在有感染灶。要有目的地进行观察了解,及时发现感染征象并给予相应处理,如通知医师,按医嘱进行感染灶的细菌培养和药敏试验及应用抗生素等。

(三)治疗过程中可能出现的情况及应急措施

1.口腔感染

这是白细胞减少症最常见的并发症,早期可见扁桃体红肿,咽部黏膜溃疡,继而可有坏死水肿,黏膜潮红及颈淋巴结肿大等。加强口腔护理,用生理盐水或复方硼砂溶液漱口。如若发生口腔黏膜改变及咽喉不适等,即改用新境界含漱,每次含漱时间不少于5分钟。

2.急性肛周脓肿

可迅速形成溃疡、坏死及假膜。做好肛周护理,必要时用1:5000的高锰酸钾溶液坐浴,每次30分钟,$2\sim3$次/日。感染轻者,肛周炎症局部皮肤给予2.5%碘酒消毒,75%乙醇脱碘后,再用微波治疗机照射,每次 20～30 分钟,每日照射 2 次。保持大便通畅,防止因便秘损伤肠黏膜。

3.全身各系统感染

败血症是本病的主要威胁,致死率高达 30％～40％。对患者诉疼痛立即给予反应,并表示关心,寻找引起疼痛原因。高热时头痛,积极给予降温处理,如冰敷、温水擦浴等。患者全身肌肉或关节疼痛嘱其多喝开水,以促进乳酸的排泄。及时处理局部感染灶、咽喉疼痛、口腔黏膜溃疡,即用中药口康含漱液以消炎止痛。指导患者使用按摩放松术,转移患者注意力,从而减轻疼痛。

指导患者不滥用药,一定在医生指导下用止痛药。摄入低菌饮食,如不吃生水果、蔬菜,尽量食用蒸、煮、炖的食物,必要时食用无菌饮食,餐具用煮沸消毒或高压灭菌。鼓励患者每天洗淋浴,必要时用1：2 000的氯已定溶液擦洗全身,大、小便后及时清洗会阴部。

4.体温升高

如体温超过 39 ℃,应立即抽血做血培养加药敏试验。高热 39 ℃以上者可给予头部置冰袋或冷水毛巾冷敷,同时可行温水擦浴降温。注意禁用解热止痛药物。患者退热时往往大量出汗,应及时给予干毛巾擦干,更换贴身衣服、被盖,并给予保暖,防止湿冷受凉而感冒,且鼓励多饮水。①限制探视。②带入房间内的物品必须进行消毒、灭菌处理。③进入房间内,必须更换消毒衣服、拖鞋及专用帽子、口罩。④接触患者之前先用肥皂刷手后,再用消毒水洗手。⑤执行各项操作时,必须严格执行无菌操作原则。⑥检查保护性隔离措施执行和落实是否严密。

(四)健康教育

1.简介疾病知识

白细胞减少症是指患者周围血液检查白细胞计数低于 4.0×10^9/L,常常继发于某种疾病,一般没有明显的临床症状,或有轻度的疲乏、头晕、咽喉炎等表现,一般情况下无须特别护理。白细胞减少是由于粒细胞减少所致,当中性粒细胞绝对值低于$(1.5 \sim 1.8) \times 10^9$/L 称为中性粒细胞减少症。由于中性粒细胞占粒细胞的大多数,故中性粒细胞减少症又常称为粒细胞减少症。当白细胞下降,中性粒细胞降到30％以下,其绝对值少于$(0.5 \sim 1.0) \times 10^9$/L,临床出现发热、感染症状时,称为粒细胞缺乏症。粒细胞缺乏症是粒细胞减少症发展到严重阶段的表现。常见的中性粒细胞减少症的病因有药物、化学毒物、放射线、免疫因素、全身感染或异常细胞浸润骨髓、细胞成熟障碍、无效造血等,表现为发热、感染,如果发展为粒细胞缺乏症,感染多严重威胁生命。

急性粒细胞缺乏症必须早期诊断,早期治疗。应用抗生素以来,疗效明显提高。免疫型者若能度过由于粒细胞缺乏所引起的严重感染的阶段则预后较好,一般经过 2～3 周可逐渐恢复。再生障碍型的预后差,极易发生严重感染的不良后果。

2.心理指导

粒细胞缺乏症的患者接受保护性隔离期间,失去与亲人直接会面后,易产生孤独恐惧心理,工作中多与患者交谈了解其心理需求并及时给予帮助。对不良的情绪加以疏导,增强患者对治疗的信心,使患者对身体的恢复抱有希望而积极配合治疗护理措施的实施。隔离室内尽量采用家庭化布置,提供电视机,应用有花色图案的窗帘。安装对讲机,定时安排患者与其家属对话。

3.检查治疗指导

新入院患者检查项目较多,必须向患者说明检查的目的及需要患者配合的事项,使患者有心理准备。在治疗的过程中,需要经常监测中性粒细胞/白细胞的动态情况,以观察病情和治疗效果,要向患者做解释,求得理解和配合采血标本检查。粒细胞缺乏症者,多数不容迟疑地需要应用大量抗生素以预防和控制严重感染,同时进行体液致病菌的培养和药敏试验检查,以便合理选用有效的抗生素,故向患者解释更换抗生素的目的和必要性,解除患者心理顾虑。对于常规药物的作用、不良反应,也向患者做必要的说明,使之能主动配合治疗,观察效果及不良反应,有利于及时调整治疗方案和合理处置不良反应。

4.饮食指导

一般白细胞减少症患者选用高蛋白、高维生素易消化的膳食。注意保持大便通畅,多用含纤维素的食品。粒细胞缺乏症者保护性隔离期间用无菌饮食,膳食经高压锅热力消毒后食用,水果选用有皮易剥者,经消毒液浸泡消毒后剥皮食用。高热、口腔溃疡进食困难的改为半流或流食,少量多餐进食,注意食品避免过热、过冷和辛辣刺激性,并给予患者充足的水分补充,可用白开水和鲜果汁交替饮用。

5.预防感染指导

向患者说明中性粒细胞减少、缺乏易感染的原因及介绍保护性隔离的目的、方法,使之乐意接受预防感染所采取的措施。向患者介绍感染常发生的部位及预防的方法,如皮肤、五官、会阴清洁护理方法等,使之主动配合护理,接受预防感染的措施。

6.休息活动指导

急性重症患者绝对卧床休息,生活不能自理的提供生活照顾。轻症患者可进行适当活动,可看电视、听广播、读书报等;或可进行一些简单的编织手工等,为住院生活增加情趣。

7.出院指导

(1)按医嘱继续药疗,不可随便滥用药物。

(2)定期按医师要求回院进行血液复查。

(3)注意个人卫生,包括饭前、便后或接触污物后要认真洗手,餐具应消毒或个人专用餐具,注意认真清洁口腔、会阴及周身皮肤,要养成良好的卫生习惯。

(4)定期做口腔检查,如发生感染可疑征象,及时回医院治疗。

(5)避免出入人多的公共场所。

(6)预防感冒,注意天气变化适时增减衣被。

(7)预防便秘诱发肛裂或痔等疾患,注意多食用蔬菜水果,但须避免生、冷、不洁食物诱发肠炎等。

第六节　特发性血小板减少性紫癜

特发性血小板减少性紫癜(ITP)是一种自身免疫性出血综合征,也称自身免疫性血小板减少。因体内血小板免疫性破坏,导致外周血中血小板减少,从而导致皮肤、黏膜及内脏出血的疾病。

一、病因与发病机制

(一)感染

有文献证实 80% 的急性 ITP 患者,发病前约 2 周有上呼吸道感染史;慢性 ITP 患者也因感染而加重病情。

(二)免疫因素

免疫因素是 ITP 发病的重要因素。正常血小板输入 ITP 患者体内,生存期缩短(12~24小时),提示患者血浆中存在破坏血小板的抗体;80% 以上的 ITP 患者血小板表面测到血小板相关抗体(PAIg),多为 IgG。感染与自身免疫的关系:①感染造成人体免疫监视系统紊乱,导致自身抗体产生;或病毒作为半抗原,与某些血小板糖蛋白结合形成抗原,刺激 PAIg 抗体产生,PAIg 直接作用于血小板糖蛋白,导致血小板破坏。②病毒抗原(主要为外壳蛋白)与 PAIg 结合形成 IC,IC 与血小板膜上的 Fc 等受体结合,导致血小板构型变化,随之被单核-巨噬细胞系统(脾)清除,感染可增强单核-巨噬细胞系统的吞噬功能,故可加重本病。③固定于血小板表面的 IC 吸附补体,通过补体溶解反应破坏血小板。

(三)肝、脾的作用

脾是 ITP 患者产生 PAIg 的场所;与 PAIg 或补体结合的血小板,其表面性状发生改变,滞留在脾脏的时间延长,被单核-巨噬细胞系统吞噬、清除。肝也有类似的作用。

(四)遗传因素

HLA-DRW9 及 HLA-DQW3 阳性与 ITP 密切相关的事实表明,ITP 发生在一定程度上可能受基因调控。其机制有待进一步阐明。

(五)其他因素

ITP 多发生于 40 岁以前,且以女性为多见,因此 ITP 可能与雌激素有关。

雌激素可能有抑制血小板生成和(或)增强单核-巨噬细胞系统对与抗体结合的血小板的吞噬作用。

二、临床表现

(一)急性型(≤6 个月)

(1)多见于儿童,发病前 1~2 周多有呼吸道或病毒感染史,以上呼吸道感染、风疹、麻疹、水痘居多,也可在疫苗接种后发病。成人急性型少见,常与药物有关,病情比小儿严重。

(2)起病急,常有畏寒、发热。

(3)主要表现为皮肤、黏膜出血,往往较严重。皮肤出血呈大小不等的瘀点,分布不均,以四肢为主。此外还可有消化道、泌尿道、眼结合膜下出血,颅内出血是致死的主要原因。

(二)慢性型(>6 个月)

(1)约占 ITP 的 80%,以 40 岁以下女性多见。

(2)起病缓慢,出血症状相对较轻,常反复发生皮肤黏膜瘀点、瘀斑,可出现于任何部位的皮肤和黏膜,但以四肢远端较多。女性患者月经过多较常见。颅内出血少见,但是在急性发作时仍可发生。

(3)长期月经过多可出现贫血,反复发作者常有轻度脾大。

（三）分度

（1）轻度：血小板<100×10^9/L而>50×10^9/L，只在外伤后出血。

（2）中度：血小板≤50×10^9/L而>25×10^9/L，尚无广泛出血。

（3）重度：血小板<25×10^9/L而>10×10^9/L，见广泛出血，外伤处出血不止。

（4）极重度：血小板<10×10^9/L，自发性出血不止，危及生命（包括颅内出血）。

三、辅助检查

（一）血常规

多次化验呈现血小板减少，急性型发作期血小板常为<20×10^9/L，慢性型常为（30～80）$\times10^9$/L。血小板平均体积偏大，易见大型血小板。出血时间延长，血块收缩不良。血小板的功能一般正常。

（二）骨髓象

巨核细胞增加或正常，少数亦可减少，但有血小板形成的巨核细胞显著减少。急性型骨髓巨核细胞数量轻度增加或正常，慢性型骨髓象中巨核细胞显著增加。巨核细胞发育成熟障碍，急性型者尤为明显，表现为巨核细胞体积变小，胞质内颗粒减少，幼稚巨核细胞增加。有血小板形成的巨核细胞显著减少（<30%）。红系及粒系、单核系正常。

（三）免疫学检查

80%以上的 ITP 患者 PAIg 及 PAC3 为阳性，主要抗体成分为 IgG，亦可为 IgM、IgA，偶有两种以上抗体同时出现。抗体增高的程度与血小板数量负相关。

四、治疗要点

（一）一般治疗

出血严重者应注意休息。血小板低于20×10^9/L者，应严格卧床，避免外伤。禁用阿司匹林等一切影响血小板聚集的药物，以免加重出血。适当应用普通止血药及局部止血措施。

（二）肾上腺糖皮质激素

其作用是可抑制单核-巨噬细胞系统的吞噬作用，从而使抗体被覆的血小板的寿命延长；降低毛细血管的渗透脆性，改善出血，刺激骨髓造血。常用泼尼松。剂量：急性型时为防止颅内出血，需用剂量较大，2～3 mg/（kg·d），直到血小板达到安全水平为止；慢性型，0.5～1 mg/（kg·d），一般需 2～3 周方能显效，然后逐步减少剂量，5～10 mg/d 或隔日口服，维持期 4～6 个月。出血较重者静脉滴注甲泼尼松龙500 mg/m²，连用 3～5 天，然后逐渐减量，改用泼尼松。何种情况下需行糖皮质激素等治疗，国内外学者意见尚不一致。国外有学者认为，ITP 患者如无明显出血倾向，血小板计数>30×10^9/L者，可不予治疗。国内多数学者将此指标定在 50×10^9/L 以上。

（三）免疫球蛋白

机制：抑制自身抗体的产生；抑制单核-巨噬细胞的 Fc 受体，使致敏的血小板消除速度减慢；保护血小板免被血小板抗体附着，以避免血小板被单核-巨噬细胞过早破坏。适应证：并发严重出血的急性重症 ITP；慢性 ITP 患者术前准备；难治性 ITP。疗效 60%左右，能快速升高血小板，但不能持久。首次剂量 400 mg/kg。静脉滴注，连续 5 天。皮质激素能影响免疫球蛋白对巨噬细胞的阻断作用，不宜合用。

(四)免疫抑制剂

长春新碱为最常用药物,除具免疫抑制作用外,还可能有促进血小板生成及释放的作用,每次 1 mg,溶于 250 mL 生理盐水,缓慢静脉滴注 8~12 小时,每 7 天一次,3~6 次为一个疗程,疗效较好。环磷酰胺 50~100 mg/d,口服,3~6 周为一个疗程,出现疗效后逐渐减量,维持 4~6 周;或 400~600 mg/d,静脉注射,每 3~4 周一次。硫唑嘌呤 100~200 mg/d,口服,3~6 周为一个疗程,随后以 25~50 mg/d 维持 8~12 周。本药不良反应较小,相对安全。环孢素主要用于难治性 ITP 的治疗。250~500 mg/d,口服,3~6 周为一个疗程,输量 50~100 mg/d,可持续半年以上。适应证:①糖皮质激素或脾切除疗效不佳者。②有使用糖皮质激素或脾切除禁忌证。③与糖皮质激素合用以提高疗效及减少糖皮质激素的用量。

(五)脾切除

脾切除是 ITP 的有效疗法之一。适应证:①慢性 ITP,激素治疗 6 个月无效。②肾上腺皮质激素治疗有效但发生对激素依赖性,即在停药或减量后复发或需用较大剂量维持者(30~40 mg/d)。③对激素或免疫抑制应用禁忌者。④^{51}Cr 标记血小板检查,若血小板主要阻留在脾脏,则脾脏有效率可达 90%;若阻留在肝脏,则 70% 的脾切除无效。若年龄少于 2 岁,处于妊娠期或者是患有其他不适合手术的疾病等为脾切除的禁忌。脾切除有效率可达 70%~90%,术后复发率 9.6%~22.7%。长期效果为 50%~60%。近年来部分学者以脾动脉栓塞代替脾切除,亦取得良好效果。

(六)输注血小板悬液

用于有危及生命的出血患者或术前准备。16 U/d,每输注血小板 2.5 U(每单位相当于 200 mL 全血所含血小板),可使血小板升高 10×10^9/L。如先输注免疫球蛋白再输注血小板,可使血小板寿命延长。输注血小板易使受者产生同种抗体,影响以后输注效果。

(七)达那唑(炔羟雄烯异噁唑)

达那唑是一种合成雄激素,其作用是与恢复抑制性 T 细胞功能使抗体减少有关。剂量为每日口服 400~800 mg,疗程≥2 个月。孕妇禁用。因药物对肝功能有损害,因此,应定期查肝功。

(八)促血小板生成药

氨肽素 1 g/d,分次口服,8 周为一个疗程。有报道其有效率可达 40%。

(九)ITP 急症的处理

(1)适应证:①血小板低于 20×10^9/L 者。②出血严重、广泛者。③疑有或已发生颅内出血者。④近期将实施手术或分娩者,需紧急处理。

(2)处理方法:①血小板输注:成人按 10~20 U/次给予,根据病情可重复使用(从 200 mL 循环血中单采所得的血小板为 1 单位血小板)。②静脉注射丙种球蛋白 0.4 g/kg,静脉滴注,4~5 日为一个疗程。1 个月后可重复。作用机制与 Fc 受体封闭、抗体中和、单核-巨噬细胞系统廓清干扰及免疫调节等有关。③血浆置换 3~5 天内连续 3 次以上,每次置换,3 000 mL 血浆,可有效清除患者血浆中的 PAIg。④大剂量甲泼尼龙 1 g/d,静脉注射,3~5 次为一个疗程,可通过抑制单核-巨噬细胞系统对血小板的破坏而发挥治疗作用。

（十）治疗效果评价

（1）显效：无出血，血小板数恢复正常，持续 3 个月以上，两年以上无复发者为基本治愈。

（2）良效：无或基本无出血，血小板升至 $50 \times 10^9 / L$ 以上或较原来水平升高 $30 \times 10^9 / L$ 以上，持续 2 个月。

（3）进步：出血改善，血小板有所上升，持续半个月以上。

（4）无效：出血及血小板计数均无改善。

五、护理要点

（一）一般护理

1.休息与活动

血小板计数在 $(30 \sim 40) \times 10^9 / L$ 以上者，出血不重，可适当活动；血小板在 $(30 \sim 40) \times 10^9 / L$ 以下者，要减少活动，卧床休息；血小板 $< 30 \times 10^9 / L$ 者，应绝对卧床休息。

2.饮食

给予富含高蛋白、高维生素、无渣流食，3 天以后进少量流食，1 周后给予半流食，禁止食坚硬带刺食物，有消化道出血时，应给予温凉流质饮食。

3.基础护理

住院环境最好是单人间或双人间。房间通风，每天 2 次；用紫外线照射房间，每次 30 分钟，每天 2 次。固定陪护，减少探视，以免交叉感染。随时更换湿、脏的被服、衣裤，医务人员严格遵守无菌技术操作原则，接触患者前后要认真洗手，预防医院感染。做好个人卫生，指导患者培养良好的卫生习惯，嘱患者经常洗手，尤其是大、小便后、餐前。并注意饮食卫生，勿食不洁生食。保持皮肤清洁、干燥，每日用温水擦洗全身，勿搔抓皮肤，勤剪指甲，避免损伤。保持口腔清洁，每日多次用盐开水、复方硼砂溶液、口泰交替含漱，清除食物残渣，并观察口腔黏膜有无异常，牙龈有无红肿。保持良好的排便习惯，多饮水，防止大便干结致腹内压增高而引起出血。

（二）出血的护理

1.预防

在静脉注射或其他穿刺部位加压止血，延长按压时间，直到不出血为止。尽量避免肌内、皮下注射；提高穿刺准确度，穿刺针头宜选小号的，减少穿刺次数。在测血压时，不要将袖带充气太足，避免用电子血压计测量。在做口腔护理时，动作轻柔，刷牙使用软毛牙刷，不要用牙签剔牙，防损伤牙龈出血。必要时用湿棉签湿润，防止干裂出血。避免使用阿司匹林、双嘧达莫等血小板解聚剂及抗凝药。大便时避免过于用力，养成按时排便的习惯，保持大便通畅，防止便秘致肛裂出血，必要时使用开塞露、番泻叶等协助排便，避免腹内压增高引起出血。勤剪指甲，不搔抓皮肤。饮水、食物、洗浴的水温不宜过高，约 40 ℃即可。注意自我保护，防止损伤或创伤。

2.护理

牙龈出血者可用干棉签和可吸收性明胶海绵压迫止血，或用肾上腺素盐水含漱止血，同时注意用 3% 过氧化氢清洗口腔。鼻出血者，用冷敷和 1：1 000 肾上腺素棉球压迫止血，如仍出血不止，请耳鼻喉科医生用凡士林纱条行后鼻腔填塞术，术后用薄荷油滴入，保持鼻腔黏膜湿润,48～72小时轻轻取出油纱条,如仍有出血,需更换油纱条重新填塞。消化道出血者,根据出血量的多少决定是否禁食,出血停止24小时后进流食或冷流食,逐步改为少渣半流、软饭、普食等。注意观察患者腹痛、恶心、呕吐次数、呕吐物及大便的颜色、性状。严密监测血压、脉搏、呼吸、神志变化等并详细做好护理记录。及时发现出血性休克的早期表现,通知并配合医师抢救,并做好输血的准备工作。颅内出血,血小板$<20\times10^9$/L时,严密观察有无剧烈头痛、呕吐、视物模糊、颈项强直、意识障碍等颅内出血表现,指导患者卧床休息;如有颅内出血表现,则及时通知医师,头部给予冷敷、平卧、吸氧,保持呼吸道通畅;建立静脉通道,遵医嘱输入脱水剂、血小板悬液,同时做好抢救准备。

(三)观察要点

1.病情观察

注意观察皮肤黏膜、消化道、泌尿生殖道等部位的出血倾向、出血量,了解化验结果,如血小板计数、凝血四项等。如有大量出血,应及时通知医师与对症处理,并做好抢救准备。应有专人护理,定时测量与记录血压、脉搏、呼吸。有休克时,执行休克护理常规。

2.用药观察与护理

(1)糖皮质激素:作为急性发作期的首选药物,较大剂量可提高血小板数量。其作用机制为减少毛细血管通透性、抑制抗体产生和抗原抗体反应、抑制网状内皮系统,特别是脾脏中巨噬细胞对血小板的吞噬破坏作用。治疗中注意观察糖皮质激素可能导致的高血压、糖尿病、消化性溃疡、感染、水电解质紊乱与库兴综合征等不良反应,预先向患者做好解释工作,以求得配合。并注意给低盐饮食,定期检查血压、血糖、血常规,发现异常及时通知医师并做好记录。

(2)免疫抑制剂:最常用长春新碱,除免疫抑制外,其还有促进血小板生成及释放作用。用药时注意观察有无神经毒性出现,观察有无指、趾麻木、肌无力、腱反射抑制、外周神经炎、直立性低血压等,观察注射部位是否发生静脉炎及有无组织坏死,用药时加强巡视,卧床休息,发现异常及时处理。环磷酰胺:用药期间注意观察有无骨髓抑制引起的白细胞及血小板减少、胃肠道反应、出血性膀胱炎及脱发等。硫唑嘌呤:用药时应观察有无骨髓抑制、胃肠道反应、口腔食管溃疡、肝损害等不良反应。环孢素:用药时注意观察有无肝肾毒性、高血压、胃肠道反应、神经功能紊乱及多毛等。

(3)丙种球蛋白:特别适用于术前治疗和对严重出血的特发性血小板减少性紫癜患者的处理。多数病例在注射后1～2日内即可见血小板计数上升,出血倾向减轻。丙种球蛋白的主要作用:封闭巨噬细胞受体、抑制巨噬细胞对血小板的结合与吞噬,从而干扰单核细胞吞噬血小板的作用;在血小板上形成保护膜,抑制血浆中IgG或免疫复合物与血小板结合,从而使血小板避免被吞噬细胞所破坏;抑制自身免疫反应,使抗血小板的抗体减少。开始输注时速度为1.0 mL/min,15分钟后若无头痛、心悸、恶心等不良反应,可逐渐加快速度。若有不良反应可减慢或暂停输注,一般在24小时内可自行恢复。

(4)输注血小板护理:①严格执行医嘱。②认真核对。核对受血者和献血者A、B、O和Rh血型相同。③注意血小板取回后要立即输注,开始5分钟要慢,无反应后输注速度要快,以患者可以耐受为准,一般每分钟80～100滴。④输注过程中护士不得离开,要密切观察患者有无发生过敏反应,如皮肤瘙痒、荨麻疹等。如单纯荨麻疹可减慢输注速度,或遵医嘱给抗组织胺类药物。输注结束后用生理盐水冲净管道的血小板。

(5)心理护理:向患者及家属讲解此病的病因与特征以及有关用药知识和不良反应。正确认识出血的表现,以及疾病的预后,消除恐惧心理。对于鼻出血患者,通过各种方法如与其交谈分散转移其注意力,以减轻其紧张心理。同时鼓励患者与家属、病友进行沟通,激发其积极向上的心理,主动配合治疗与护理。

第七节　骨髓增生异常综合征

一、定义

骨髓增生异常综合征(MDS)是一组异质性疾病,起源于造血干细胞,以病态造血,高风险性急性白血病转化为特征,表现为难治性一系或多系细胞减少的血液病。任何年龄男、女均可发病,约80%患者大于60岁。

FAB协作组主要根据MDS患者外周血、骨髓中的原始细胞比例、形态学改变及单核细胞数量,将MDS分为5型:难治性贫血(RA)、环形铁粒幼细胞性难治性贫血(RAS)、难治性贫血伴原始细胞增多(RAEB)、难治性贫血伴原始细胞增多转变型(RAEB-t)、慢性粒—单核细胞性白血病(CMML)。

WHO提出了新的MDS分型标准,认为骨髓原始细胞达20%即为急性白血病,将RAEB-t归为急性髓系白血病(AML),并将CMML归为MDS/MPD(骨髓增生异常综合征/骨髓增殖性疾病),保留了FAB的RA、RAS、RAEB;并且将RA或RAS中伴有二系或乏系增生异常者单独列为难治性细胞减少伴多系增生异常(RCMD),将仅有5号染色体长臂缺失的RA独立为5q-综合征;还新增加了MDS未能分类(u-MDS)。目前临床MDS分型中平行使用着FAB和WHO标准。

二、临床表现

几乎所有的MDS患者有贫血症状,如乏力、疲倦。约60%的MDS患者有中性粒细胞减少,由于同时存在中性粒细胞功能低下,使得MDS患者容易发生感染,约有20%的MDS患者死于感染。40%~60%的MDS患者有血小板计数减少,随着疾病进展可出现进行性血小板计数减少。

RA和RAS患者多以贫血为主,临床进展缓慢,中位生存期3~6年,白血病转化率5%~15%,RAEB和RAEB-t多以全血细胞减少为主,贫血、出血及感染易见,可伴有脾大,病情进展快,中位生存时间分别为12个月、5个月,白血病转化率高达40%~60%。

CMML以贫血为主,可有感染和出血,脾大常见,中位生存期约20个月,约30%转变为AML。

三、诊断

(一)临床表现

以贫血症状为主,可兼有发热或出血。

(二)实验室检查

1.血常规

全血细胞减少,或一、二系细胞任一减少,可有巨大细胞、巨大血小板、有核红细胞等病态造血表现。

2.骨髓象

有三系或二系任一系血细胞的病态造血。

(三)除外伴有其他病态造血的疾病

如慢性粒细胞白血病(CML)、骨髓纤维化(MF)、红白血病(M6)、原发性血小板增多症(ET)、急性非淋巴细胞白血病 M2b 型、非造血组织肿瘤等;除外其他红系增生性疾病,如溶血性贫血、巨幼细胞贫血等;除外其他全血细胞减少的疾病,如再生障碍性贫血、PNH 等。

(四)根据血常规和骨髓象中原始粒细胞+早幼粒细胞的多少分型或分期

为难治性贫血(RA)、难治性贫伴有原始细胞增多(RAEB)、转变中的 RAEB(RAEB-t)。RA 患者骨髓中环形铁粒幼细胞大于 15%者,可诊断为难治性贫血伴有环形铁粒幼细胞增多(RAS)。

四、治疗

(一)一般治疗

对于严重贫血和有出血症状的患者,可输注红细胞和血小板。粒细胞减少和缺乏的患者应注意防止感染。

(二)促造血治疗

1.骨髓刺激药物

(1)可试用叶酸、维生素 B_{12}:时间 1～2 个月,这也可作为排除巨幼细胞贫血的一个依据。

(2)大剂量维生素 B_6:50～100 mg,3 次/日,对少数 RAS 患者可能有效。

(3)雄激素:适用于伴有血细胞减少的 RA、RAS 及原始细胞比例低的 RAEB 型患者。

(4)司坦唑醇(康力龙):剂量 6～12 mg/d,疗程 3～12 个月,有效率为 20%。不良反应有肝功能损伤,血清转氨酶升高。但停药后大多恢复正常。女性患者可有男性化、停经表现。

(5)达那唑:为人种人工合成雄激素,有抑制免疫的作用。剂量 600～800 mg/d,疗程 3～5 个月。有效率低于康力龙,但少数对康力龙无效者可能有效。不良反应与康力龙相似。

2.造血生长因子

(1)促红细胞生成素(EPO):皮下注射,隔日 1 次,疗程 3～12 个月,有效率 20%～25%。EPO 无明显不良反应,但疗程长,有效率低,且出现疗效者停药后疗效很快消失,价格昂贵是其主要缺点。

(2)粒单和粒系集落刺激因子(GM,G-CSF):剂量 60～200 $\mu g/(m^2 \cdot d)$,疗程 2～8 周。疗效可见大部分骨髓增生异常综合征患者中性粒细胞升高,感染率降低。不良反应有用药后可出现肌肉、关节疼痛,发热。应用 GM-CSF 者个别可出现毛细血管偷漏综合征。

(3)白细胞介素-3(IL-3):该药可刺激多能干细胞增殖,在不同程度上刺激各祖细胞增殖,使红、粒、淋巴系有不同程度增加。剂量 50～200 $\mu g/(m^2 \cdot d)$,疗程 2～8 周。其疗效大多数骨髓增生异常综合征患者粒细胞增加,但增加程度低于 GM 和 G-CSF,可使 1/4 患者血小板有增加。因此常用于伴有明显血小板降低的骨髓增生异常综合征的患者。不良反应有较明显的发热和肌肉关节酸痛。

(三)诱导分化治疗

1.维生素 A 衍生物

包括顺式或反式维 A 酸,剂量 20～80 mg/d,疗程 1～3 个月,有效率 10％～15％。不良反应见皮肤过度角化、口唇干裂、头痛、关节肌肉酸痛、转氨酶升高。

2.维生素 D 衍生物

维生素 D_3 吸收至体内后,可抑制白血病细胞增殖和促进分化。剂量 2.5～15 $\mu g/d$,疗程 2～6 个月,少数人有效。

3.γ-干扰素

剂量 100 万～200 万 U/d。疗程为 3 个月以上,其治疗有效率为 40％。

(四)免疫抑制剂

抗胸腺淋巴细胞球蛋白(ATG)与环孢素通过抑制 T8 细胞来调节骨髓增生异常综合征的免疫反应,促进骨髓增生异常综合征造血细胞生长。

(五)化疗

小剂量化疗:常采用小剂量阿糖胞苷 10～20 mg/(m² · d),14 天 1 个疗程;或三尖杉 1 mg/d,10～14 天 1 个疗程,有效率 20％～50％。

(六)造血干细胞移植

1.异基因骨髓移植

异基因骨髓移植是唯一治愈骨髓增生异常综合征的方法,但年龄大者很少能采用异基因骨髓移植。

2.自身干细胞移植

可试用＜65 岁者,一般第一次完全缓解后,自体骨髓移植 2 年生存为 39％、无病生存为 34％、复发率为 64％,约 1/4 患者可存活 2 年以上。

五、护理措施

(一)一般护理

1.休息活动

严重贫血或出血倾向明显的患者应卧床休息,提供细致的生活护理。缓解稳定的患者可进行适当的活动,以不疲劳为度,可根据患者血常规估计活动耐受情况。为患者提供良好的休养环境,病室清洁、整齐、安静、舒适。

2.心理护理

特别要注意对患者实行保护性医疗制,恰当地解释诊断治疗中的问题,时刻注意给予心理支持,避免不良刺激。护理中尤要关注患者情绪反应,有可疑及异常表现,及时与医师联系并采取有效措施,以防患者心理危机而致意外发生。

3.营养

给予高蛋白、高热量、富含维生素易消化的食物。如有消化道出血应暂禁食,从静脉补充营养。如果患者高热、口腔溃疡严重,应给予半流食或流食。化疗期胃肠反应影响食欲,给予清淡饮食并酌情避开化疗时间进食。

4.观察病情

密切观察患者神志、生命体征。患者存在出血倾向,由于血小板计数减少,极易发生各种部位的出血,尤应注意内出血,如消化道、颅内出血的危险征象的观察,及早发现及时通知医师处理并配合抢救。

(二)重点护理措施

1.贫血的护理

(1)轻度贫血、疲乏无力者可适当活动,中重度贫血患者,以卧床休息为主,必要时给予氧气吸入,避免突然改变体位后发生晕厥,防止跌倒。

(2)保持病室的安静和整洁,温、湿度适宜。

(3)给予高热量、高蛋白、高维生素饮食,注意色、香、味烹调,促进食欲。

(4)观察贫血症状如面色、睑结膜、口唇、甲床苍白程度,注意有无头昏眼花、耳鸣、困倦、腿酸等症状,注意有无心悸、气促、心前区疼痛等贫血性心脏病的症状。

(5)输血时护士认真做好查对工作,严密观察输血反应,给重度贫血者输血时速度宜缓慢,以免诱发心力衰竭。

2.出血的护理

(1)做好心理护理,减轻紧张焦虑情绪,保持情绪稳定。

(2)严密观察出血部位、出血量,注意有无皮肤黏膜瘀点、瘀斑、牙龈出血、鼻出血、呕血、便血、血尿。

(3)鼻出血时鼻部冷敷,用干棉球加肾上腺素填塞压迫止血,严重时请五官科会诊做相应的后鼻道填塞止血处理。

(4)特别注意观察有无头痛、呕吐、视力模糊、意识障碍等颅内出血症状。

(5)若有重要脏器出血及有出血性休克时应给予急救处理。

(6)按医嘱给予止血药物或配合输注血小板。

(7)各种操作应动作轻柔、防止组织损伤引起出血,避免手术,避免或减少肌内注射,穿刺后应延长局部压迫时间。

(8)应避免刺激性食物、过敏性食物以及粗、硬食物,有消化道出血患者必要时应禁食,出血停止后给予温凉流质,以后给予半流食、软食、普食。

(9)保持大便通畅,必要时使用通便药。

3.感染预防

(1)保持病室环境清洁卫生,空气清新,限制探视,防止交叉感染,患者可戴口罩作自我保护,避免呼吸道感染。

(2)白细胞低下时可采取保护性隔离措施,避免接触花草、新鲜蔬菜、水果等带有活的微生物的东西,避免接触传染病患者;有条件者入无菌洁净层流室,防止交叉感染。

(3)接触患者前后洗手,防止交叉感染;严格无菌技术操作,防止各种医源性感染。

(4)做好口腔、会阴、肛周护理,防止各种感染。

(5)观察患者有无发热、感染伴随症状及体征,有无呼吸动度的改变。

(6)注意保暖,高热时给予物理或药物降温,鼓励多饮水,警惕感染性休克的发生。

(7)按医嘱给予抗感染治疗,合理配制抗生素,观察药物效果及不良反应。

（8）对患者及家属做好预防感染的卫生宣教工作。

4.化疗药物不良反应的观察和处理

（1）司坦唑醇（康立龙）：口服给药，促进造血，长期服用可能会有痤疮、多毛、消化系统不良反应，电解质紊乱及皮疹，还有肝功能损害。

治疗时相关的护理措施包括做好患者的心理护理，注意观察患者皮肤的变化，有无水肿及多毛的现象，预防感染，监测肝功的变化。

（2）维A酸：口服20～60 mg/d，诱导分化治疗，其一般不良反应为皮肤干燥、脱屑、口角皲裂、头痛，恶心呕吐、肝功能损害。最主要的不良反应是维A酸综合征，表现为用药后出现发热、呼吸困难、体重增加、肢体远端水肿、胸腔或心包积液及发作性低血压，用皮质激素治疗有效。治疗时相关的护理措施，保持皮肤清洁，避免干裂，头痛严重时给予口服止痛药物，监测体温及体重的变化。

（3）干扰素：注射后有类似流感样症状如发热、恶心、厌食、嗜睡、乏力和全身肌肉酸痛等，遵医嘱用药前使用一些非类固醇消炎药减轻其不良反应，症状严重者应停药。治疗时相关的护理措施，首先监测体温的变化，必要时给予口服降温药物萘普生，头痛严重时给予止痛药物口服。

（4）阿糖胞苷（Ara-C）：对核酸代谢与酶结合有竞争作用，影响阻断核酸合成，阿糖胞苷主要不良反应为骨髓抑制和胃肠道黏膜损伤，大剂量用药时，可引起淤积性黄疸、角膜炎。治疗时相关的护理措施：严格根据医嘱给药，滴注过程严格控制低速，鼓励患者多饮水，预防静脉炎的发生，并做好个人防护及饮食卫生，预防感染。

（5）蒽环类：主要不良反应为心脏毒性、消化道反应、骨髓抑制及尿色改变。鼓励患者多饮水，用药过程应观察患者血管及心率的变化，嘱少食多餐，做好个人卫生，预防感染。

5.骨髓及干细胞移植

（1）入层流无菌室前护理：①按血液系统疾病一般护理常规护理。②协助医师为患者进行全身检查：如心、肝、肾、肺功能，检查口腔、耳、鼻、喉、肛、肠等部位有无潜在感染灶。③向患者说明移植的程序，做好健康宣教及心理护理。④入室前3日进行五官的清洁消毒及呼吸道的消毒。⑤入室前3～5天进行肠道准备，入室前1日晚及入室当日晨予以清洁灌肠。⑥入室前3天予1∶2 000氯己定（氯己定）溶液坐浴2次/日。⑦入室前1日剪短指（趾）甲，剃胡须与头发，全身备皮（包括腋毛、阴毛）。⑧药浴：入室当日沐浴后，予1∶2 000氯己定溶液药浴30分钟（同时擦洗头面部）。⑨层流室的准备：入室前5～7天予清洁消毒，经检查合格后方可使用。

（2）入层流无菌室后护理。①预防感染：严格执行无菌技术操作规程，每班护士按质按量及时完成对患者的五官护理（包括眼、耳、鼻、口腔、咽喉），体表、肛周的清洁消毒，及时处理患者大、小便、呕吐物，使患者免受细菌、病毒的侵害。②严密观察患者病情变化，定时监测体温、脉搏、呼吸、血压、意识，严密观察皮肤的颜色、有无皮疹及出血点，观察呕吐物、大、小便的性质与量。每班检查患者易感染部位（如口腔、咽喉、肛周等）有无异常，准确记录24小时出入水量，监测患者外周血常规、血液生化变化及心电图改变，出现异常及时报告医师处理。③每日晨患者空腹测体重及腹围，并准确记录，认真分析体重、腹围下降或增加的原因。④饮食护理：每次饮食后餐具均需消毒，已煮熟的饭菜需经微波炉消毒4～6分钟方可给患者食用。宜进软状、去骨、高蛋白、富含维生素的饮食，忌食辛辣、硬性食物。⑤中心静脉置管者按相应护理常规护理。⑥行全身放射治疗(TBI)者按相应护理常规护理。⑦行化疗者按相应护理常规护理。⑧心理护理:由于患者因大剂量化疗、放疗而出现不良反应,长时间隔离在无菌舱,日常活动受限,大部分患者情绪波动大,故应耐心与患者沟通,了解其顾虑与需求,使其树立战胜疾病的信心。⑨患者迁出无菌室前室内呈半开放状态1～3天,再迁入普通病房。经短期观察病情稳定可出院,并嘱患者出院后按时服药,定期门诊随访,适当锻炼,预防感冒。

(三)治疗过程中可能出现的情况及应急措施

1.重度贫血

疲乏、无力、心悸、气短者应卧床休息,减少耗氧,必要时按医嘱给予输血。

2.持续发热

多系感染引起,应注意观察寻找感染灶,同时严密观察体温变化。体温超过 39 ℃时应给予物理降温,可在前额或头顶部放置冰袋或冰囊,也可用温水擦浴,腋窝、腘窝、腹股沟等表浅大血管集中的部位应重点擦浴,有利于降温。慎用乙醇擦浴降温,特别是对于有出血倾向者易引起皮肤表层血管扩张而诱发出血。必须用退热剂时,按医嘱慎用,避免因退热剂引发不良反应,特别是已有出血倾向者。患者降体温的过程中出汗多,应给予补充足量的水分,鼓励多饮水并及时擦身更衣、换被单等。

3.有出血倾向者

应密切观察如皮肤出血点、瘀斑、鼻出血、齿龈及眼底出血等,给予适当地对症止血处理。少量的鼻出血可用干棉球或蘸1:1 000肾上腺素棉球填塞压迫止血并局部冷敷;大量鼻出血时应配合医师实施止鼻血术并密切观察患者生命体征。眼底出血者注意不能揉擦眼球,防止出血加重。牙龈出血者应用冷高渗盐水漱口,必要时先用1%过氧化氢漱口,以清除血痂或腐坏组织,再以复方硼砂溶液或高渗盐水漱口,出血不止者可用可吸收性明胶海绵贴敷。注意观察内出血的征象,如呕血、便血、咯血、血尿或头痛、恶心、呕吐、视物不清、颈项强直、意识障碍等,及时通知医师做好抢救准备。

(四)健康教育

(1)做好患者心理护理,因为病程长,疗效不明显,一定要鼓励患者树立战胜疾病的信心,保持乐观的心态,保持身心舒畅,建立良好的生活态度。

(2)指导患者学会自我观察,宣教自我防护,避免接触有毒物质。

(3)根据气候变化及时增减衣服,防止感冒,避免去人群拥挤的公共场合。

(4)适度锻炼,注意劳逸结合,戒烟戒酒,饮食卫生,加强营养。

(5)坚持用药,定期强化治疗,巩固和维持疗效,定期复诊,病情变化应及时就诊或电话联系。

第八节　急性白血病

一、定义

急性白血病是造血干细胞的恶性克隆性疾病,发病时骨髓中异常的原始细胞及幼稚细胞(白血病细胞)大量增殖并抑制正常造血,广泛浸润肝、脾、淋巴结等各种脏器。表现为贫血、出血、感染和浸润等征象。

二、分类

国际上常用的法、美、英 FAB 分类法将 AL 分为 ALL 及 AML 两大类。

(一)AML

(1)MO(急性髓细胞白血病微分化型)骨髓原始细胞＞30％,无嗜天青颗粒及 Auer 小体,核仁明显,光镜下髓过氧化物酶(MPO)及苏丹黑 B 阳性细胞＜3％;在电镜下,MPO 阳性;CD33 或 CD13 等髓系标志可呈阳性,淋系抗原通常为阴性。血小板抗原阴性。

(2)M1(急性粒细胞白血病未分化型)原粒细胞(Ⅰ型＋Ⅱ型,原粒细胞质中无颗粒为Ⅰ型,出现少数颗粒为Ⅱ型)占骨髓非红系有核细胞(NEC,指不包括浆细胞、淋巴细胞、组织嗜碱细胞、巨噬细胞及所有红系有核细胞的骨髓有核细胞计数)的 90％以上,其中至少 3％以上细胞为 MPO 阳性。

(3)M2(急性粒细胞白血病部分分化型)原粒细胞占骨髓 NEC 的30％～89％,其他粒细胞＞10％,单核细胞＜20％。

(4)M3(急性早幼粒细胞白血病)骨髓中以颗粒增多的早幼粒细胞为主,此类细胞在 NEC 中＞30％。

(5)M4(急性粒－单核细胞白血病)骨髓中原始细胞占 NEC 的 30％以上,各阶段粒细胞占 30％～80％,各阶段单核细胞＞20％。

(6)M4 Eo 除上述 M4 型各特点外,嗜酸性粒细胞在 NEC 中≥5％。

(7)M5(急性单核细胞白血病)骨髓 NEC 中原单核、幼单核及单核细胞≥80％。如果原单核细胞≥80％为 M5a、＜80％为 M5b。

(8)M6(红白血病)骨髓中幼红细胞≥50％,NEC 中原始细胞(Ⅰ型＋Ⅱ型)≥30％。

(9)M7(急性巨核细胞白血病)骨髓中原始巨核细胞≥30％。血小板抗原阳性,血小板过氧化酶阳性。

(二)ALL

(1)L1:原始和幼淋巴细胞以小细胞(直径≤12 μm)为主。

(2)L2:原始和幼淋巴细胞以大细胞(直径＞12 μm)为主。

(3)L3(Burkitt 型):原始和幼淋巴细胞以大细胞为主,大小较一致,细胞内有明显空泡,胞质嗜碱性,染色深。

WHO 髓系和淋巴肿瘤分类法将患者临床特点与形态学和细胞化学、免疫学、细胞遗传学和分子生物学结合起来,形成 MICM 分型。如 APL 的诊断,更强调染色体核型和分子学结果。在 FAB 分类基础上增设了有特定细胞遗传学和基因异常的 AML、伴多系增生异常的 AML 和治疗相关的 AML 3 组白血病亚型。

三、临床表现

AL 起病急缓不一。急者可以是突然高热,类似"感冒",也可以是严重的出血。缓慢者常为脸色苍白、皮肤紫癜,月经过多或拔牙后出血难止而就医时被发现。

(一)起病

起病急骤或缓慢,约半数患者起病急,进展快。以儿童和青壮年尤甚。临床往往以高热、进行性贫血、显著出血倾向或骨关节疼痛为首见症状,常伴齿龈肿胀。约半数患者起病缓慢,于短期内常无明显症状,以渐进性皮肤苍白与无力为主,多见于老年人。部分急淋患者可以颈淋巴结肿大为首发症状。

(二)发热感染

发热是最常见的症状,其原因主要是由于感染。常见的感染为呼吸道炎症,以肺炎、咽峡炎、扁桃体炎多见,也可有耳部发炎、肾盂肾炎、肛周炎、疖痈、肠炎,甚至并发腹膜炎等。

(三)出血

出血部位可遍及全身,以皮下、口腔、鼻腔最为常见。致命出血如颅内出血、消化道或呼吸道大出血。视网膜出血可致视力减退。耳内出血可引起眩晕、耳鸣等。出血的原因一般为血小板明显减少。"早幼粒"与"急单"易并发弥散性血管内凝血—纤维蛋白溶解(DIC-FL)综合征,常表现为多部位出血,皮下大片出血,极易发生颅内出血而死亡。

(四)贫血

患者早期即可出现贫血,随病情发展迅速加重,可表现苍白、乏力、心悸、气促、水肿等。

(五)肝脾大

为较常见的体征,有半数病例可有肝脾大。小儿肝大发生率高于成人。肿大的肝脾质地均柔软或轻度坚实,表面光滑,多无触痛,通常在肋缘下 4 cm 以内,但也有脾大达到脐水平者。肝脏常有白细胞浸润,但无明显肝损害。

(六)淋巴结肿大

急性白血病常有淋巴结肿大,多为轻度(直径<3 cm),质地较软,不融合,有别于恶性淋巴瘤。部位多限于颌下、颈部、腋下、腹股沟等处。淋巴结肿大以急淋最多见,可在90%以上,除体表外,还可有深部淋巴结肿大,如纵隔、腹腔膜后、肝门、脊椎旁,并可压迫邻近器官组织而引起相应的症状。

(七)神经系统表现

中枢神经系统出血多见于白血病原始细胞急剧增多,并发 DIC 或血小板明显减少者。患者可有头痛、眼底出血、癫痫样痉挛、进行性意识障碍。血性脑脊液约占60%。脑部浸润以脑膜为常见,有颅内压增高表现,如头痛、呕吐、视盘水肿等。会出现视力障碍,瞳孔改变,面肌麻痹和眩晕。脊髓压迫可出现截瘫,神经根及周围神经也可被累。有的患者可有精神症状,以不同程度的意识障碍为多见。

(八)骨骼和关节表现

白血病细胞大量增殖,使骨内张力增高,也可浸润破坏骨皮质和骨膜而引起疼痛。急性白血病常有胸骨压痛,对诊断有意义。骨痛多为隐痛。急淋多表现肢体骨剧痛,常需强烈镇痛药,但也有自然缓解者。骨关节浸润引起疼痛多见于儿童,可波及肘、腕、膝、髋等关节并呈游走性,表面无红、肿、热现象。

(九)皮肤病变

特异性皮肤损害为白血病细胞浸润所致。可出现斑丘疹、结节肿块、红皮病、剥脱性皮炎等,偶可致毛发脱落。非特异性皮肤表现为瘀点、瘀斑、荨麻疹、带状疱疹、瘙痒、多形性红斑等。

(十)五官和口腔表现

鼻黏膜可因白血病细胞浸润而发生炎症、糜烂、破溃,并引起反复大量鼻出血;鼻旁窦可继发感染;眼睑或眼结膜出血较常见;眼眶为绿色瘤好发部位,常引起突眼;视网膜或玻璃体积血可影响视力。并发中枢神经系统白血病者,常显示神经乳头水肿充血等颅内压升高征象。急淋患者可有泪腺、腮腺及唾液腺肿大。白血病细胞浸润内耳常伴有出血,出现前庭和耳蜗功能障碍,患者可有眩晕、恶心、耳鸣、重听、走路倾跌、眼球震颤等。中耳出血常可并发感染和听力下降。白血病细胞浸润还可引起齿龈肿胀出血、口腔溃疡和咽痛。

(十一)肺、胸膜表现

肺部浸润主要在肺泡壁和肺泡间隙,也可在支气管、胸膜、血管等。X线片可显示似肺结核或粟粒性结核。胸膜浸润可伴有血性积液。患者肺、胸膜浸润症状有咳嗽、咯血、呼吸困难、胸痛、胸腔积液等。

(十二)胃肠系统表现

患者可表现食欲缺乏、恶心、呕吐、腹胀、腹泻,这些症状也常与贫血、感染、恶病质或抗白血病药物毒性反应有关。胃肠浸润而发生出血较多见,可大量呕血或便血。也有并发阑尾炎、溃疡病或直肠周围感染的病例。

(十三)泌尿生殖系统

表现肾脏被浸润可有蛋白尿、血尿、管型、水肿等。急性白血病活动期或化疗时,可因大量白血病细胞破坏而致高尿酸血症,尿酸排泄增加,如果肾小管内 pH$<$5.5,则在远端肾小管、集合管、肾实质中结晶沉淀,易发生肾结石或尿酸性肾病,亦可引起急性肾功衰竭。泌尿系感染多见肾盂肾炎、膀胱炎。

子宫、卵巢、睾丸、前列腺均可被浸润。女性患者常表现阴道出血和月经周期紊乱。男性患者可有性欲减退。

(十四)心脏表现

心肌、心包膜及心内膜可因白血病细胞浸润,表现为心脏扩大、心动过速、传导阻滞、心力衰竭、心包积液,有时易被误诊为心脏病。

(十五)局部肿瘤形成(绿色瘤)

常见于小儿及青年急粒患者,男多于女。好发于眼眶骨膜之下引起突眼症,也可见于颞骨、鼻旁窦、胸骨、肋骨及骨盆等部位,为向外隆起的结节或肿块。绿色瘤浸润之处皆呈绿色。绿色瘤的绿色是由于含大量骨髓过氧化物酶所致。

四、诊断

(一)临床表现

急性白血病发病急骤,表现为感染发热、出血、贫血、淋巴结肿大、肝脾大并伴有全身各系统组织器官的白血病细胞浸润,引起相应症状。

(二)实验室检查

1.血常规

显示贫血、血小板计数减少及白细胞质和量的变化。红细胞数和血红蛋白减少。严重者红细胞低于1×10^{12}/L,血红蛋白低于 30 g/L。血小板可低于 50×10^9/L,甚至有的低于 10$\times$

10^9/L。同时存在血小板质和功能的异常。白细胞数多至（300～500）×10^9/L，个别甚至剧增至（600～700）×10^9/L。外周血中出现幼稚型白细胞为诊断白血病的重要依据之一。

2.骨髓象

典型病例骨髓增生极度活跃或明显活跃，白血病细胞极度增生，占有核细胞的20%～99%，多数在50%以上。在白细胞某一系列大量增殖的同时，其他系列及巨核细胞明显减少甚至缺如或伴有发育与成熟障碍。除急性红白血病外，其他各型均表现红系增生明显抑制，各阶段幼红细胞减少，并伴有发育与成熟障碍，原始和幼稚细胞形态发生异常，可在同一涂片上白血病原始细胞大小差异悬殊；核/浆比值增大；胞核形态不规则；核分裂象多见；胞质与胞核发育不平衡，核发育落后于浆；变性退化细胞增多，以急淋尤著。少数不典型病例出现骨髓改变较晚，需多次多部位反复穿刺，必要时要行骨髓活检。此外，白血病细胞分型还需采用细胞表面标记和组织化学染色等方法。

五、治疗

白血病确诊后，医生应权衡患者知情权和保护性医疗制度，以适当的方式告知患者和家属。根据患者的 MICM 结果及临床特点，进行预后危险分层，按照患方意愿、经济能力，选择并设计最佳完整、系统的治疗方案。考虑治疗需要及减少患者反复穿刺的痛苦，建议留置深静脉导管。适合行异基因造血干细胞移植（HSCT）者应抽血做 HLA 配型。

（一）一般治疗

1.紧急处理高白细胞血症

当循环血液中白细胞数＞200×10^9/L，患者可产生白细胞淤滞，表现为呼吸困难，低氧血症，呼吸窘迫，反应迟钝、言语不清、颅内出血等。病理学显示白血病血栓栓塞与出血并存，高白细胞不仅会增加患者早期死亡率，也增加髓外白血病的发病率和复发率。因此当血中白细胞＞100×10^9/L 时，就应紧急使用血细胞分离机，单采清除过高的白细胞（M3 型不首选），同时给予化疗和水化。可按白血病分类诊断实施相应化疗方案，也可先用所谓化疗前短期预处理：ALL 用地塞米松 10 mg/m²，静脉注射；AML 用羟基脲 1.5～2.5 g/6 h（总量 6～10 g/d）约36 小时，然后进行联合化疗。需预防白血病细胞溶解诱发的高尿酸血症、酸中毒、电解质紊乱、凝血异常等并发症。

2.防治感染

白血病患者常伴有粒细胞减少，特别在化疗、放疗后粒缺将持续相当长时间。粒缺期间，患者宜住层流病房或消毒隔离病房。（G-CSF 可缩短粒缺期，用于 ALL，老年、强化疗或伴感染的 AML。发热应做细菌培养和药敏试验，并迅速进行经验性抗生素治疗。

3.成分输血支持

严重贫血可吸氧、输浓缩红细胞维持 Hb＞80 g/L，白细胞淤滞时，不宜马上输红细胞以免进一步增加血黏度；如果因血小板计数过低而引起出血，最好输注单采血小板悬液。存输血时为防止异体免疫反应所致无效输注和发热反应，可以采用白细胞滤器去除成分血中的白细胞。拟行异基因 HSCT 者及为预防输血相关移植物抗宿主病（TA-GVHD），输注前应将含细胞成分血液辐照 25～30 Gy，以灭活其中的淋巴细胞。

4.防治高尿酸血症肾病

由于白血病细胞大量破坏,特别在化疗时更甚,血清和尿中尿酸浓度增高,积聚在肾小管,引起阻塞而发生高尿酸血症肾病,因此应鼓励患者多饮水。最好 24 小时持续静脉补液。使每小时尿量>150 mL/m^2 并保持碱性尿。在化疗同时给予别嘌醇每次 100 mg,3 次/日,以抑制尿酸合成。少数患者对别嘌醇会出现严重皮肤过敏,应予注意。当患者出现少尿和无尿时,应按急性肾衰竭处理。

5.维持营养

白血病系严重消耗性疾病,特别是化疗、放疗的不良反应引起患者消化道黏膜炎及功能紊乱。应注意补充营养,维持水、电解质平衡,给患者高蛋白、高热量、易消化食物,必要时经静脉补充营养。

(二)抗白血病治疗

抗白血病治疗的第一阶段是诱导缓解治疗,化学治疗是此阶段白血病治疗的主要方法。目标是使患者迅速获得完全缓解(CR)。所谓 CR,即白血病的症状和体征消失,外周血中性粒细胞绝对值$\geqslant 1.5\times10^9$/L,血小板$\geqslant 100\times10^9$/L,白细胞分类中无白血病细胞;骨髓中原始粒Ⅰ型+Ⅱ型(原单+幼单或原淋+幼淋)$\leqslant 5\%$,M3 型原粒+早幼粒$\leqslant 5\%$,无 Auer 小体,红细胞及巨核细胞系列正常,无髓外白血病。理想的 CR 为初诊时免疫学、细胞遗传学和分子生物学异常标志消失。

达到 CR 后进入抗白血病治疗的第二阶段,即缓解后治疗,主要方法为化疗和造血干细胞移植(HSCT)。诱导缓解获 CR 后,体内仍有残留的白血病细胞,称之为微小残留病灶(MRD)。此时,AL 体内白血病细胞的数量由发病时的 $10^{10}\sim10^{12}$ 降至 $10^8\sim10^9$;同时中枢神经系统、眼眶、睾丸及卵巢等髓外组织器官中,由于常规化疗药物不易渗透,仍可有白血病细胞浸润。为争取患者长期无病生存(DFS)和痊愈,必须对 MRD 进行 CR 后治疗,以清除这些复发和难治的根源。

1.ALL 治疗

随着支持治疗的加强、多药联合方案的应用、大剂量化疗和 HSCT 的推广,成人 ALL 的预后已有很大改善,CR 率可达到 $80\%\sim90\%$。ALL 治疗方案选择需要考虑年龄、ALL 亚型、治疗后的 MRD 和耐药性、是否有干细胞供体及靶向治疗的药物等。

(1)诱导缓解治疗:长春新碱(VCR)和泼尼松(P)组成的 VP 方案是急淋诱导缓解的基本方案。VP 方案能使 50% 的成人 ALL 获 CR,CR 期 $3\sim8$ 个月。VCR 主要毒副作用为末梢神经炎和便秘。VP 加蒽环类药物(如柔红霉素,DNR)组成 DVP 方案,CR 率可提高至 70% 以上,但蒽环类药物有心脏毒性作用,对儿童尤甚。DNR、阿霉素、去甲氧柔红霉素(IDA)、表柔比星的累积量分别达 1 000 mg/m^2、500 mg/m^2、300 mg/m^2 和 900 mg/m^2 时,心脏毒性风险为 $1\%\sim10\%$。DVP 再加左旋门冬酰胺酶(L-ASP)即为 DVLP 方案,L-ASP 提高患者 DFS,是大多数 ALL 采用的诱导方案。L-ASP 的主要不良反应为肝功能损害、胰腺炎、凝血因子及清蛋白合成减少和变态反应。

在 DVLP 基础上加用其他药物,包括环磷酰胺(CTX)或阿糖胞苷(Ara-C),可提高 T-ALL 的 CR 率和 DFS。成熟 B-ALL 和 ALL-L3 型采用含大剂量(HD)CTX 和 HD MTX(氨甲蝶呤)方案反复短程强化治疗,总生存率已由不足 10％达 50％以上。伴有 t(9;22)的 ALL 可以合用伊马替尼进行靶向治疗。

(2)缓解后治疗:缓解后强化巩固、维持治疗和中枢神经系统白血病(CNSL)防治十分必要。如未行异基因 HSCT,ALL 巩固维持治疗一般需 3 年。定期检测 MRD 并根据亚型决定巩固和维持治疗强度和时间。L-ASP 和 HD MTX 已广为应用并明显改善了治疗结果。HD MTX 的主要不良反应为黏膜炎,肝肾功能损害,故在治疗时需要充分水化、碱化和及时甲酰四氢叶酸钙解救。大剂量蒽环类、依托泊苷和 Ara-C 在巩固治疗中作用,尤其是远期疗效仍待观察。对于 ALL,即使经过强烈诱导和巩固治疗,仍需维持治疗。巯嘌呤(6MP)和 MTX 联合是普遍采用的有效维持治疗方案。一般控制门细胞在 $3×10^9$/L 以下,以控制 MRD,为预防 CNSL,鞘内注射 MTX 10 mg,每周 1 次,至少 6 次。

复发指 CR 后在身体任何部位出现可检出的白血病细胞,多在 CR 后两年内发生,以骨髓复发最常见。此时可选择原诱导化疗方案再诱导,如 DVP 方案,CR 率可达 29％～69％。若选用 HDAra-c 联合米托蒽醌(NVT)或其他药物如氟达拉滨,效果更好。如复发在首次 CR 期 18 个月后,再次诱导化疗缓解概率相对高。但 ALL 一旦复发,不管采用何种化疗方案和再缓解率多高,总的二次缓解期通常短暂(中位 2～3 个月),长期生存率＜5％。

髓外白血病中以 CNSL 最常见。单纯髓外复发者多能同时检出骨髓 MRD,血液学复发会随之出现。因此在进行髓外局部治疗的同时,需行全身化疗。对 CNSL 预防有颅脊椎照射和腰穿鞘注两种方法。颅脊椎照射疗效确切,但其不良反应(继发肿瘤、内分泌受损、认知障碍和神经毒性)限制了应用。现在多采用早期强化全身治疗和鞘注预防 CNSL 发生,以省略颅脊椎照射,将其作为 CNSL 发生时的挽救治疗。一旦发生 CNSL,未接受过照射者采用 HD MTX(或 HD Ara-C)联合 CNS 照射,至少半数病例有效;否则可联合鞘内给药。不过,有照射史的 CNSL,鞘内给药的有效率仅 30％。要注意此类治疗的中枢神经毒性(如白质脑病)作用。对于睾丸白血病患者,即使仅有单侧睾丸白血病也要进行双侧照射和全身化疗。

HSCT 对治愈成人 ALL 至关重要,异基因 HSCT 可使 40％～65％的患者长期存活,主要适应证为:①复发难治 ALL。②CR2 期 ALL。③CR1 期高危 ALL。获 CR 时间＞4～6 周,CR 后 MRD 偏高,在巩固维持期持续存在或仍不断增加。

2.AML 治疗

近年来,由于强烈化疗、HSCT 及有力的支持治疗,60 岁以下 AML 患者的预后有很大改善,30％～50％的患者可望长期生存。

(1)诱导缓解治疗:①DA(3+7)方案:DNR 45 mg/(m² · d)静脉注射,第 1～3 天;Ara-C 100 mg/(m² · d),持续静脉滴注,第 1～7 天。60 岁以下患者,总 CR 率为 63％(50％～80％)。用 NVT 8～12 mg/(m² · d)替代 DNR,效果相等,但心脏毒性低。用 IDA 12 mg/(m² · d)代替 DNR,年轻患者中 CR 率增加。IDA+Ara-C+VP16 联合应用可使年轻 AML 患者获得 80％CR 率。HD Ara-C 方案不增加 CR 率,但对延长缓解期有利。剂量增加的诱导化疗能提高 1 个疗程 CR 率和缓解质量,但相关毒性亦随之增加。国内用 HOAP 或 HA(高三尖杉酯碱 3～6 mg/d,静脉滴注 5～7 天)方案诱导治疗 AML,CR 率为 60％～65％。1 疗程获 CR 者 DFS 长,经过 2 个疗程诱导才达 CR 者 5 年 DFS 仅 10％。达 CR 所用的诱导时间越长则 DFS 越短,2 个标准疗程仍未 CR 者提示患者原发耐药存在,需换方案或进行异基因 HSCT。

APL 患者采用 ATRA 25～45 mg/(m²·d)口服治疗直至缓解。ATRA＋化疗的 CR 率为70％～95％,同时降低"维 A 酸综合征"的发生率和死亡率。维 A 酸综合征多见于 APL 单用 ATRA 诱导过程中,发生率为 3％～30％。临床表现为发热、体重增加、肌肉骨骼疼痛、呼吸窘迫、肺间质浸润、胸腔积液、心包积液、皮肤水肿、低血压、急性肾衰竭甚至死亡。初诊时白细胞较高及治疗后迅速上升者易发生 ATRA 综合征。治疗包括暂时停服 ATRA,吸氧,利尿,地塞米松 10 mg 静脉注射,2 次/日,白细胞单采清除和化疗等。ATRA 的其他不良反应为头痛、颅内压增高、骨痛、肝功能损害、皮肤与口唇干燥、阴囊皮炎溃疡等。APL 常伴有原发纤溶亢进,合并出血者除服用 ATRA 外,还需抗纤溶治疗,补充凝血因子和血小板。如有 DIC,可酌情应用小剂量肝素。对高白细胞的 APL,也可将砷剂作为一线药物。砷剂小剂量能诱导 APL 白血病细胞分化、大剂量则诱导其凋亡。成人用 0.1％的 As₂O₃(亚砷酸)注射液 10 mL 稀释于 5％葡萄糖溶液或生理盐水 250～500 mL 中静脉滴注 3～4 小时,儿童剂量按体表面积6 mg/(m²·d),1 次/日,4 周为 1 个疗程,每疗程可间隔 5～7 天,亦可连续应用,连用 2 个月未 CR 者应停药。

(2)缓解后治疗:诱导 CR 是 AML 长期 DFS 关键的第一步,但此后若停止治疗,则复发几乎不可避免。复发后不行 HSCT 则生存者甚少。

AML 缓解后治疗的特点为:①AML 的 CNSL 发生率仅 2％,初诊高白细胞、伴髓外病变、M4/M5、t(8;21)或 inv(16)、CD7 和 CD56 者应在 CR 后做脑脊液检查并鞘内预防性用药。国内多数单位在 AML CR 后仍将 CNSL 预防列为常规,鞘内注药至少 1 次,但较 ALL 预防次数明显减少。②AML 比 ALL 治疗时间明显缩短,APL 用 ATRA 获得 CR 后采用化疗与 ATRA 或砷剂交替维持治疗 2～3 年较妥。③高危组首选异基因 HSCT;低危组(不含 APL)首选 HD Ara-C 为主的强烈化疗,复发后再行异基因 HSCT;中危组强化疗、大剂量化疗＋自体 HSCT 或同胞相合 HSCT 均可。④HD Ara-C 方案巩固强化,每剂 Ara-C 静脉滴注 3 小时,连用 6～12 个剂量,可单用或与安吖啶、NVT、DNR、IDA 等联合使用。AML 用 HD Ara-C 巩固强化至少 4 个疗程,或 1 次 HD Ara-C 后行自身 HSCT,长期维持治疗已无必要。HD Ara-C 的最严重并发症是小脑共济失调,发生后必须停药。皮疹、发热、眼结膜炎也常见,可用糖皮质激素常规预防。因贫困,年龄＞55 岁或有并发症不能采用上述治疗者,也可用常规剂量的不同药物组成化疗方案,每 1～2 个月轮换巩固维持 2 年,但仅 10％～15％的患者能够长期生存。

(3)复发和难治 AML 的治疗:①HD Ara-C 联合化疗。对年龄 55 岁以下,支持条件较好者,可选用。②新方案:如氟达拉滨、Ara-c 和 G-CSF±IDA(FLAG±1)。③对于年龄偏大或继发性 AML,可采用预激化疗:G-CSF 300 μg/d 皮下注射,1～14 天;阿克拉霉素 20 mg/d,静脉注射,1～4 天;Ara-C 10～15 mg/m²,每 12 小时一次,皮下注射,1～14 天。④HSCT:除 HLA 相合的 HSCT 外还包括 HLA 部分相合或半相合的移植。⑤免疫治疗:非清髓性干细胞移植(NST)、供体淋巴细胞输注(DU)、抗 CD33 和 CD45 单抗也显示了一定的疗效。

3.老年 AL 的治疗

大于 60 岁,由 MDS 转化而来、继发于某些理化因素、耐药、重要器官功能不全、不良核型者,更应强调个体化治疗。多数患者化疗需减量用药,以降低治疗相关死亡率。少数体质好,支持条件佳者可采用类似年轻患者的方案治疗,有 HLA 相合同胞供体者可行 NST。

六、护理措施

(一)一般护理措施

(1)休息和活动:①轻度贫血、疲乏无力者可适当活动。②缓解期的患者,可视体力情况鼓励活动,以不产生疲劳感为宜。③保持病室的安静和整洁,避免受凉,潮湿。④中重度贫血患者,以卧床休息为主。

(2)饮食:①加强营养,增强机体抵抗力。②提供高热量、高蛋白质、维生素丰富饮食,如鱼、鸡、鸭肉、牛奶、瘦肉、新鲜水果和蔬菜等。③化疗期间给予清淡易消化饮食,少量多餐。④注意饮食清洁卫生。

(3)心理支持:①保持安静,精神愉快。②正确对待疾病,消除紧张、恐惧心理。③家属及病友给予鼓励支持,树立战胜疾病的信心。

(二)重点护理措施

1.鞘内化疗

(1)做好解释及准备工作,减轻患者及家属紧张情绪。

(2)协助医生进行腰椎穿刺及鞘内注射化疗。

(3)严密观察生命体征及询问患者主诉。

(4)去枕平卧 6 小时,避免穿刺后脑脊液外漏导致颅低压引起的头痛。

(5)观察穿刺局部皮肤,保持敷贴清洁干燥,24 小时后去除。

(6)观察鞘内注射引起的急性化学性蛛网膜炎,患者有无发热、头痛及脑膜刺激征,并遵医嘱对症处理。

(7)观察鞘内化疗效果。

2.化学治疗

(1)抗生素类:柔红霉素(DAU)/多柔比星(DOX)/米托蒽醌,干扰 RNA、DNA、蛋白质的合成,或损伤细胞。主要不良反应为骨髓抑制、心肌损害、消化道反应。使用时注意观察心率、心律变化,使用该药后会发生尿色的变化。该药为腐蚀性化疗药物,需从中心静脉通路进入体内,静脉注射时速度宜慢(大于1 h)。

(2)抗代谢类:阿糖胞苷(Ara-C)/氨甲蝶呤(MTX),对核酸代谢与酶结合有竞争作用,影响阻断核酸合成。Ara-C 作用强度取决于药物浓度和用药时间,严格根据医嘱控制给药时间,大剂量快速静脉滴注时,注意用药时间不超过 2 小时。阿糖胞苷主要不良反应为骨髓抑制和胃肠道黏膜损伤,大剂量用药时,可引起淤积性黄疸、角膜炎。氨甲蝶呤不良反应有引起巨幼红细胞贫血、骨髓抑制、口腔溃疡和黏膜炎等。大剂量化疗时可口含冰块,以减少局部血流,减轻其对局部黏膜的不良反应,其解毒剂为甲基四氢叶酸钙。

(3)生物碱类:长春新碱(VCR)/长春地辛(长春酰胺 VDS),干扰纺锤体形成、使细胞停在有丝分裂中期。主要不良反应为末梢神经炎,注意观察有无四肢端麻木、感觉异常,避免接触过冷或过热的物品,按医嘱使用营养神经的药物。该药为腐蚀性化疗药物,需从中心静脉通路进入体内。

(4)糖皮质激素类:此类药物的抗肿瘤作用机制不明,它们可以溶解淋巴细胞,对增殖期和非增殖期细胞都有效。药物不良反应(如满月脸、水牛背、多毛、水钠潴留、高血压、高血糖、低钾、低钙、应激性溃疡、精神性兴奋等),同时要预防口腔真菌感染。

(5)全反式维A酸(ATAR):是白血病(M3)的诱导分化剂,一般不良反应为皮肤干燥、脱屑、口角皲裂、恶心呕吐、肝功能损害。最主要的不良反应是维A酸综合征,表现为用药后出现发热、呼吸困难、体重增加、肢体远端水肿、胸腔或心包积液及发作性低血压,用皮质激素治疗有效。

3.骨髓及干细胞移植

不同的预处理产生不同的毒性,通常有恶心、呕吐及皮肤红斑。糖皮质激素可减轻放射性胃肠道损伤。口腔黏膜炎常出现在移植后5～7天,多需阿片类药物镇痛;继发疱疹感染者应用阿昔洛韦和静脉营养支持,7～12天"自愈"。高剂量CTX可致出血性膀胱炎,采用大量补液、碱化尿液、美司钠和膀胱冲洗防治;罕见急性出血性心肌炎。移植后5～6天开始脱发,氯硝西泮或苯妥英钠能有效预防白消安所致的药物性惊厥。急性出血性肺损伤可表现为弥漫性间质性肺炎,需用高剂量糖皮质激素治疗。

(1)感染:移植后由于全血细胞减少、粒细胞缺乏、留置导管、黏膜屏障受损、免疫功能低下,导致感染相当常见。常采取以下措施预防感染:①保护性隔离。②住层流净化室。③无菌饮食。④胃肠道除菌。⑤免疫球蛋白定期输注(用至移植后100天)。⑥医护人员勤洗手,戴口罩、帽子、手套,穿隔离衣等。

(2)肝静脉闭塞病(VOD):其临床特征为不明原因的体重增加、黄疸、右上腹痛、肝大、腹水。发病率约10%,确诊需肝活检。高峰发病时间为移植后16天,一般都在1个月内发病。多因进行性急性肝功能衰竭、肝肾综合征和多器官衰竭而死亡。

(3)移植物抗宿主病(GVHD):GVHD是异基因HSCT后最严重的并发症,产生GVHD的3个要素:①移植物中含免疫活性细胞。②受体表达供体没有的组织抗原。③受体处于免疫抑制状态不能将移植物排斥掉。

移植后生存期超过6个月的患者,20%～50%合并cGVHD。cGVHD好发于年龄大、HLA不相合、无血缘移植、PBSCT和有aGVHD者。cCVHD的临床表现类似自身免疫病表现,如系统性硬化病、皮肌炎、面部皮疹、干燥综合征、关节炎、闭塞性细支气管炎、胆管变性和胆汁淤积。治疗常用的免疫抑制剂为泼尼松和CsA分别单用或联合应用,两者隔日交替治疗可减少不良反应。此外,沙利度胺(反应停)、MMF、西罗莫司、甲氧沙林(补骨脂素)联合紫外线照射、浅表淋巴结照射也有一定效果。cGVHD者易合并感染,因此应同时注意预防感染。

4.骨髓穿刺护理

(1)做好解释及准备工作,减轻患者及家属紧张情绪。

(2)协助医生进行骨髓穿刺及活检。

(3)局部压迫20～30分钟,观察穿刺局部皮肤无感染及皮下血肿,保持敷贴清洁干燥,24小时后去除。

(4)送检标本时需及时、安全。

(三)治疗过程中可能出现的情况及应急措施

(1)贫血:①严重时要卧床休息,限制活动,避免突然改变体位后发生晕厥,防止跌倒。②胸闷、心悸、气促时应给予吸氧。③给予高热量、高蛋白、高维生素饮食,注意色、香、味烹调,促进食欲。④观察贫血症状如面色、睑结膜、口唇、甲床苍白程度,注意有无头昏眼花、耳鸣、困倦、腿酸等症状,注意有无心悸、气促、心前区疼痛等贫血性心脏病的症状。⑤输血时护士认真做好查对工作,严密观察输血反应,给重度贫血者输血时速度宜缓慢,以免诱发心力衰竭。

(2)出血:①做好心理护理,减轻紧张焦虑情绪,保持情绪稳定。②血小板<$20×10^9$/L时应绝对卧床休息,床上大、小便。③血小板($20\sim50$)$×10^9$/L患者可轻微活动,避免活动过度及外伤。④严密观察出血部位、出血量,注意有无皮肤黏膜瘀点、瘀斑、牙龈出血、鼻出血、呕血、便血、血尿。⑤鼻出血时鼻部冷敷,用干棉球填塞压迫止血,严重时请五官科会诊行相应的后鼻道填塞止血处理。⑥牙龈出血时要保持口腔卫生,饭后漱口,避免刷牙时损伤黏膜,局部可用可吸收性明胶海绵止血剂贴敷止血。⑦观察女性患者月经量、颜色、气味及有无血块。⑧特别注意观察有无头痛、呕吐、视力模糊、意识障碍等颅内出血症状,警惕 M3 患者诱导治疗期容易发生 DIC。⑨若有重要脏器出血及有出血性休克时应给予急救处理。⑩按医嘱给予止血药物或配合输注血小板。⑪各种操作应动作轻柔、防止组织损伤引起出血,避免手术,避免或减少肌内注射,穿刺后应延长局部压迫时间。⑫应避免刺激性食物、过敏性食物以及粗、硬食物,有消化道出血患者必要时应禁食,出血停止后给予温凉流质,以后给予半流质、软食、普食。⑬保持大便通畅,必要时使用通便药。⑭避免使用阿司匹林、双嘧达莫(潘生丁)、吲哚美辛(消炎痛)等任何一种对血小板功能有影响的药物。

(3)感染预防:①保持病室环境清洁卫生,空气清新,限制探视,防止交叉感染,患者可戴口罩作自我保护,避免呼吸道感染。②白细胞低下时可采取保护性隔离措施,避免接触花草、新鲜蔬菜、水果等带有活的微生物的东西,避免接触传染患者;有条件者入无菌洁净层流室,防止交叉感染。③接触患者前后洗手,防止交叉感染;严格无菌技术操作,防止各种医源性感染。④做好口腔、会阴、肛周护理,防止各种感染。⑤观察患者有无发热、感染伴随症状及体征。⑥注意保暖,高热时给予物理或药物降温,鼓励多饮水,警惕感染性休克的发生。⑦按医嘱给予抗感染治疗,合理配制抗生素,观察药物效果及不良反应。⑧对患者及家属做好预防感染的卫生宣教工作。

(4)预防高尿酸血症护理:①遵医嘱给予碳酸氢钠片口服或碳酸氢钠溶液静脉滴注。②遵医嘱给予别嘌呤醇口服,抑制尿酸生成。③鼓励多饮水,保持尿量> 2 500 mL/d,正确记录进出量。④定期监测血尿酸,肾功能。⑤出现肾衰竭时,按肾衰处理。

(5)疼痛:①卧床休息,对疼痛剧烈的患者,给予止痛剂。卧床期间,协助患者洗漱、进食、大、小便及个人卫生等。②卧床时协助患者每 $1\sim2$ 小时变换体位,保持患者肢体功能位,适当使用气圈、气垫等,每日用温水擦洗全身皮肤,保持皮肤清洁、干燥,预防压疮发生。③截瘫患者要防止下肢萎缩,严密观察肢体受压情况,并予肢体按摩,进行肢体的被动或主动活动锻炼。④鼓励患者咳嗽和深呼吸,如果没有禁忌证,应饮水 2 000~3 000 mL/24 h,采取预防便秘的措施(充足的液体入量、多纤维食物、躯体活动、便软化剂等)。

（6）高热护理：卧床休息，减少不必要的活动；胸闷气促时应给予吸氧；给予高热量、高蛋白、高维生素类食物，注意色、香、味烹调，促进食欲；鼓励多饮水，保持尿量＞2 500 mL/d，遵医嘱予降温、补液，必要时记录出入量，保持体液电解质平衡；做好基础护理，避免诱发因素。

（四）健康教育

1.简介疾病知识

白血病的特点是血液和骨髓中白细胞数量和质量发生了异常，异常的白血病细胞可浸润全身组织和器官。临床上主要表现有贫血、发热、感染、出血及肝、脾、淋巴结肿大等。有急性和慢性白血病之分。目前认为其病因和发病原理复杂，尚未完全被认识，某些因素如放射物质、化学物质、毒物、病毒及遗传与白血病发病有关。

当今白血病已不是不治之症了。化疗、造血干细胞移植等疗法发展很快，治疗缓解率明显提高，达80％以上。

2.心理指导

（1）对初入院的患者，避免直接谈论"白血病"诊断，而以"难治性贫血"代之。随着患者与同室同种疾病病友的自然交流，将逐步认识和接受患白血病的现实，此时其心理已有所准备，并能在周围患者的影响下积极接受检查和治疗。

（2）指导检查、治疗配合方法的同时，鼓励患者增强对治疗的信心，如介绍目前白血病疗法及疗效并列举疗效好的病例。对患者掌握"报喜不报忧"的心理护理原则，尽量减少其心理压力。

（3）随时与患者沟通交流，注意观察患者心理变化，特别是在病情反复或治疗不良反应明显之时，患者极易发生负面心理，应及时疏导，转变消极情绪，帮助并解决心理需求，鼓励坚持治疗，恢复信心。

（4）与患者家属经常沟通，既可了解患者心态也可指导家属阻断不利于患者疗养的信息干扰，如医药费问题、家中意外等，避免各种外来因素的精神刺激，使患者安心疗养。

3.检查治疗指导

白血病治疗期长，缓解后还要进行巩固、强化、维持治疗。其间随时需监测血常规、骨髓象和脑脊液的变化，同时要检查心、肝、肾等功能情况。故化疗期间每日都要采耳血查血常规。未缓解的患者每1个疗程要做骨髓穿刺4次，缓解后做2次。腰椎穿刺鞘内注射每1个疗程做1～2次，共进行4～6次以预防脑膜白血病。穿刺后针眼处有效压迫，保持清洁干燥，防止出血和感染。腰椎穿刺鞘内注射后患者去枕平卧6小时，以防头痛、眩晕、呕吐等症状发生。

4.饮食指导

供给足够的营养要素，以补充白血病消耗。应确保蛋白质、热量、矿物质及维生素 C、维生素 B 及维生素 E 的供应。化疗期间应选用减轻化疗不良反应的食品，如西瓜、芦笋、黄瓜、绿豆、扁豆、黄豆及豆制品。海参、青鱼、鲫鱼，胡桃、猕猴桃、苹果、无花果等。抗贫血可用猪肝、芝麻、花生、蜂乳、黄鱼、海参、鲍鱼等。抗出血可用木耳、香菇、金针菜、葡萄、藕、荠菜等。发热或口腔溃疡疼痛影响吞咽时改为半流食或流食。食物烹调尽量适合个人口味，但注意宜清淡，避免辛辣、过热、过酸等刺激性。消化道出血严重者应禁食。

化疗期间，指导患者多饮水或果汁饮料，保证液体摄入量，利于降低血液和尿液的尿酸浓度，保护肾脏。发热汗多丢失水分明显，应指导多进水分，防止虚脱。

5.休息活动指导

贫血较重或有严重出血倾向的患者应绝对卧床休息,以减少耗氧量,防止晕厥,并避免诱发出血。轻症患者或缓解期患者可适当活动,但防止过度疲劳。完全缓解的患者可视体力恢复的情况出病室小范围活动,如花园内晒太阳,做早操等,以不疲劳为度。

6.预防感染护理指导

(1)患者应用化疗药物后处于骨髓抑制期白细胞减少,抵抗力低下而易并发各种感染,应保持病室环境的清洁,定时通风并每日紫外线空气消毒 2 次,使空气新鲜,阳光充足。床单位用物简洁,尤其床头柜内不要堆放过多的携带物品,随时清理废弃垃圾。减少陪护及探视,一般病情允许的情况下,不必留陪人在院,有利于住院环境保护及卫生管理。当白细胞数<0.5×10^9/L 时,最好进行保护性隔离(住单间层流床或住无菌层流室),室内严格消毒,谢绝探视。

(2)患者因体虚无力和怕受凉常常拒绝洗澡、洗头等躯体清洁措施实施,应向患者及家属说明皮肤清洁的必要性:因为发热、出汗,皮脂腺丰富处易发生疖肿而成为感染灶,故保持皮肤的清洁非常重要。勤洗澡,及时更换内衣,勤理发和剃须,以免毛囊皮脂腺管发生阻塞致感染发生。洗浴时,注意适当的温度和关好门窗保持室温,避免拖延时间过久,引起受凉感冒。长期卧床患者按时翻身和行床上擦浴,对经常受压处可涂抹赛肤润,改善局部血液循环,预防压疮的发生。

(3)保持口腔清洁,减少口腔感染的机会。口腔无出血者可用软毛牙刷于晨起、睡前刷牙。每饭后用盐水或新境界漱口液或口泰漱口,每天晨起、三餐后及睡前漱口,漱口前先用温开水将口腔内食物残渣漱洗净然后再用漱口液含漱。口腔血疱、牙龈渗血或形成溃疡的改为盐水和漱口液漱口,随时进行,餐后由护士进行特殊口腔护理,可以根据口腔的 pH 选用不同的漱口液。

(4)注意肛门、外生殖器的清洁,每次便后用温水冲洗,大便后用 1:5 000 高锰酸钾液坐浴15~20 分钟,每日更换内裤。女性尤应注意经期卫生。

7.出血防治方法指导

(1)不要用力擤鼻涕和挖鼻。宜用软毛牙刷,口腔如已有出血改用漱口液漱口,防止因刷牙加重出血。

(2)活动时避免损伤,进行各种穿刺检查后要局部施压 5~7 分钟。

(3)内衣应柔软、宽大、舒适,避免粗糙、紧束的衣着。勤修剪指(趾)甲,防止自搔时抓伤。

(4)保持大便通畅,预防呼吸道疾患,避免因便秘和剧烈咳嗽而诱发和加重出血。

(5)注意观察大、小便颜色、性状,皮肤、黏膜出血征象,出现头痛、视物模糊、喷射性呕吐等情况,立即报告医护人员处理,谨防颅内出血。

8.出院指导

(1)为巩固疗效,防止复发,达到长期存活(存活时间>5 年)和临床痊愈(停止化疗 5 年或无病生存达 10 年)的目的,完全缓解出院后坚持按时治疗为根本保证。患者应遵医嘱定期来院复查血常规、骨髓象及心、肝、肾功能等,根据医生的治疗方案坚持化疗,万不能半途而废,否则病情很容易复发。

(2)嘱患者避免过度劳累、感染等诱发因素的影响,注意充分合理地休息,防止受凉感冒,保持良好的个人卫生习惯,少去公共场所,防止交叉感染。

第九节　淋巴瘤

一、疾病概述

(一)概念和特点

淋巴瘤是一组起源于血液淋巴组织的恶性肿瘤。主要与免疫应答过程中淋巴细胞增殖分化产生的某种免疫细胞恶变有关。可发生于身体的任何部位,通常以实体瘤形式生长于淋巴组织丰富的组织器官中,其中以淋巴结、扁桃体、脾脏及骨髓等部位最易受累。好发于中青年男性。临床上以进行性、无痛性淋巴结肿大和(或)局部肿块为特征,同时可有相应器官受压迫或浸润受损的表现。依其组织学特征可将之分为霍奇金淋巴瘤(HL)和非霍奇金淋巴瘤(NHL)两大类。临床上以后者较为常见。

(二)相关病理生理

主要病理特点是淋巴结正常结构的破坏(或)和肿瘤细胞的浸润及远处扩散。其中结外累及最常见的部位是胃肠道,尤其是胃,其余部位还有皮肤、骨髓、鼻咽、肝脏、甲状腺、中枢神经系统、胸(腰)椎等而出现相应的症状与体征。此外,恶性肿瘤共有的高代谢、高消耗,还可出现持续性发热、瘙痒、盗汗以及短期之内明显消瘦等表现。

(三)主要病因与诱因

病因未明。病毒感染、免疫缺陷(遗传性与获得性)及环境因素均可能与疾病的发生与发展有关,其中病毒感染日趋引人关注。

(四)临床表现

淋巴瘤因其病理类型、分期及侵犯部位的不同,其临床表现形式多样,错综复杂。不明原因的持续性发热及进行性、无痛性淋巴结肿大或局部肿块是其共有的和(或)首发的表现之一。其中浅表淋巴结受累以颈部、腋下及腹股沟较为常见;深部淋巴结则以纵隔、腹膜后及盆腔淋巴结受累为主。NHL患者常可出现结外和(或)其他器官组织受累的表现,包括吞咽困难、鼻塞,腹痛、腹泻、便血或黑便、腹部包块、肠梗阻,腰背痛,肝大、肝区痛等。

(五)辅助检查

1.外周血常规

有无贫血及其严重程度;白细胞总数及分类的变化;血小板的总数。有利于疾病预后及治疗药物应用剂量的选择。

2.淋巴结活检

淋巴结活检是淋巴瘤临床确诊和分型的主要依据。

3.影像检查

包括腹部B超、胸部X线、胸腹部CT或PET-CT,有助于病变部位及其范围的临床判断。

4.骨髓涂片及活检

非特异性检查。有利于疾病累及骨髓的临床判断。

5.其他

血沉、血清乳酸脱氢酶、碱性磷酸酶等。

（六）治疗原则

化疗为主,辅以免疫生物治疗;必要时可联合放疗及造血干细胞移植。

1.化疗药物

依治疗方案的不同,其组合有异。其中 ABVD(阿霉素、博来霉素、长春新碱、达卡巴嗪)为 HL 治疗的首选方案,四种药物均为静脉注射,每天 1 次;COP(环磷酰胺、长春新碱、泼尼松)为 NHL 治疗的基本方案,其中环磷酰胺、泼尼松为口服,长春新碱为静脉注射;CHOP(环磷酰胺、阿霉素、长春新碱、泼尼松)则为侵袭性 NHL 的标准治疗方案,其中环磷酰胺、阿霉素为静脉滴注,长春新碱为静脉注射,泼尼松为口服。

2.免疫生物制剂

(1)利妥昔单抗(美罗华,375 mg/m²):静脉滴注。适用于细胞免疫表型为 CD20⁺ 的 B 淋巴细胞瘤的患者,且主要是 NHL 患者。其作用机制是通过介导抗体依赖的细胞毒性(ADCC)和补体依赖细胞毒性(CDC)作用杀死淋巴细胞,并可诱导淋巴细胞凋亡,增加淋巴细胞对化疗药物的敏感性。联合多种化疗方案均可显著提高患者的完全缓解率及延长无病生存时间,且在造血干细胞移植前用做体内净化,还能提高移植治疗的疗效。主要不良反应是胃肠道反应及过敏,严重者可出现过敏性休克。用药前半小时常规给予止呕(甲氧氯普胺)及抗过敏(异丙嗪、甲泼尼龙等)治疗。

(2)干扰素:是一种能抑制多种血液系统肿瘤增殖的生物制剂。其作用机制主要是直接与肿瘤细胞结合而抑制肿瘤细胞的增殖和间接的免疫调节作用。

二、护理评估

（一）一般评估

1.患者的主诉

有无发热、局部肿块、盗汗、短期内明显消瘦、皮肤瘙痒、吞咽困难、鼻塞、胸闷、气促、食欲下降、腹痛等。

2.生命体征

尤其要注意体温有无升高及其热度、热型的变化及特点;呼吸频率有无加快。

3.相关记录

身高、体重、饮食、睡眠及排便情况等。

（二）身体评估

1.皮肤黏膜

有无苍白、抓痕、出血等。

2.浅表淋巴结

尤其是颈部、腋下、腹股沟淋巴结有无肿大,肿大的程度、质地、表面情况、活动否、有无压痛。

3.胸部

有无呼吸运动受限、呼吸浅促、三凹征及肺部啰音;心率及节律变化等体征。

4.腹部

有无腹部包块及其多少、部位、性质、表面情况、活动度、有无压痛等；肝脾有无肿大；肠鸣音有无亢进。

(三)心理－社会评估

了解患者在疾病治疗过程中的心理反应与需求,增强家庭及社会支持情况。

(四)辅助检查阳性结果评估

1.外周血常规

贫血的有无及其严重程度,与疾病的预后密切相关;白细胞计数与分类变化,有助于疾病类型的判断;白细胞总数及血小板计数则有助于治疗药物剂量的选择。全血细胞减少是骨髓受累或伴发脾功能亢进的表现。化疗期间出现,还应注意药物性骨髓抑制的可能。

2.淋巴结活检

有无发现典型的淋巴结结构的破坏及其特殊形态的细胞,为临床诊断及分型最常用的手段。

3.影像学检查

纵隔、胸肺、肝脾、腹膜后淋巴结、胸(腰)椎等处有无受累的征象;腹部包块的多少、性质与部位等。

4.骨髓穿刺与活检

有无骨髓受累的表现。

5.其他

血沉加速是疾病活动的表现;血清乳酸脱氢酶活性升高提示预后不良;碱性磷酸酶活性升高或血钙水平升高,提示骨骼受累。

(五)常用药物治疗效果的评估

(1)肿大的淋巴结或局部包块、肝脾有无缩小及其缩小的程度。

(2)主要用药及其不良反应的观察与评估:①化疗药物:用药剂量与方法的评估;不良反应的观察与评估:有无皮肤损伤及其静脉炎、胃肠道反应、脱发、出血性膀胱炎、肝脏损害及骨髓抑制等。②利妥昔单抗(美罗华):用药剂量与方法的评估;不良反应的观察与评估:有无胃肠道反应、过敏(皮疹、休克)。

三、主要护理诊断/问题

1.体温过高

与肿瘤细胞的高度分化、增生或合并感染有关。

2.潜在并发症

化疗药物不良反应。

3.营养失调

低于机体需要量与肿瘤性消耗及化疗等有关。

4.情绪不佳

与治疗效果差或病情反复有关。

四、护理措施

(一)休息与活动

保证充足的睡眠与休息,减少机体的消耗;病情允许者应参加一些力所能及的日常室外活动。

(二)饮食护理

鼓励患者进食高蛋白、高维生素、易消化和无刺激的食物,以保证机体的基本需要,尤其是化疗期间,更应注意加强营养。保证足够水分的补充,必要时遵医嘱静脉补液。

(三)合理降温

高热患者,病情允许的前提下,鼓励患者多喝水,并可先予以物理降温,必要时可遵医嘱给予药物降温。降温过程中要注意监测其体温与脉搏的变化,及时更换衣物,保持皮肤的清洁、干燥,防受凉、防虚脱。

(四)用药的配合与护理

1.用药护理

应严格按医嘱用药,并注意观察常用药物的疗效及主要毒副作用,并做好相关的预防及监测工作。

2.化疗药物的应用配合与护理

化疗配、用药期间,要做好个人的自我防护,并应注意患者血管的保护,必要时建议置放PICC 或植入输液港;一旦发现液体外渗或血管炎,要按常规及时给予处理。

3.利妥昔单抗(美罗华)的应用配合与护理

治疗前按医嘱常规用药;初期治疗用药滴速要慢,并予以心电监护,及时发现和配合处理各种不良反应。

(五)心理护理

多关心体贴患者,耐心倾听与解答患者的各种疑问,介绍治疗成功的病例等,尽可能减少各种负性情绪对疾病控制与缓解的影响。

(六)健康教育

1.活动与休息指导

保证充足的睡眠与休息;依病情调整好个人的活动形式和活动量。

2.饮食指导

以高营养,低糖、低脂、少产气、适量纤维、无刺激的半流饮食为主,保证足够的营养及水分的补充。避免在治疗前后 2 小时内或胃肠道反应明显时进餐。

3.感染的预防指导

注意防寒保暖;出汗后要及时更衣;保持皮肤的清洁干燥;做好个人的口腔卫生;外出戴口罩,尽可能避免或减少到人多聚集、空气不流通的地方等,以减少感染的概率。

4.用药指导

强调坚持定期和(或)按疗程进行用药治疗的必要性和重要性。

5.自我观察的主要指标与内容

注意疾病复发或加重及合并感染等征象。主要包括发热、盗汗及消瘦、咽痛或咳嗽咳痰、呼吸困难、腹痛、腹泻、口腔溃疡、局部包块等。

6.及时就诊的指标

告诉患者如果出现下列任何一种情况,请速到医院就诊。

(1)发热、咽痛或咳嗽、咳痰、口腔溃疡。

(2)原有包块增大或出现新的包块。

（3）胸闷、气促，呼吸困难。

（4）腹痛、腹泻。

五、护理效果评估

（1）患者体温基本恢复正常。

（2）患者无并发感染或感染得到有效控制。

（3）患者自觉症状，包括疾病相关症状及化疗的不良反应等，逐步好转或得以缓解。

（4）患者饮食合理。

（5）患者情绪趋于稳定，能积极配合治疗与护理。

第十节　出血性疾病

一、疾病概述

（一）概念和特点

出血性疾病系指由于正常的止血机制发生障碍，引起机体自发性出血或轻微损伤后出血不止的一组疾病。根据其产生的原因与机制的不同，出血性疾病可分为血管壁异常、血小板异常、凝血因子数量及质量异常、抗凝及纤维蛋白溶解异常及复合性止血机制异常五大类。根据其临床表现及实验室检查的特点，临床上更倾向于将之划分为三大类：血管性疾病、血小板性疾病和凝血障碍性疾病。

（二）相关病理生理

生理性止血机制是机体极其重要的自我保护机制，主要表现为正常人体局部小血管受损后引起的出血，几分钟内即可自然停止的现象。其过程可分为血管收缩、血小板黏附及血栓形成、血液凝固三个环节（图 4-1）。任何原因造成血管壁的通透性增加、血小板数目减少及其功能异常和（或）凝血功能障碍，均可能导致出血性疾病，从而引起表现不一，程度不等的出血。

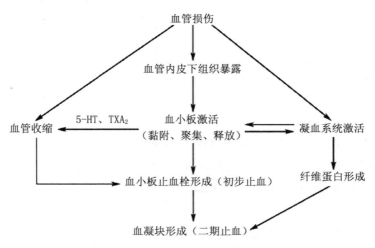

图 4-1　生理性止血示意图

5-HT：5-羟色胺；TXA_2：血栓烷 A_2

127

（三）主要病因与诱因

1.血管性疾病

血管性疾病主要与各种原因（包括遗传、过敏、感染、中毒、营养缺乏等）导致血管壁的通透性增加有关，例如过敏性紫癜、败血症、维生素 C 缺乏症等。

2.血小板性疾病

血小板性疾病主要与各种原因导致血小板数目减少和破坏过多或血小板数目增多以及功能异常有关，例如再障、白血病、特发性血小板减少性紫癜、血小板无力症、抗血小板药物过量、尿毒症等。

3.凝血障碍性疾病

凝血障碍性疾病主要与各种原因导致凝血功能障碍有关，例如各型血友病、DIC、重症肝病、维生素 K 缺乏、抗凝药过量等。

（四）临床表现

不同类型出血性疾病的临床特征（表 4-1）。

表 4-1　不同类型出血性疾病的临床特征

临床特征	血管性肌病	血小板性疾病	凝血障碍性疾病
性别	多见于女性	多见于女性	多见于男性
阳性家族史	少见	罕见	多见
出生后脐带出血	罕见	罕见	常见
出血的部位	皮肤黏膜为主，偶有内脏出血	皮肤黏膜为主，重症常有内脏出血	深部组织和内脏出血为主
出血的表现			
皮肤黏膜	皮肤瘀点、紫癜	牙龈出血、皮肤瘀点、紫癜，常见大片瘀斑	罕有瘀点、紫癜、可见大片瘀斑
血肿	罕见	可见	常见
关节腔出血	罕见	罕见	多见
内脏出血	偶见	常见	常见
眼底出血	罕见	常见	少见
月经过多	少见	多见	少见
手术或外伤后出血不止	少见	可见	多见
病程与预后	短暂，预后较好	迁延，预后一般	常为终身性，预后不定

（五）辅助检查

1.筛选检查

以利于初步做出出血基本原因的临床判断。主要包括血管异常（例如束臂试验）及毛细血管脆性、血小板异常（例如血小板计数）及凝血异常（例如凝血时间、活化部分凝血活酶时间、血浆凝血酶原时间及凝血酶时间）的相关检查。

2.其他检查

主要针对上述阳性结果而再做进一步检查。

（六）治疗原则

有效防治各种原发病；避免使用和（或）接触任何可加重出血的物质、药物及人为性损伤；

针对性选用行之有效的止血措施。

1.药物治疗

(1)糖皮质激素及免疫抑制剂:前者具有较强的抗过敏、抑制免疫反应和降低毛细血管通透性的作用,后者仅在激素治疗效果欠佳时加用。主用于 ITP 及过敏性紫癜患者的治疗。口服为主,酌情采用静脉注射或滴注。

(2)去氨加压素(DDAVP):该药可动员体内贮存因子Ⅷ释放的作用,可用于轻症血友病 A 患者,对血友病 B 患者无效。常用剂量为 0.3 μg/kg,用生理盐水 30～50 mL 稀释后于 20～30 分钟内静脉注射,也可分次皮下注射或鼻腔滴入。

(3)肝素:是 DIC 首选的抗凝疗法,以达到终止 DIC、减轻器官功能损伤、重建凝血－抗凝血功能平衡的目的。常用剂型有两种:普通肝素和低分子肝素。前者适用于急性或暴发型 DIC,通常选用肝素10 000～30 000 U/d,一般为 15 000 U/d 左右,静滴,每 6 小时用量不超过 4000～6000 U,根据病情可连用3～5 天,用药期间必须密切监测 APTT;后者适用于预防、治疗慢性或代偿性 DIC,常用剂量为75 U/(kg·d),1 次或分 2 次皮下注射,连续用药 3～5 天。紧急情况下,普通肝素可采用稀释后直接静脉注射法,低分子肝素则多采用分次皮下注射法。

2.成分输血和(或)血浆成分制品的补充

有效补充个体血液中缺乏的不同成分。适用于急重症或需手术治疗者,主要包括血小板悬液、凝血因子等。

二、护理评估

(一)一般评估

1.患者的主诉

询问出血发生的急缓、主要表现形式、部位、范围及其严重程度(鼻血、牙龈出血、皮下瘀点或瘀斑、月经量过多、便血等);有无伴随发热、头痛、腹痛、关节痛等。

2.生命体征

若合并感染者体温可有升高;出血较为广泛而严重者可出现脉搏细数和血压下降,提示失血性休克。

3.相关记录

身高、体重、饮食、睡眠及排便情况等。

(二)身体评估

1.皮肤黏膜

口腔黏膜、鼻咽、皮肤有无出血、血疱、血肿。口腔黏膜血疱形成,要注意重症的可能。

2.瞳孔

针对主诉伴有头痛的患者,应列为常规。瞳孔变形、不等大、对光反射迟钝,要警惕并发颅内出血的可能。

3.腹部

针对主诉伴有腹痛、血压偏低的患者,要注意腹部的常规检查,以及时发现特殊类型和(或)重症患者。例如过敏性紫癜腹型患者,可出现腹肌紧张、压痛,甚至反跳痛;肠鸣音活跃或亢进,多提示局部血管性炎症或有活动性出血。

4.四肢关节

有无肿胀、压痛、活动受限或功能障碍、畸形等,尤其是血友病患者。

(三)心理-社会评估

患者在疾病治疗过程中的心理反应与需求,家庭及社会支持情况,引导患者正确认识和配合疾病的治疗与护理有关节腔出血者,可能导致关节挛缩、强直、畸形和功能丧失,使患者恐惧紧张;应注意加强安抚及心理支持。

(四)辅助检查结果评估

在共同关注外周血常规相关结果变化的基础上。

1.血管性疾病

例如过敏性紫癜患者,要特别注意白细胞计数及分类等炎症反应相关性检查、大便潜血、尿常规及肾功能的变化等。

2.血小板性疾病

血小板计数及功能,例如ITP,要特别关注血小板计数的变化。

3.凝血障碍性疾病

凝血四项——凝血酶原时间(PT)、活化部分凝血活酶时间(APTT)、凝血酶时间(TT)、纤维蛋白原测定(FG)。低凝状态下,PT、APTT、TT均延长,FG减少。

4.DIC 的典型改变

血小板减少、APTT 及 PT 延长、FG 减少、FDP(血浆纤维蛋白原降解产物)增加及 D-D(血浆 D-二聚体)减少。

(五)常用药物治疗效果的评估

1.患者出血状况

皮肤黏膜、消化道、泌尿生殖道和关节腔等部位的出血有无减轻或停止。

2.主要实验室检查指标的评估

血小板计数、凝血四项等。

3.主要用药及其不良反应的观察与评估

(1)糖皮质激素及免疫抑制剂。

(2)去氨加压素(DDAVP):用药剂量及方法的评估与记录;患者自觉症状及生命体征的观察与评估,用药期间有可能会出现头痛、心悸、颜面潮红、尿量减少、血压升高及脉搏加快等表现。此外,还需注意血浆凝血因子水平变化的观察。

(3)肝素:用药剂量及方法的评估;APTT 等实验指标的变化,其中肝素过量可导致患者APTT 明显延长,出血加重。

三、主要护理诊断/问题

1.有损伤的危险:出血

与血小板减少、血管通透性增加、凝血因子缺乏等因素有关。

2.疼痛:腹痛、关节痛

与局部出血、过敏性血管炎反应有关。

3.恐惧

与反复出血或出血量大有关。

4.潜在并发症

颅内出血、消化道出血、关节腔内出血。

四、护理措施

(一)休息与活动

目的主要在于避免或减少诱发或加重出血。若出血较轻或仅限于皮肤黏膜,自觉症状不明显者,无须作太多限制;若自觉症状明显或近期有活动性出血、血小板计数$<50\times10^9/L$者,应适当增加卧床休息的时间,避免过早或过多的行走与活动;若血小板计数$<20\times10^9/L$或重症(内脏)出血者,应绝对卧床休息,保证充足的睡眠,协助做好各种生活护理。

(二)饮食护理

基本原则是:避免诱发和(或)加重出血,保证造血原料的摄取与吸收。鼓励患者进食高蛋白、高维生素、易消化和无刺激的软食或半流食,禁食过硬、过于粗糙或骨刺较多的食物。过敏性紫癜的患者尤其应避免相关过敏性食物的摄取。伴发消化道出血的患者,应避免过热、过刺激及辛辣刺激饮食,必要时禁食。

(三)出血的预防与护理

1.预防性护理

避免各种人为性损伤,以诱发和(或)加重出血,例如肢体碰撞或拍打、皮肤黏膜的揉抓或抠刮、剪或切割伤。伴高热患者应有效降温且禁用乙醇或温水拭浴。尽可能避免或减少不必要的穿刺及注射次数;静脉穿刺时避免用力拍打局部和结扎压脉带过紧或时间太长;注射或穿刺部位应交替使用,拔针后需要适当延长局部的按压时间,必要时还要加压包扎;对于血友病患者应禁止使用静脉留置套管针。

2.常规处理配合与护理

口腔、鼻腔黏膜出血可局部采用消毒棉球、可吸收性明胶海绵、凝血酶或0.1%的肾上腺素棉球压迫或填塞,同时做好口腔护理禁用牙签剔牙及应牙刷刷牙,以防牙龈出血。局部深层组织血肿形成和(或)关节腔出血的血友病患者,宜休息(制动)、局部压迫、冷(冰)敷及抬高患肢,并可使用夹板、模具、拐杖或轮椅等,使患者出血的肌肉和(或)关节处于休息位;一旦出现突发头痛、视力模糊、呼吸急促、喷射状呕吐甚至昏迷,双侧瞳孔变形不等大、对光反射迟钝,提示有颅内出血,应及时报告医生并做好各种急救的配合与护理。

(四)用药的配合与护理

应严格按医嘱用药,并注意观察常用药物的疗效及主要毒副作用,并做好相关的预防及监测工作;正确输注各种血液和(或)凝血因子制品,且输注过程中密切观察有无不良反应。一旦发现问题,应及时向主管医生汇报及做好相关处理的配合。

(五)心理护理

多关心体贴患者,尽可能减少负性情绪对疾病控制与康复的影响。

（六）健康教育

1.活动与休息指导

保证充足的睡眠；以不诱发或加重出血为原则，依病情调整个人的活动形式和活动量。

2.饮食指导

保证足够的营养；避免食（服）用可以诱发或加重出血的生、硬、煎、炸和过热食物或药物。

3.出血的预防指导

避免各种人为性损伤；宜温水沐浴，轻柔抹洗皮肤；勤剪指甲；选用软毛牙刷刷牙；天气过于干燥，可鼻腔内使用抗生素眼膏涂抹。血友病患者还应注意避免过度负重或参加过于剧烈的接触性运动，例如拳击、篮球和足球等；使用刀、剪、锯等工具时，需小心操作，必要时戴防护性手套；遵医嘱用药，避免使用阿司匹林等有抑制凝血机制作用的药物；尽量避免手术治疗，若必须手术时，要主动告知主诊医生相关病情，以利术前根据手术规模大小常规补充足够量的凝血因子。

4.自我观察的主要指标与内容

皮肤黏膜出血的情况。主要包括牙龈出血；鼻血；皮肤瘀点、瘀斑、血肿；关节肿痛、活动障碍；腹痛、黑便；女性月经量；头痛、视力模糊；发热、咽喉肿痛或咳嗽、咳痰等。

5.及时就诊的指标

告诉患者如果出现下列任何一种情况，请速到医院就诊。

（1）新发皮肤黏膜出血或出血增多：牙龈、鼻腔、月经、便血或黑便。

（2）关节肿痛、活动受限。

（3）腹痛。

（4）突发头痛。

（5）发热或咽喉肿痛、咳嗽咳痰。

五、护理效果评估

（1）患者皮肤黏膜出血逐步吸收、减少，无新发出血的表现。

（2）患者自觉症状逐步好转，包括腹痛、关节痛、头痛等。

（3）患者无紧张恐惧等不良情绪趋于稳定。

第五章　内分泌科护理

第一节　甲状腺功能亢进症

甲状腺功能亢进症简称甲亢,指甲状腺腺体本身产生甲状腺激素(TH)过多而引起的甲状腺毒症。Graves 病(GD)又称弥漫性毒性甲状腺肿,各种病因所致的甲状腺功能亢进症中,以 Graves 病最多见。该病占全部甲状腺功能亢进症的 80%～85%,女性高发,高发年龄为20～50 岁。本节以 Graves 病为例阐述甲状腺功能亢进症。

一、病因与发病机制

(1)遗传因素:GD 有显著的遗传倾向。

(2)免疫因素:本病以遗传易感为背景,在感染、精神创伤等因素作用下,诱发体内免疫功能紊乱。

(3)环境因素:如细菌感染、性激素、应激等,可能是本病发生和病情恶化的重要诱因。

二、临床表现

(一)典型表现

1.甲状腺毒症表现

(1)高代谢综合征:患者常有疲乏无力、怕热多汗、多食善饥、体重显著下降等表现。

(2)精神神经系统:神经过敏、紧张焦虑、失眠不安、记忆力减退,手和眼睑震颤。

(3)心血管系统:心悸、胸闷、气短、心律失常、心力衰竭等。

(4)消化系统:因胃肠蠕动增快、消化吸收不良而出现排便次数增多。

(5)肌肉与骨骼系统:主要表现为甲状腺毒症性周期性瘫痪,主要累及下肢。甲状腺功能亢进症可影响骨骼脱钙而发生骨质疏松。

(6)生殖系统:女性常有月经减少或闭经,男性有勃起功能障碍。

(7)造血系统:白细胞总数减少,血小板寿命缩短,可伴发血小板减少性紫癜。

2.甲状腺肿

甲状腺肿常为弥漫性、对称性肿大。肿大程度与甲状腺功能亢进症病情轻重无明显关联。甲状腺上下极可触及震颤,闻及血管杂音,为本病的重要体征。

3.眼征

GD 的眼部表现分为两类:一类为单纯性突眼,另一类为浸润性突眼。

(二)特殊的临床表现

1.甲状腺危象

甲状腺危象早期表现为原有的甲状腺功能亢进症症状加重,并出现高热、大汗、心动过速(140 次/分以上)、烦躁不安、呼吸急促、恶心、呕吐、腹泻,严重者可有心力衰竭、休克及昏迷等。主要诱因:感染,应激状态,严重躯体疾病,口服过量 TH 制剂,严重精神创伤及手术中过度挤压甲状腺。

2.甲状腺毒症心脏病

甲状腺毒症心脏病主要表现为心房颤动和心力衰竭。

3.淡漠型甲状腺功能亢进症

淡漠型甲状腺功能亢进症多见于老年人,起病隐袭,主要表现为明显消瘦、心悸、乏力、神经质、腹泻,可伴有心房颤动、震颤和肌病等体征,但高代谢综合征、眼征和甲状腺肿均不明显。

4.胫前黏液性水肿

水肿常见于胫骨前下 1/3 部位,皮损为对称性,皮损周围的表皮可有感觉过敏或减退。

5.Graves 眼病(GO)

男性多见,常见的临床表现有眼内异物感、胀痛、畏光、流泪、复视、斜视、视力下降和眼球显著突出。

三、辅助检查

(一)血清甲状腺激素测定

1.血清游离甲状腺素(FT_4)与游离三碘甲状腺原氨酸(FT_3)

FT_3、FT_4 直接反映甲状腺功能状态,是临床诊断甲状腺功能亢进症的首选指标。

2.血清总甲状腺素(TT_4)

TT_4 是甲状腺功能的基本筛选指标。

3.血清总三碘甲状腺原氨酸(TT_3)

TT_3 为初诊甲状腺功能亢进症、甲状腺功能亢进症复发及疗效评判的敏感指标。

(二)促甲状腺激素(TSH)测定

血清 TSH 浓度的变化是反映甲状腺功能最敏感的指标。

(三)促甲状腺激素释放激素(TRH)兴奋试验

静脉注射 TRH 后 TSH 升高者可排除本病,TSH 不升高则支持甲状腺功能亢进症的诊断。

(四)甲状腺[131]I摄取率

甲状腺功能亢进症时[131]I摄取率表现为总摄取量升高,摄取高峰前移。

(五)甲状腺自身抗体测定

TSH 受体抗体(TRAb)和 TSH 受体刺激抗体(TSAb)是诊断 GD 的重要指标。TRAb 还可作为判断病情活动、复发、治疗停药的重要指标。

(六)影像学检查

放射性核素扫描、B超、X线摄片、CT、MRI 等可部分提示甲状腺及眼球后病变性质。

四、治疗要点

目前 3 种疗法被普遍应用,即抗甲状腺药物(ATD)、[131]I和手术治疗。

(一)抗甲状腺药物

常用的药物有硫脲类和咪唑类两类,硫脲类包括丙硫氧嘧啶(PTU)和甲硫氧嘧啶(MTU)等;咪唑类包括甲巯咪唑(MMI)和卡比马唑(CMZ)等。严重病例、甲状腺危象或妊娠患者首选 PTU。

(二)¹³¹I治疗

¹³¹I治疗甲状腺功能亢进症的治愈率达到 85％以上,但不可避免地会引起甲状腺功能减退症等多种并发症。

(三)手术治疗

治愈率为 70％以上,但可引起多种并发症。

(四)甲状腺危象的治疗

(1)针对诱因治疗。

(2)抑制 TH 合成:PTU 500～1 000 mg 首次口服或经胃管注入,以后每次 250 mg,每 4 小时口服 1 次。

(3)抑制 TH 释放:服 PTU 1 小时后再加用复方碘口服溶液 5 滴,每 6 小时 1 次,之后视病情逐渐减量,一般使用 3～7 天。

(4)β受体阻滞剂:普萘洛尔 60～80 mg/d,每 4 小时 1 次。

(5)糖皮质激素:氢化可的松 300 mg 首次静脉滴注,以后每次 100 mg,每 8 小时 1 次。

(6)降低和清除血浆 TH:常规治疗效果不满意时,可选用腹膜透析、血液透析或血浆置换等措施。

(7)对症治疗:高热者予物理降温,避免用乙酰水杨酸类药物。给氧,纠正水、电解质和酸碱平衡紊乱,防治感染和各种并发症。

(五)Graves 眼病(GO)的治疗

有效控制甲状腺功能亢进症是治疗 GO 的关键。

1.一般治疗

高枕卧位,限制钠盐及使用利尿剂,可减轻眼部水肿。另外还有戴有色眼镜,使用人工泪液,睡眠时眼睛不能闭合者使用盐水纱布或眼罩保护角膜,强制性戒烟等治疗措施。

2.应用糖皮质激素

泼尼松 40～80 mg/d,每天 2 次口服,持续 2～4 周。然后每 2～4 周减量 2.5～10.0 mg/d,持续治疗 3～12 个月。

3.球后外照射

球后外照射与糖皮质激素联合使用可增加疗效。

4.眶减压手术

眶减压手术可引起术后复视。

五、护理措施

(一)一般护理

1.饮食

(1)应给予高热量、高蛋白、高维生素及矿物质丰富的饮食。主食应足量,增加瘦肉、蛋类、奶类等优质蛋白,多摄入新鲜蔬菜和水果。

(2)鼓励患者多饮水,每天饮水 2 000～3 000 mL,但并发心脏疾病者应避免大量饮水,预防因血容量增加而加重水肿和心力衰竭。

（3）禁止摄入辛辣刺激性的食物，禁止饮用浓茶、咖啡等，以免引起患者精神兴奋。

（4）减少食物中粗纤维的摄入，以减少排便次数。

（5）避免进食含碘丰富的食物，如海带、紫菜等海产品，慎食卷心菜、甘蓝等易致甲状腺肿的食物。

2.运动

与患者及家属共同制订个体化活动计划，活动时以不感到疲劳为度。

3.休息

适当增加休息时间，保证充足睡眠，防止病情加重。病情重、有心力衰竭或严重感染者应严格卧床休息。

（二）病情观察

观察患者精神神志状态，注意生命体征及体重变化情况；注意手指震颤、恶心、呕吐、腹泻等临床表现；注意突眼、甲状腺肿的程度，了解突眼保护情况及用药情况。警惕甲状腺危象发生，一旦发生，立即报告医师并协助处理。

（三）突眼的护理

1.保护眼睛

（1）经常以眼药水湿润眼睛，防止角膜干燥。

（2）外出时戴眼罩或有色眼镜，以减少强光刺激或异物的损伤。

（3）睡前涂抗生素眼膏，并用无菌生理盐水纱布或眼罩覆盖双眼。

（4）定期进行眼科角膜检查以防止角膜溃疡造成失明。

2.减轻眼部症状

（1）限制钠盐摄入，遵医嘱适量使用利尿剂，睡眠或休息时抬高头部，以减轻球后软组织水肿。

（2）指导患者当眼睛有异物感、刺痛或流泪时，勿用手揉眼，可用0.5%甲基纤维素或0.5%氢化可的松溶液滴眼。

（四）用药护理

（1）指导患者遵医嘱正确用药。不可自行减量或停药，如病情发生变化应及时就医，调整用药。定期监测肝功能和血常规。

（2）密切观察并及时处理药物的不良反应。①粒细胞计数减少：主要表现为突然畏寒、高热、全身肌肉或关节酸痛、咽痛、溃疡和坏死。要定期复查血常规，若外周血白细胞计数低于 3×10^9/L 或中性粒细胞计数低于 1.5×10^9/L，考虑停药，遵医嘱给予促进白细胞增生药物，进行保护性隔离，并预防交叉感染。②肝损坏：应立即停药并给予相应治疗。③药疹：较常见，可用抗组胺药控制症状，不必停药。若出现皮肤瘙痒、团块状等严重皮疹，应立即停药，以免发生剥脱性皮炎。

（五）甲状腺危象的护理

1.吸氧

呼吸困难时取半卧位，立即给予吸氧。

2.环境

保持病房环境安静,患者绝对卧床休息,减少探视,避免不良刺激。

3.及时、准确遵医嘱给药

立即建立静脉通道。遵医嘱使用 PTU、复方碘溶液、β 肾上腺素能受体阻滞剂、氢化可的松等药物,及时通过口腔、静脉补充液体。注意观察有无碘剂中毒或变态反应,心率过快者静脉输液速度不宜过快。

4.密切监测病情

观察生命体征、神志、出入量、躁动情况,尤其要密切监测体温和心率变化情况,注意有无心力衰竭、心律失常、休克等严重并发症。

5.对症护理

体温过高者给予冰敷或乙醇擦浴降温,必要时遵医嘱使用降温药物。躁动不安者使用床档加以保护。昏迷者加强口腔护理、会阴护理、皮肤护理,给予气垫床,定时翻身、叩背,防止出现压疮、肺炎等并发症。

6.避免诱因

告知患者及家属甲状腺危象的诱因,如感染、精神刺激、创伤、用药不当等,并尽量帮助减少和避免诱因。

（六）心理护理

(1)鼓励患者表达内心感受,理解和同情患者,建立互信关系。让患者充分了解病情,学会控制情绪,并积极配合治疗。

(2)向患者亲属耐心讲解疾病知识,提高他们对疾病的认知水平,说明患者的情绪变化往往是病情所致,争取患者亲属的理解和支持,如保持居室安静和轻松的气氛,避免提供兴奋、刺激的信息,以减少患者激动、易怒的精神症状。

(3)患者病情稳定转入社区后,应提醒社区护士继续给予心理指导,以保证甲状腺功能亢进症患者情绪护理的延续性,促进患者康复。

（七）健康指导

1.出院指导

(1)指导患者遵照医嘱按剂量、按疗程服药,强调长期服药的重要性。

(2)指导患者服药期间,定期复查血常规,肝、肾功能和甲状腺功能。

(3)指导患者每天清晨自测脉搏,定期测量体重,脉搏减慢、体重增加是治疗有效的重要标志。

(4)鼓励患者保持身心愉快,避免精神刺激或过度劳累。

(5)指导患者家属关心体贴患者,为患者提供有力的支持,如为患者提供安静、通风良好的居室环境。

(6)对有生育需要的女性患者,应告知其妊娠可加重甲状腺功能亢进症,宜治愈后再妊娠。

(7)指导患者出院后到社区卫生服务中心建档,接受社区延续性护理服务。

2.疾病预防与康复指导

(1)上衣宜宽松,严禁用手挤压甲状腺,以免甲状腺受压后甲状腺激素分泌增多,加重病情。

（2）若出现高热、恶心、呕吐、不明原因的腹泻、突眼加重等，警惕甲状腺危象发生，及时就诊。

（3）鼓励患者参加社交活动，以免因社交障碍产生焦虑。

第二节 甲状腺功能减退症

甲状腺功能减退症简称甲减，是由各种原因引起的低甲状腺素血症或甲状腺激素抵抗而引起的全身性低代谢综合征，病理特征表现为黏多糖在组织和皮肤堆积，表现为黏液性水肿。各年龄均可发病，女性较男性多见，临床甲状腺功能减退症的患病率为 1% 左右。

一、病因与发病机制

（1）自身免疫损伤：最常见的是自身免疫性甲状腺炎引起 TH 合成和分泌减少。

（2）甲状腺破坏：由手术和放射性碘治疗所致。

（3）抗甲状腺药物：如锂盐、硫脲类等可抑制 TH 合成。

（4）碘过量：碘过量可引起具有潜在性甲状腺疾病者发生甲状腺功能减退症，也可诱发和加重自身免疫性甲状腺炎。

（5）下丘脑和垂体病变：下丘脑和垂体病变是中枢性甲状腺功能减退症的常见病因。

二、临床表现

（一）原发性甲减

最早症状是出汗减少、不耐寒、动作缓慢、精神萎靡、疲乏、嗜睡、智力减退、体重增加、大便秘结等。

1.低代谢症群

疲乏、行动迟缓，嗜睡、记忆力明显减退，注意力不集中。因末梢血液循环差和机体产热减少，患者异常怕冷、无汗，体温低于正常。

2.黏液性水肿面容

表情淡漠，面颊及眼睑虚肿，垂体性黏液性水肿有时颜面胖圆，犹如满月。面色苍白，贫血或带黄色或陈旧性象牙色，有时可有颜面皮肤发绀。由于交感神经张力下降对 Mller 肌的作用减弱，故眼睑常下垂或眼裂狭窄。部分患者有轻度突眼，可能和眼眶内球后组织有黏液性水肿有关，但对视力无威胁。鼻、唇增厚，舌大而发声不清，言语缓慢，音调低沉，头发干燥、稀疏、脆弱，睫毛和眉毛脱落（尤以眉梢为甚），男性胡须生长缓慢。

3.皮肤

患者常因贫血致皮肤苍白。因甲状腺激素缺乏使皮下胡萝卜素变为维生素 A 及维生素 A 生成视黄醛的功能减弱，血浆胡萝卜素的含量升高，常使皮肤呈现特殊的姜黄色，且粗糙、少光泽，干而厚、冷，多鳞屑和角化，尤以手、臂、大腿为明显，可有角化过度的皮肤表现。有非凹陷性黏液性水肿，有时下肢可出现凹陷性水肿。皮下脂肪因水分的积聚而增厚，2/3 的患者可出现体重增加。指甲生长缓慢，厚脆，表面常有裂纹。腋毛和阴毛脱落。

4.精神神经系统

甲状腺激素是维持神经系统正常功能及神经元正常兴奋性最重要的激素之一,脑细胞的很多代谢过程需要 T_3 调节,如果 T_3 缺乏将导致脑功能下降,出现精神迟钝、嗜睡、理解力和记忆力减退。视力、听觉、触觉、嗅觉均迟钝,伴有耳鸣、头晕。有时可呈神经质,发生妄想、幻觉、抑郁或躁狂。严重者可有精神失常,呈木僵、痴呆、昏睡状,20%～25%重病者可出现惊厥。久病未获治疗及刚接受治疗的患者易患精神病。一般认为精神症状与脑细胞对氧和葡萄糖的代谢减低有关。偶有小脑综合征,有共济失调等表现。还可有手足麻木,痛觉异常的表现。

5.肌肉与骨骼

主要表现为肌肉软弱无力。咬肌、胸锁乳突肌、股四头肌及手部肌肉可出现进行性肌萎缩,叩诊锤叩之有"肌丘"现象(肌肉局部肿胀)。肌肉收缩后迟缓期延长,深腱反射的收缩期多正常或延长,但迟缓期特征性延长,其中跟腱反射的迟缓时间延长更明显,对本病有重要诊断价值。黏液性水肿患者可伴有关节病变,偶有关节腔积液。

6.心血管系统

脉搏缓慢,心动过缓,心音低弱,心排血量减低,常为正常的一半。由于组织耗氧量和心排血量的减低相平行,故心肌耗氧量减少,很少发生心绞痛。心力衰竭一旦发生,洋地黄疗效常不佳且易中毒,原因是药物在体内的半衰期延长,而且心肌纤维延长伴有黏液性水肿。全心扩大较常见,约30%严重患者常伴有心包积液,心包积液中蛋白含量高,有胆固醇结晶,由于心包积液发生缓慢,一般不发生心脏压塞。中、老年妇女可出现血压增高。久病者易并发动脉粥样硬化及冠心病,发生心绞痛和心律不齐。

7.消化系统

由于消化系统平滑肌张力减弱,胃肠蠕动缓慢,排空时间延长,可导致胃纳不振、畏食、腹胀、便秘、鼓肠,甚至发生巨结肠症及麻痹性肠梗阻。50%患者胃酸缺乏或无胃酸,血清抗胃壁细胞抗体阳性。肝功能中谷草转氨酶、乳酸脱氢酶及肌酸磷酸激酶可增高。甲减患者消化系统吸收不良可导致叶酸、维生素 B_{12} 缺乏。

8.内分泌系统

肾上腺皮质功能一般比正常低,血、尿皮质醇降低,促肾上腺皮质激素分泌正常或降低,促肾上腺皮质激素兴奋反应延迟,但无肾上腺皮质功能减退的临床表现。原发性甲减伴特发性自身免疫性肾上腺皮质功能减退症和 1 型糖尿病称为多发性内分泌功能减退综合征。长期患本病且病情严重者,可能发生垂体和肾上腺功能降低,在应激或快速甲状腺激素替代治疗时,上述病情可加速产生。

9.呼吸系统

呼吸浅而弱,对缺氧和高碳酸血症引起的换气反应减弱,肺功能改变可能是甲减患者昏迷的主要原因之一。

10.血液系统

甲减患者中 2/3 可有轻、中度正常色素或低色素小红细胞型贫血,少数(约 14%)有恶性贫血(大红细胞型)。贫血原因:①甲状腺激素缺乏导致血红蛋白合成障碍;②肠道吸收铁障碍引起铁缺乏;③肠道吸收叶酸障碍引起叶酸缺乏;④恶性贫血是自身免疫性甲状腺炎伴发的器官特异性自身免疫病。血沉可增快。Ⅷ和Ⅸ因子的缺乏导致机体凝血机制减弱,故易有出血倾向。

11.黏液性水肿昏迷

黏液性水肿昏迷为黏液性水肿最严重的表现,多见于年老长期未获治疗者。大多在冬季寒冷时发病,受寒及感染是最常见的诱因,其他如创伤、手术及使用镇静剂等均可促发。临床表现为嗜睡,四肢松弛、反射消失,低体温(<35 ℃),呼吸徐缓,心动过缓,心音微弱,血压下降,甚至昏迷、休克,并可伴发心、肾衰竭而危及生命。

(二)中枢性甲减

原发性甲减的常见临床表现亦可出现,如易疲乏、怕冷、便秘、皮肤干燥和腱反射迟缓、颜面及眼睑皮肤水肿、毛发稀疏等,但总的说来中枢性甲减的临床表现较轻,且常不伴有甲状腺肿大。另外,中枢性甲减尚有如下特点:①常有下丘脑-垂体病变本身所致症状,如头痛、视力受损、向心性肥胖、溢乳等;②多合并下丘脑-垂体-肾上腺轴、下丘脑-垂体-性腺轴异常,表现出性欲减退、闭经、皮肤苍白、头晕或低血压等;③可出现下丘脑-神经垂体受损症状,如多饮多尿;④原发性甲减中常见的体重增加、血脂增高者较少,而体重减轻、血脂正常者较多;⑤黏液性水肿、心包积液极少见。

三、辅助检查

(一)实验室检查

1.一般检查

(1)血红蛋白和红细胞:由于甲状腺激素不足,影响促红细胞生成素的合成而骨髓造血功能减低,可致轻、中度正常细胞型正常色素性贫血;由于月经量多而致失血及铁缺乏可引起小细胞低色素性贫血;少数由于胃酸减少,缺乏内因子和维生素 B_{12} 或叶酸可致大细胞性贫血。

(2)生化指标:甲减患者血总胆固醇、甘油三酯和低密度脂蛋白胆固醇升高,β-脂蛋白增高,高密度脂蛋白胆固醇降低。同型半胱氨酸增高,血清肌酸激酶、乳酸脱氢酶增高。

(3)其他:基础代谢率降低,常在30%以下;血中胡萝卜素增高;尿 17-酮类固醇、17-羟皮质类固醇降低;糖耐量试验呈低平曲线,胰岛素释放反应延迟。

2.甲状腺激素测定

(1)血清 TT_4 和 TT_3:较重甲减患者的血清 TT_3 和 TT_4 均降低,而轻型甲减、中枢性甲减的 TT_3 不一定下降,故诊断轻型甲减、亚临床甲减和中枢性甲减时 TT_4 较 TT_3 敏感。

(2)血清 FT_4 和 FT_3:原发性甲减患者一般两者均下降,轻型甲减、甲减初期多以 FT_4 下降为主。中枢性甲减 FT_3 一般在正常水平,FT_4 诊断中枢性甲减的准确性最高,其他指标缺乏足够的敏感性或特异性。

(3)血清 TSH:原发性甲减 TSH 和甲状腺激素有着非常好的负相关关系,它比 FT_4 更能敏感地反映甲状腺的储备功能,血清敏感 TSH 和超敏测定是诊断甲减的重要指标。中枢性甲减 TSH 约 35% 的患者不能测得,41% 属正常,25% 轻度增高。尽管 TSH 水平往往正常,有时甚至高于正常,但其生物活性减低,这一改变可能源于 TRH 缺乏所致的 TSH 结构异常。

(4)TGAb 和 TPOAb:在自身免疫性甲状腺炎中,两种抗体的滴度很高,阳性率几乎达100%。亚临床型甲减患者存在高滴度的 TGAb 和 TPOAb,预示为自身免疫性甲状腺病,进展为临床型甲减的可能性大;50%～90%的 Graves 病患者也伴有滴度不等的 TGAb 和 TPO-Ab,同样,持续高滴度的 TGAb 和 TPOAb 常预示日后发生自发性甲减的可能性大。

3.动态试验

(1)TRH 兴奋试验:为原发性甲减时,血清 T_4 降低,TSH 基础值升高,对 TRH 的刺激反应增强。继发性甲减者的反应不一致,如病变在垂体,多无反应;如病变来源于下丘脑,则多呈延迟反应。然而,二者的区别可能只是在理论上存在,实际上这两个部位往往同时受到影响,因此,作为鉴别诊断价值不大。除了用于甲减病因的鉴别诊断,TRH 兴奋试验也可用于甲减或轻度临界性甲减患者的病情追踪观察。

(2)垂体分泌功能检测:中枢性甲减者极少不伴有性腺轴功能障碍,因此,促黄体激素释放激素兴奋试验和血浆性激素水平测定可作为本病的辅助诊断指标,但对青春期前患儿意义不大。必要时宜进行生长激素、抗利尿激素和泌乳素的测定。

(3)过氯酸钾排泌试验:此试验适用于诊断酪氨酸碘化受阻的某些甲状腺疾病。阳性见于:①甲状腺过氧化物酶缺陷所致甲减;②彭德莱综合征。

(二)心电图改变

心电图示低电压,窦性心动过缓,T 波低平或倒置,偶有 P-R 间期延长(A-V 传导阻滞)及 QRS 波时限增加。有时可出现房室分离节律、Q-T 间期延长等异常。

(三)影像学检查

头颅平片、CT、磁共振或脑室造影有助于鉴别垂体肿瘤、下丘脑或其他引起甲减的颅内肿瘤。甲状腺核素扫描检查是发现和诊断异位甲状腺(舌骨后、胸骨后、纵隔内甲状腺、卵巢甲状腺等)的最佳方法;先天性一叶甲状腺缺如患者的对侧甲状腺因代偿而显像增强。

(四)脑电图检查

轻度甲减患者即可有中枢神经系统的功能改变。35%的患者有脑电图改变,以弥散性背景性电波活动最为常见。甲减患者的睡眠异常主要表现在慢波的减少,发生黏液性水肿性昏迷时,可出现三相波,经替代治疗后可恢复正常。

四、治疗要点

(一)替代治疗

首选左甲状腺素(L-T_4)口服。

(二)对症治疗

有贫血者补充铁剂、维生素 B_{12}、叶酸等。

(三)黏液性水肿昏迷的治疗

(1)立即静脉补充 TH,清醒后改口服维持治疗。

(2)保温,给氧,保持呼吸道通畅。

(3)遵医嘱给予氢化可的松 200～300 mg/d 持续静脉滴注,待患者清醒后逐渐减量。

(4)根据需要补液,但补液量不宜过多。

(5)控制感染,积极治疗原发病。

(6)监测血清离子、甲状腺激素、尿量、血压等。

五、护理措施

(一)饮食方面

给予高蛋白、高维生素、多纤维素、低钠、低脂、易消化饮食。嘱患者细嚼慢咽、少量多餐，以免增加胃肠负担；多食蔬菜水果以增加膳食纤维摄入；每天饮水 2 000～3 000 mL。桥本甲状腺炎所致甲状腺功能减退症者应禁食含碘食物和药物，以免诱发严重黏液性水肿。

(二)病情观察

(1)监测生命体征的变化，尤其注意严密监测体温、心率及节律的变化。

(2)监测患者的神志和精神状态，观察患者有无表情淡漠、反应迟钝、精神异常。

(3)观察患者的活动能力，有无疲乏无力、肌肉萎缩。

(4)观察患者的进食和营养状况。

(三)用药护理

(1)用药前后分别测量脉搏，观察有无心悸、腹痛、心律失常、烦躁不安等药物过量的症状。

(2)观察患者的体重和水肿情况。

(3)甲状腺制剂需长期或终身服用，不能随意中断。

(四)对症护理

1.体温过低的护理

(1)注意保暖：如室温调节在 22～23 ℃，适当增加衣服，晚上睡觉时加盖被子，用热水袋，但要注意防止烫伤。

(2)病情观察：监测生命体征变化，观察患者有无寒战、皮肤苍白等体温过低表现及心律不齐、心动过缓等现象，并及时通知医师。

2.便秘的护理

建立正常的排便习惯；进食粗纤维食物，多饮水；给予缓泻药，必要时使用开塞露。

3.社交障碍的护理

与患者建立良好的护患关系；保证环境的安静与舒适，鼓励家属探视；制订活动计划，并按计划指导和鼓励患者由简单到复杂地进行自我护理；鼓励患者多参与社交活动。

(五)黏液性水肿昏迷患者的护理

(1)避免诱因。

(2)病情监测：观察神志、体温、脉搏、呼吸、血压的变化，若出现体温＜35 ℃、呼吸浅慢、心动过缓、血压降低、有嗜睡表现，或出现口唇发绀、呼吸深长、喉头水肿症状，立即通知医师并配合抢救。

(3)护理措施：建立静脉通道，遵医嘱给予抢救药物；保持呼吸道通畅，吸氧；监测生命体征；记录 24 小时出入液量；保暖，避免局部热敷，以免加重循环不良和烫伤。

(六)健康指导

(1)指导患者坚持服药，不可随意停药或变更剂量，否则可能导致心血管疾病。

(2)指导患者自我监测甲状腺激素服用过量的症状，如出现多食消瘦、脉搏＞100 次/分、心律失常、发热、大汗、情绪激动等情况时，及时到医院就诊。

(3)给患者讲解黏液性水肿昏迷的原因及表现，若出现心动过缓、体温＜35 ℃等，应及时就医。

（4）指导患者定期复查肝、肾功能，甲状腺功能，血常规等。

（5）注意个人卫生，冬季注意保暖，减少出入公共场所，预防感染和创伤；慎用镇静、催眠、镇痛、麻醉等药物。

（6）为了防止皮肤干裂，可涂抹乳液和润肤油，洗澡时避免使用肥皂。

第三节　原发性肾上腺皮质功能减退症

肾上腺皮质功能减退症按病因可分为原发性和继发性。原发性者又称艾迪生病，是由肾上腺皮质功能低下引起的一种全身性疾病，表现为血压低、全身乏力、皮肤及黏膜色素沉着等。

一、病理生理

原发性多为自身免疫、结核、感染、肿瘤、白血病等破坏双侧绝大部分的肾上腺所致；继发性者指垂体、下丘脑等病变引起促肾上腺皮质激素（ACTH）不足所致。

二、病因与诱因

（一）自身免疫性肾上腺炎

70％～90％的原发性肾上腺皮质功能减退症病因是自身免疫性肾上腺破坏所致，60％～75％的患者血清中可以检出抗肾上腺抗体，在出现临床皮质功能减退症状后，抗体滴度逐渐下降。

（二）感染性肾上腺炎

结核菌血行播散引起的结核性肾上腺炎以前曾是原发性肾上腺皮质功能减退症的主要原因，自有效的结核防治措施问世以来，只有约20％的患者病因是结核性肾上腺炎。少见的感染性肾上腺炎病原菌还有真菌、梅毒螺旋体和非洲地区的锥虫等。

（三）转移癌

约30％的黑素细胞瘤和20％的胃或结肠癌有肾上腺转移，但是出现皮质功能减退临床症状者不多见，这可能是肿瘤的发展较快和一些症状往往被误认为是肿瘤引起，而忽略了存在肾上腺皮质功能减退的可能。

三、临床表现

双侧肾上腺皮质破坏达90％以上时才会出现肾上腺皮质功能减退症状。

（一）胃肠系统

厌食、恶心、呕吐、便秘、腹泻、腹痛、体重下降。

（二）神经精神系统

记忆力减退、混乱、健忘、木僵、抑郁、精神错乱。

（三）心血管系统

体位性眩晕或晕厥，低血压或直立性低血压。

（四）皮肤黏膜

皮肤弥漫性色素沉着，特别是暴露、摩擦和新瘢痕部位。掌纹、乳晕、腋下、脐和会阴部色素沉着尤为显著。原有的雀斑色素加深，数目增加。

（五）生殖系统

女性患者往往性欲减退、腋毛和阴毛脱落、闭经。

（六）肌肉骨骼系统

全身不适、疲乏无力（体力活动时加重）、弥漫性肌痛、关节痛、耳软骨钙化、多发性龋齿。

（七）其他

脱水，嗜食盐，扁桃体、淋巴结肿大和脾大。对饥饿耐受力下降，易发生低血糖，对镇静剂和麻醉剂高度敏感。

（八）肾上腺危象

当患者处于感染、创伤或突然中断治疗等应激状态时，可诱发危象。表现为高热、恶心、呕吐、腹痛、血压降低、心率快、脉细弱、精神失常、低血糖症、低钠血症、血钾可高可低等。

四、实验室及其他检查

（一）血常规测定

贫血、白细胞计数减少、嗜酸细胞计数增多，淋巴细胞计数相对性增多。

（二）血生化测定

低血钠、高血钾、轻度高氯性酸中毒、肾前性氮质血症、轻度高血钙、空腹和餐后血糖偏低、转氨酶升高。

（三）肾上腺皮质功能检查

（1）基础血、尿皮质醇、24小时尿游离皮质醇的测定常降低。

（2）ACTH试验：ACTH刺激肾上腺皮质分泌激素，可反映肾上腺皮质储备功能。用于鉴别原发性与继发性肾上腺皮质功能不全。

（3）血浆基础ACTH测定：原发性肾上腺功能减退者明显升高，继发性肾上腺皮质功能减退者明显降低，接近于零。

（四）影像学检查

CT或MRI扫描可发现双侧肾上腺增大，约在2年以后，肾上腺大小正常或缩小，影像学检查阴性不能排除本病的诊断。

（五）心电图检查

T波高尖或低平、倒置、Q-T间期延长、P波低平、室内阻滞、QRS间期增宽或低电压，房性或室性心搏停止。

五、治疗原则

对肾上腺皮质功能减退症的治疗包括肾上腺危象时的紧急治疗和平时的激素替代治疗，以及病因治疗。

（一）紧急治疗

当临床高度怀疑急性肾上腺皮质危象时，在取血标本送检ACTH和皮质醇后应立即开始治疗。治疗包括静脉给予大剂量糖皮质激素；纠正低血容量和电解质紊乱；同时应注意预防和治疗低血糖。

（二）平时的替代治疗

（1）应首选长效制剂，以求血药浓度和疗效持久而平稳，根据患者的身高、体重、年龄、体力劳动强度等确定合适的基础量。模仿激素分泌周期在上午 8 时前服氢化可的松 20 mg,下午 4 时前服氢化可的松 10 mg。

(2)除了糖皮质激素外,一般需要同时补充盐皮质激素。9α-氟氢化可的松 0.1～0.2 mg/d,口服。自由摄取食盐。

(三)妊娠分娩时的替代治疗

(1)妊娠期平时替代治疗剂量不变。

(2)待产期:静脉输注盐水,氢化可的松 25 mg,每 6 小时输入 1 次。

(3)分娩时或产程延长:氢化可的松 100 mg,每 6 小时静脉注射或连续静脉滴注 1 次。分娩后在 3 天内迅速减少至平时维持剂量。

(四)病因治疗

在抢救期间应同时积极处理其他诱因。病情危险期应设特护,加强护理。肾上腺皮质功能减退者对吗啡、巴比妥类药物特别敏感,在危象特效治疗开始前,应禁用这类药物。合并感染时应选用有效、适量的抗生素,切口感染需扩创引流。

六、护理评估

(一)一般评估

1.患者主诉

如乏力、食欲减退、体重减轻等症状。

2.生命体征

发生危象可出现高热、血压降低、脉率快等。

3.相关记录

体重、饮食、皮肤、出入量等记录结果。

(二)身体评估

注意患者有无出现典型的皮肤色素沉着、心脏缩小、心音低钝等体征,患者在感染、创伤或突然中断治疗等应激状态下有无出现高热、恶心、呕吐、腹痛、血压降低、心率快、脉细弱、精神失常等表现,此时应警惕肾上腺危象的发生。

(三)心理-社会评估

患者在疾病治疗过程中的心理反应与需求,家庭及社会支持情况,引导患者正确配合疾病的治疗与护理。

(四)辅助检查结果评估

(1)基础血、尿皮质醇,24 小时尿游离皮质醇的测定常降低。

(2)ACTH 试验原发性肾上腺皮质功能减退者血、尿皮质醇不升高;继发性肾上腺皮质功能减退者则表现为延迟反应,一般静脉滴注 4 小时以后才逐渐升高。

七、主要护理诊断/问题

(一)体液不足

体液不足与醛固酮分泌减少,引起水钠排泄增加及恶心、呕吐有关。

(二)营养失调

低于机体需要量与疾病导致畏食、消化功能不良有关。

（三）活动无耐力

活动无耐力与皮质醇缺乏导致肌肉无力、疲乏有关。

（四）潜在并发症

肾上腺危象。

八、护理措施

（一）饮食护理

（1）指导进食高碳水化合物、高蛋白、高钠饮食。病情许可时，鼓励患者每天摄取水分在3 000 mL以上。

（2）避免进含钾高的食物，如柑橘类、香蕉、南瓜、甜瓜等，以免加重高血钾，诱发心律失常。

（3）摄取足够的食盐（8～10 g/d）以补充失钠量，如有大量出汗、腹泻时可酌情增加食盐摄入量。

（二）活动与休息

给予安全的环境，保证患者充分休息，限制探视。避免单独下床，指导患者在改变体位时动作宜缓慢，防止发生直立性低血压。

（三）病情观察

（1）记录每天液体出入量，观察患者皮肤的颜色、湿度及弹性，注意有无脱水表现，如皮肤干燥、粗糙、缺乏弹性等。

（2）监测有无低血钠、高血钾、高血钙、低血糖及血清氯化物降低。给予心电监护观察心电图变化，注意有无心律失常。

（3）观察患者有无恶心、呕吐、腹泻情况并记录。

（4）用盐皮质激素的患者要监测有无头痛、水肿、高血压等药物过量的表现。

（四）并发症的护理

1.避免诱因

积极控制感染，避免创伤、劳累和突然中断治疗。手术和分娩时应做好充分的准备。

2.病情监测

注意患者意识、生命体征变化，当患者出现恶心、呕吐、腹泻、大量出汗时应及时处理。

3.危象的抢救配合

保持静脉输液通畅，按医嘱迅速补充生理盐水、葡萄糖液和糖皮质激素，并注意观察用药疗效。

（五）健康教育

（1）患者对疾病的性质、替代治疗的方法、罹患其他疾病时如何调整剂量和紧急时如何求医等要有基本的了解。

（2）随身携带病情卡，写明诊断、服用药名和每天服用剂量。

（3）外出工作或旅行时避免阳光直晒，以免加重色素沉着，并带足所需口服药物和注射用地塞米松和注射器。

（4）指导服药方法，告知不良反应。切勿自行增加药量或停药，药物应与食物或制酸剂一起服用,避免单独或饭前服用,以免损伤胃黏膜。

(5)强调按时定量服药,并定期到医院复查及随访,遵医嘱调整药物剂量。

九、护理效果评估

(1)患者临床症状改善,如直立性低血压缓解,皮肤色素变浅等。

(2)患者血钾及血浆 ACTH 等激素水平下降至正常范围。

(3)患者未发生肾上腺危象或发生时被及时发现和处理。

第四节　库欣综合征

库欣综合征是由各种原因引起肾上腺皮质分泌过量的糖皮质激素所致病症的总称,以满月脸、多血质外貌、向心性肥胖、皮肤紫纹、痤疮、糖尿病倾向、高血压、骨质疏松等为主要表现。

一、病理生理

高皮质醇血症是本病主要病理生理学基础。皮质醇为人体代谢及应激等所必需的一种激素,过量则引起全身代谢紊乱,导致临床综合征的发生。

二、病因与诱因

肾上腺皮质主要受下丘脑-垂体的调节形成下丘脑-垂体-肾上腺皮质轴。这个轴的任何环节出现紊乱,都会影响肾上腺皮质的功能,使其分泌的激素发生变化,导致机体产生一系列病理生理过程,引起肾上腺皮质疾病。因此,本病既可原发于肾上腺疾病,也可继发于下丘脑垂体疾病。

(一)依赖 ACTH 的库欣综合征

(1)库欣病最常见,约占库欣综合征的 70%,指垂体 ACTH 分泌过多,伴肾上腺皮质增生。垂体多有微腺瘤,也有未能发现肿瘤者。

(2)异位 ACTH 综合征是由于垂体以外的恶性肿瘤产生 ACTH,刺激肾上腺皮质增生,分泌过量的皮质醇所致。最常见的是肺癌(约占 50%),其次是胸腺癌和胰腺癌(各约 10%),其他的还有甲状腺髓样癌等。

(二)不依赖 ACTH 的库欣综合征

1.肾上腺皮质腺瘤

肾上腺皮质腺瘤占库欣综合征的 15%～20%。

2.肾上腺皮质癌

肾上腺皮质癌约占库欣综合征的 5%,病情重,进展快。

3 不依赖 ACTH 的双侧肾上腺小结节性增生

患者血中 ACTH 低或检测不到,大剂量地塞米松不能抑制。发病机制与遗传和免疫有关。

4.不依赖 ACTH 的双侧肾上腺大结节性增生

可能为抑胃肽促进皮质醇分泌,同时又反馈抑制垂体和下丘脑。

三、临床表现

(一)脂肪代谢障碍

向心性肥胖、满月脸、水牛背、多血质外貌、紫纹等,锁骨上窝脂肪垫,颊部及锁骨上窝堆积有特征性。

(二)蛋白质代谢障碍

皮肤弹性纤维断裂,可见微血管的红色紫纹。毛细血管脆性增加易有皮下淤血。肌萎缩及无力。骨质疏松,病理性骨折。

(三)糖代谢障碍

外周组织糖利用减少,肝糖输出增多,糖异生增加。

(四)电解质紊乱

过多致潴钠排钾,高血压,低血钾(去氧皮质酮盐皮质样作用)、水肿及夜尿增加,低血钾性碱中毒(异位 ACTH 综合征和肾上腺皮致癌)。

(五)心血管病变

高血压常见,皮质醇和去氧皮质酮等增多是其主要原因。患者伴有动脉硬化和肾小动脉硬化,可能是高血压的后果,又可加重高血压。

(六)感染

长期皮质醇分泌增多使免疫功能减弱,患者容易感染某些化脓性细菌、真菌和病毒性疾病。因皮质醇增多使发热等机体防御反应被抑制,患者的感染征象往往不显著,易造成漏诊,后果严重。

(七)造血系统及血液改变

红细胞计数和血红蛋白含量偏高,且患者皮肤菲薄而呈多血质面容。大量的皮质醇使白细胞总数及中性粒细胞增多,淋巴细胞和嗜酸性粒细胞减少。

(八)性功能异常

女性患者出现月经减少、不规则或停经表现,多伴有不孕、轻度脱毛、痤疮等。男性患者性欲减退、阴茎缩小、睾丸变软、男性性征减少等。

(九)神经、精神障碍

患者常有不同程度的精神、情绪变化,如情绪不稳定、烦躁、失眠,严重者精神变态,个别可发生偏执狂。

(十)皮肤色素沉着

异位 ACTH 综合征患者皮肤色素明显加深。

四、实验室及其他检查

(1)血浆皮质醇测定:血浆皮质醇水平增高且昼夜节律消失,早晨高于正常,晚上不显著低于早晨。

(2)24 小时尿:17-羟皮质类固醇、血游离皮质醇升高。

(3)地塞米松抑制试验:小剂量地塞米松抑制试验,尿 17-羟皮质类固醇不能被抑制到对照值的 50% 以下;大剂量地塞米松试验,尿 17-羟皮质类固醇能被抑制到对照值的 50% 以下者病变多为垂体性,不能被抑制者可能为原发性肾上腺皮质肿瘤或异位 ACTH 综合征。

（4）ATCH 试验：垂体性库欣病和异位 ACTH 综合征者有反应，原发性肾上腺皮质肿瘤者多数无反应。

（5）影像学检查：肾上腺超声检查、蝶鞍 X 线、垂体 CT、MRI 等检查可发现相应病变。

五、治疗原则

（1）库欣病常采用手术、放射治疗或药物等方法来去除、破坏病灶或抑制肾上腺皮质激素的合成。

（2）肾上腺肿瘤经检查明确腺瘤部位后，手术切除可根治。

（3）不依赖 ACTH 小结节性或大结节性双侧肾上腺增生，做双侧肾上腺切除术，术后做激素替代治疗。

（4）异位 ACTH 综合征应治疗原发性肿瘤，根据具体病情做手术、放疗和化疗。如不能根治，则需用肾上腺皮质激素合成阻滞药。

六、护理评估

（一）一般评估

1.患者主诉

如皮肤瘀斑、多血质外貌、近端肌无力、乏力、抑郁、肥胖、糖尿病、高血压或月经不规律等症状。

2.生命体征

生命体征基本正常。

3.相关记录

体重、饮食、皮肤、出入量等记录结果。

（二）身体评估

注意患者有无出现典型的满月脸、多血质外貌、向心性肥胖、皮肤紫纹、痤疮、糖尿病倾向、高血压和骨质疏松等。

（三）心理-社会评估

患者在疾病治疗过程中的心理反应与需求，家庭及社会支持情况，引导患者正确配合疾病的治疗与护理。

（四）辅助检查结果评估

1.实验室检查

各型库欣综合征共有的糖皮质激素分泌异常：皮质醇分泌增多，失去昼夜分泌节律，且不能被小剂量地塞米松抑制。

2.ATCH 试验

垂体性库欣病和异位 ACTH 综合征者有反应，原发性肾上腺皮质肿瘤者多数无反应。

3.影像学检查

肾上腺超声检查、蝶鞍 X 线、垂体 CT、MRI 等检查可发现相应病变。

（五）主要用药的评估

主要使用作用于下丘脑-垂体神经递质的药物，如赛庚啶、溴隐亭、奥曲肽等，多数药物作用缺乏特异性，效果一般。

(1)用药剂量、用药方法(静脉注射、口服)的评估与记录。

(2)症状和体征改善,激素水平及生化指标恢复正常或接近正常,长期控制防止复发。

七、主要护理诊断/问题

(一)活动无耐力

活动无耐力与蛋白质分解过多、肌肉萎缩有关。

(二)自我形象紊乱

自我形象紊乱与库欣综合征引起身体外观改变有关。

(三)体液过多

体液过多与糖皮质激素过多引起水钠潴留有关。

(四)有感染的危险

有感染的危险与长期皮质醇分泌过多抑制免疫功能及高血糖引起的白细胞吞噬功能降低有关。

(五)有受伤的危险

有受伤的危险与代谢异常引起钙吸收障碍,导致骨质疏松及疾病所致皮肤菲薄有关。

八、护理措施

(一)病情观察

向心性肥胖的表现,紫纹的变化。有无咽痛、发热,注意观察注射部位皮肤,定期监测血压、血糖、血 K^+、Na^+、Cl^- 水平,询问患者睡眠情况。

(二)饮食护理

给予高蛋白、高维生素、低脂、低盐、含钾和钙丰富的饮食,含钾丰富的食品有菠菜、橘子、香蕉、猕猴桃等,含钙丰富的食品有豆制品、牛奶、虾等。

(三)适当活动

鼓励患者做一些力所能及的活动,以增强完成日常自理活动的耐受性,减缓肌肉萎缩的进程。同时嘱其感到疲劳时,应适当休息。

(四)心理护理

鼓励患者表达自己的感受,耐心倾听患者的倾诉;对于其所表现出来的情绪反应,给予理解,避免一些刺激性的言行;安慰患者,向患者说明当激素水平控制至正常后,症状、体征即可消失;嘱患者的亲友关心、体贴患者,与护士一起帮助患者树立战胜疾病的信心。

(五)预防感染

对患者的日常生活进行保健指导,向患者及家属说明保持皮肤、口腔、会阴等清洁卫生的重要性,注意保暖,预防上呼吸道感染。护理人员做到保持病室通风,温湿度适宜,并定期进行紫外线照射消毒;保持床单清洁、干燥。

(六)防止外伤、骨折、皮肤破损

保持地面清洁、干燥、无障碍物,以减少患者摔倒受伤的危险;经常巡视患者,及时满足生活需求;嘱患者穿柔软宽松的衣裤,不要系腰带;嘱其在活动中避免范围过大、运动量过强。

(七)健康教育

(1)为患者及其家属讲解本病各种症状、体征出现的原因以及各种治疗护理措施的依据及其重要性,使其能够自觉坚持饮食、饮水、活动、自我保护及治疗等。为了解治疗后机体激素水平,需定期复查。

(2)除肾上腺皮质腺瘤手术切除效果良好外,其他方法疗效均欠佳。如肾上腺切除术者约10%复发,且有10%～15%出现 Nelson 综合征;垂体放射治疗虽有较高治愈率,但并发症亦较多;经蝶窦显微外科手术是治疗垂体性库欣综合征最重要的进展,但不适用于大腺瘤者。

九、护理效果评估

(1)患者相应的症状和体征有所改善。

(2)患者激素水平及生化指标恢复正常或接近正常。

(3)患者未发生皮肤破损、感染等并发症或发生时被及时发现和处理。

第五节　糖尿病

糖尿病(DM)是一组由多病因引起的以慢性高血糖为特征的代谢性疾病,是由于胰岛素分泌和/或作用缺陷所引起。糖尿病是常见病、多发病。

一、分型

(一)1 型糖尿病(T1DM)

β 细胞破坏,常导致胰岛素绝对缺乏。

(二)2 型糖尿病(T2DM)

从以胰岛素抵抗为主伴胰岛素分泌不足到以胰岛素分泌不足为主伴胰岛素抵抗。

(三)其他特殊类型糖尿病

其他特殊类型糖尿病指病因相对比较明确,如胰腺炎、库欣综合征等引起的一些高血糖状态。

(四)妊娠糖尿病(GDM)

妊娠糖尿病指妊娠期间发生的不同程度的糖代谢异常。

二、病因与发病机制

糖尿病的病因和发病机制至今未完全阐明。总的来说,遗传因素及环境因素共同参与其发病过程。胰岛素由胰岛 β 细胞合成和分泌,经血液循环到达体内各组织器官的靶细胞,与特异受体结合并引发细胞内物质代谢效应,该过程中任何一个环节发生异常,均可导致糖尿病。

(一)T1DM

1.遗传因素

遗传因素在 T1DM 发病中起重要作用。

2.环境因素

环境因素可能与病毒感染、化学毒物和饮食因素有关。

3.自身免疫

有证据支持 T1DM 为自身免疫性疾病。

4.T1DM 的自然史

T1DM 的发生、发展经历以下阶段：①个体具有遗传易感性，临床无任何异常。②某些触发事件如病毒感染引起少量 β 细胞破坏并启动自身免疫过程。③出现免疫异常，可检测出各种胰岛细胞抗体。④β 细胞数目开始减少，仍能维持糖耐量正常。⑤β 细胞持续损伤达到一定程度时(通常只残存 10%～20%的 β 细胞)，胰岛素分泌不足，出现糖耐量降低或临床糖尿病，需用外源胰岛素治疗。⑥β 细胞几乎完全消失，需依赖外源胰岛素维持生命。

(二)T2DM

1.遗传因素与环境因素

有资料显示遗传因素主要影响 β 细胞功能。环境因素包括年龄增加、现代生活方式、营养过剩、体力活动不足、子宫内环境以及应激、化学毒物等。

2.胰岛素抵抗和 B 细胞功能缺陷

胰岛素抵抗是指胰岛素作用的靶器官对胰岛素作用的敏感性降低。β 细胞功能缺陷主要表现为胰岛素分泌异常。

3.糖耐量减低和空腹血糖调节受损

糖耐量减低是葡萄糖不耐受的一种类型。空腹血糖调节受损是指一类非糖尿病性空腹血糖异常，其血糖浓度高于正常，但低于糖尿病的诊断值。目前认为二者均为糖尿病的危险因素，是发生心血管病的危险标志。

三、临床表现

(一)代谢紊乱症状群

(1)多饮、多食、多尿和体重减轻。

(2)皮肤瘙痒：患者常有皮肤瘙痒，女性患者可出现外阴瘙痒。

(3)其他症状：四肢酸痛、麻木、腰痛、性欲减退、月经失调、便秘、视物模糊等。

(二)并发症

1.糖尿病急性并发症

(1)糖尿病酮症酸中毒(DKA)：为最常见的糖尿病急症，以高血糖、酮症和酸中毒为主要表现。DKA 最常见的诱因是感染，其他诱因有胰岛素治疗中断或不适当减量、饮食不当、各种应激及酗酒等。临床早期表现为三多一少症状并逐渐加重；随后出现食欲缺乏、恶心、呕吐，多尿、口干、头痛、嗜睡，呼吸深快，呼气中有烂苹果味(丙酮)；后期严重失水、尿量减少、眼球下陷、皮肤黏膜干燥，血压下降、心率加快，四肢厥冷；晚期不同程度意识障碍。

(2)高渗高血糖综合征(HHS)：是糖尿病急性代谢紊乱的另一临床类型，以严重高血糖、高血浆渗透压、脱水为特点，无明显酮症酸中毒，患者常有不同程度的意识障碍或昏迷。本病起病缓慢，最初表现为多尿、多饮，但多食不明显或反而食欲缺乏；随病情进展出现严重脱水和神经精神症状，患者反应迟钝、烦躁或淡漠、嗜睡，逐渐陷入昏迷、出现抽搐，晚期尿少甚至尿闭，但无酸中毒样深大呼吸。与 DKA 相比，失水更为严重、神经精神症状更为突出。

(3)感染性疾病：糖尿病容易并发各种感染，血糖控制差者更易发生，病情也更严重。

(4)低血糖：一般将血糖≤2.8 mmol/L 作为低血糖的诊断标准，而糖尿病患者血糖值≤3.9 mmol/L 就属于低血糖范畴。低血糖有两种临床类型，即空腹低血糖和餐后(反应性)

低血糖。低血糖的临床表现呈发作性,具体分为两类。①自主(交感)神经过度兴奋表现:多有出汗、颤抖、心悸、紧张、焦虑、饥饿、流涎、软弱无力、面色苍白、心率加快、四肢冰凉、收缩压轻度升高等。②脑功能障碍表现:初期表现为精神不集中、思维和语言迟钝、头晕、嗜睡、视物不清、步态不稳,后可有幻觉、躁动、易怒、性格改变、认知障碍,严重时发生抽搐、昏迷。

2.糖尿病慢性并发症

(1)微血管病变:是糖尿病的特异性并发症。微血管病变主要发生在视网膜、肾、神经和心肌组织,尤以肾脏和视网膜病变最为显著。

(2)大血管病变:是糖尿病最严重、突出的并发症,主要表现为动脉粥样硬化。动脉粥样硬化主要侵犯主动脉、冠状动脉、脑动脉、肾动脉和肢体外周动脉等。

(3)神经系统并发症:以周围神经病变最常见,通常为对称性,下肢较上肢严重,病情进展缓慢。患者常先出现肢端感觉异常,如袜子或手套状分布,伴麻木、烧灼、针刺感或如踏棉垫感,可伴痛觉过敏、疼痛;后期可有运动神经受累,出现肌力减弱甚至肌萎缩和瘫痪。

(4)糖尿病足:指与下肢远端神经异常和不同程度周围血管病变相关的足部溃疡、感染和/或深层组织破坏。主要表现为足部溃疡、坏疽。糖尿病足是糖尿病最严重且需治疗费用最多的慢性并发症之一,是糖尿病非外伤性截肢的最主要原因。

(5)其他:糖尿病还可引起黄斑病、白内障、青光眼、屈光改变、虹膜睫状体病变等。牙周病是最常见的糖尿病口腔并发症。

在我国,糖尿病是导致成人失明、非创伤性截肢的主要原因;心血管疾病是使糖尿病患者致残、致死的主要原因。

四、辅助检查

(一)尿糖测定

尿糖受肾糖阈的影响。尿糖阳性只提示血糖值超过肾糖阈(大约 10 mmol/L),尿糖阴性不能排除糖尿病可能。

(二)血糖测定

血糖测定的方法有静脉血葡萄糖测定、毛细血管血葡萄糖测定和 24 小时动态血糖测定 3 种。前者用于诊断糖尿病,后两种仅用于糖尿病的监测。

(三)口服葡萄糖耐量试验(OGTT)

当血糖高于正常范围而又未达到诊断糖尿病标准时,须进行 OGTT。OGTT 应在未摄入任何热量8 小时后,于清晨空腹进行,将 75 g 无水葡萄糖溶于 250～300 mL 水中,5～10 分钟内饮完,空腹及开始饮葡萄糖水后两小时测静脉血浆葡萄糖。儿童服糖量按每千克体重 1.75 g 计算,总量不超过 75 g。

(四)糖化血红蛋白 A_1(GHbA$_1$)测定

GHbA$_1$ 反映患者取血前 8～12 周血糖的总水平,是糖尿病病情控制的监测指标之一,正常值是3%～6%。

(五)血浆胰岛素和 C-肽测定

血浆胰岛素和 C-肽测定主要用于胰岛 β 细胞功能的评价。

（六）其他

根据病情需要选用血脂,肝、肾功能等常规检查,急性严重代谢紊乱时的酮体、电解质、酸碱平衡检查,心、肝、肾、脑、眼科以及神经系统的各项辅助检查等。

五、治疗要点

糖尿病管理须遵循早期和长期、积极而理性、综合治疗和全面达标、治疗措施个体化等原则。IDF 提出糖尿病综合管理 5 个要点(有"五驾马车"之称):糖尿病教育、医学营养治疗、运动治疗、血糖监测和药物治疗。

（一）健康教育

健康教育是重要的基础管理措施,是决定糖尿病管理成败的关键。每位糖尿病患者均应接受全面的糖尿病教育,充分认识糖尿病并掌握自我管理技能。

（二）医学营养治疗

医学营养治疗是糖尿病基础管理措施,是综合管理的重要组成部分。详见饮食护理。

（三）运动疗法

在糖尿病的管理中占重要地位,尤其对肥胖的 T2DM 患者,运动可增加胰岛素敏感性,有助于控制血糖和体重。运动的原则是适量、经常性和个体化。详见运动护理。

（四）药物治疗

1.口服药物治疗

(1)促胰岛素分泌剂。①磺脲类药物:其作用不依赖于血糖浓度,常用的有格列苯脲、格列吡嗪、格列齐特、格列喹酮和格列苯脲等。②非磺脲类药物:降血糖作用快而短,主要用于控制餐后高血糖,如瑞格列奈和那格列奈。

(2)增加胰岛素敏感性药物。①双胍类:常用的药物有二甲双胍。二甲双胍通常每天剂量 $500\sim1\,500$ mg,分 $2\sim3$ 次口服,最大剂量不超过每天 2 g。②噻唑烷二酮类:也称格列酮类,有罗格列酮和吡格列酮两种制剂。

(3)α 葡萄糖苷酶抑制剂:作为 T2DM 第一线药物,尤其适用于空腹血糖正常(或偏高)而餐后血糖明显升高者。常用药物有阿卡波糖和伏格列波糖。

(4)GLP-1 受体激动剂和 DPP-Ⅳ 抑制剂:基于肠促胰液素的降糖药物。①GLP-1 受体激动剂:代表药物有艾塞那肽和利拉鲁肽,适用于肥胖患者胰岛素抵抗。②DPP-Ⅳ 抑制剂:代表药物有西格列汀和沙格列汀。

2.胰岛素治疗

胰岛素治疗是控制高血糖的重要和有效手段。

(1)适应证:①T1DM。②合并各种严重的糖尿病急性或慢性并发症。③处于应激状态,如手术、妊娠和分娩等。④T2DM 血糖控制不满意,B 细胞功能明显减退者。⑤某些特殊类型糖尿病。

(2)制剂类型:按作用快慢和维持作用时间长短,可分为速效、短效、中效、长效、预混胰岛素 5 类。根据胰岛素的来源不同,可分为动物胰岛素、人胰岛素和胰岛素类似物。

(3)使用原则:①胰岛素治疗应在综合治疗基础上进行。②胰岛素治疗方案应力求模拟生理性胰岛素分泌模式。③从小剂量开始,根据血糖水平逐渐调整。

六、护理措施

(一)一般护理

1.饮食护理

应帮助患者制订合理、个性化的饮食计划,并鼓励和督促患者坚持执行。

(1)制订总热量。①计算理想体重(简易公式法):理想体重(kg)=身高(cm)－105。②计算总热量:成年人休息状态下每天每千克理想体重给予热量 104.6～125.6 kJ(25～30 kcal),轻体力劳动者给予 125.6～146.5 kJ(30～35 kcal),中度体力劳动者给予 146.5～167.4 kJ(35～40 kcal),重体力劳动者给予 167.4 kJ(40 kcal)以上。儿童、孕妇、乳母、营养不良和消瘦以及伴有消耗性疾病者应酌情增加,肥胖者酌减,使体重逐渐恢复至理想体重的±5%。

(2)食物的组成和分配。食物组成:总的原则是高碳水化合物、低脂肪、适量蛋白质和高纤维的膳食。碳水化合物所提供的热量占饮食总热量的 50%～60%,蛋白质的摄入量占供能比的 10%～15%,脂肪所提供的热量不超过总热量的 30%,饱和脂肪酸不应超过总热量的 7%,每天胆固醇摄入量宜在 300 mg 以下。确定每天饮食总热量和碳水化合物、脂肪、蛋白质的组成后,按每克碳水化合物、蛋白质产热 16.7 kJ(4 kcal),每克脂肪产热 37.7 kJ(9 kcal),将热量换算为食品后制订食谱,可按每天三餐分配为 1/5、2/5、2/5 或 1/3、1/3、1/3。

2.运动护理

(1)糖尿病患者运动锻炼的原则:有氧运动、持之以恒、量力而行。

(2)运动方式的选择:有氧运动为主,如散步、慢跑、快走、骑自行车、做广播体操、打太极拳、球类活动等。

(3)运动量的选择:合适的运动强度为活动时患者的心率达到个体 60% 的最大氧耗量,简易计算方法如下:心率=170－年龄。

(4)运动时间的选择:最佳运动时间是餐后 1 小时(以进食开始计时)。每天安排一定量的运动,每周至少 3 次。每次运动时间为 30～40 分钟,包括运动前做准备活动和运动结束时的整理运动时间。

(5)运动的注意事项:①不宜空腹时进行,运动过程应补充水分,携带糖果,出现低血糖症状时,立即食用。②运动过程中出现胸闷、胸痛、视物模糊等应立即停止运动,并及时处理。③血糖>14 mmol/L,应减少活动,增加休息。④随身携带糖尿病卡以备急需。⑤运动时,穿宽松的衣服,棉质的袜子和舒适的鞋子,可以有效排汗和保护双脚。

(二)用药护理

1.口服用药的护理

指导患者正确服用口服降糖药,了解各类降糖药的作用、剂量、用法、不良反应和注意事项。

(1)口服磺脲类药物的护理:①协助患者于早餐前 30 分钟服用,每天多次服用的磺脲类药物应在餐前 30 分钟服用。②严密观察药物的不良反应。最主要的不良反应是低血糖,护士应教会患者正确识别低血糖的症状及如何及时应对和选择医疗支持。③注意药物之间的协同与拮抗。水杨酸类、磺胺类、苯基丁氮酮、利舍平、β受体阻滞剂等药物与磺脲类药物合用时,会产生协同作用,增强后者的降糖作用;噻嗪类利尿剂、呋塞米、依他尼酸、糖皮质激素等药物与磺脲类药物合用时,会产生拮抗作用,降低后者的降糖作用。

(2)口服双胍类药物的护理:①指导患者餐中或餐后服药。②如出现轻微胃肠道反应,给予患者讲解和指导,以减轻患者的紧张或恐惧心理。③用药期间限制饮酒。

(3)口服α葡萄糖苷酶抑制剂类药物的护理:①应与第一口饭同时服用。②本药的不良反应有腹部胀气、排气增多或腹泻等症状,在继续使用或减量后消失。③服用该药时,如果饮食中淀粉类比例太低,而单糖或啤酒过多则疗效不佳。④出现低血糖时,应直接给予葡萄糖口服或静脉注射,进食淀粉类食物无效。

(4)口服噻唑烷二酮类药物的护理:①每天服用一次,可在餐前、餐中、餐后任何时间服用,但服药时间应尽可能固定。②密切观察有无水肿、体重增加等不良反应,缺血性心血管疾病的风险增加,一旦出现应立即停药。③如果发现食欲缺乏等情况,警惕肝功能损害。

2.使用胰岛素的护理

(1)胰岛素的保存:①未开封的胰岛素放于冰箱4~8 ℃冷藏保存,勿放在冰箱门上,以免震荡受损。②正在使用的胰岛素在常温下(不超过28 ℃)可使用28天,无须放入冰箱。③运输过程尽量保持低温,避免过热、光照和剧烈晃动等,否则可因蛋白质凝固变性而失效。

(2)胰岛素的注射途径:包括静脉注射和皮下注射两种。注射工具有胰岛素专用注射器、胰岛素笔和胰岛素泵。

(3)胰岛素的注射部位:皮下注射胰岛素时,宜选择皮肤疏松部位,如上臂三角肌、臀大肌、大腿前侧、腹部等。进行运动锻炼时,不要选择大腿、臂部等要活动的部位注射。注射部位要经常更换,如在同一区域注射,必须与上次注射部位相距1 cm以上,选择无硬结的部位。

(4)胰岛素不良反应的观察与处理:①低血糖反应(见本节"低血糖的护理")。②变态反应,表现为注射部位瘙痒,继而出现荨麻疹样皮疹,全身性荨麻疹少见。处理措施包括更换高纯胰岛素、使用抗组胺药以及脱敏疗法,严重反应者中断胰岛素治疗。③注射部位皮下脂肪萎缩或增生,采用多点、多部位皮下注射和及时更换针头可预防其发生。若发生则停止注射该部位后可缓慢自然恢复。④水肿,胰岛素治疗初期可发生轻度水肿,以颜面和四肢多见,可自行缓解。⑤视物模糊,部分患者出现,多为晶状体屈光改变,常于数周内自然恢复。⑥体重增加,以老年T2DM患者多见,多引起腹部肥胖。护士应指导患者配合饮食、运动治疗控制体重。

(5)使用胰岛素的注意事项:①准确执行医嘱,按时注射。对每毫升40 U和100 U两种规格的胰岛素,使用时应注意注射器与胰岛素浓度的匹配。②长、短效或中、短效胰岛素混合使用时,应先抽吸短效胰岛素,再抽吸长效胰岛素,然后混匀,禁忌反向操作。③注射胰岛素时应严格无菌操作,防止发生感染。④胰岛素治疗的患者,应每天监测血糖2~4次,出现血糖波动过大或过高,及时通知医师。⑤使用胰岛素笔时要注意笔与笔芯是否匹配,每次注射前确认笔内是否有足够的剂量,药液是否变质。每次注射前安置新针头,使用后丢弃。⑥用药期间定期检查血糖,尿常规,肝、肾功能,视力,眼底视网膜血管,血压及心电图等,了解病情及糖尿病并发症的情况。⑦指导患者配合糖尿病饮食和运动治疗。

(三)并发症的护理

1.低血糖的护理

(1)加强预防:①指导患者应用胰岛素和胰岛素促分泌剂,从小剂量开始,逐渐增加剂量,谨慎调整剂量。②指导患者定时定量进餐,如果进餐量较少,应相应减少药物剂量。③指导患者运动量增加时,运动前应增加额外的碳水化合物的摄入。④乙醇能直接导致低血糖,应指导患者避免酗酒和空腹饮酒。⑤容易在后半夜及清晨发生低血糖的患者,晚餐适当增加主食或含蛋白质较高的食物。

(2)症状观察和血糖监测:观察患者有无低血糖的临床表现,尤其是服用胰岛素促分泌剂和注射胰岛素的患者。对老年患者的血糖不宜控制过严,一般空腹血糖不超过 7.8 mmol/L,餐后血糖不超过11.1 mmol/L即可。

(3)急救护理:一旦确定患者发生低血糖,应尽快给予糖分补充,解除脑细胞缺糖状态,并帮助患者寻找诱因,给予健康指导,避免再次发生。

2.酮症酸中毒、高渗高血糖综合征的护理

(1)预防措施:定期监测血糖,应激状况时每天监测血糖。合理用药,不要随意减量或停药。保证充足的水分摄入。

(2)病情监测:严密观察患者的生命体征、意识和瞳孔的变化,记录 24 小时出入液量等。遵医嘱定时监测血糖、血钠和渗透压的变化。

(3)急救配合与护理:①立即开放两条静脉通路,准确执行医嘱,输入胰岛素,按照正确的顺序和速度输入液体。②绝对卧床休息,注意保暖,给予患者持续低流量吸氧。③加强生活护理,尤其是口腔护理、皮肤护理。④昏迷者按昏迷常规护理。

3.糖尿病足的预防与护理

(1)足部观察与检查:①每天检查双足一次,视力不佳者,亲友可代为检查。②了解足部有无感觉减退、麻木、刺痛感;观察足部的皮肤温度、颜色及足背动脉搏动情况。③注意检查趾甲、趾间、足底皮肤有无红肿、破溃、坏死等损伤。④定期做足部保护性感觉的测试,常用尼龙单丝测试。

(2)日常预防措施。

1)保持足部清洁,避免感染:每天清洗足部一次,10 分钟左右;水温适宜,不能烫脚;洗完后用柔软的浅色毛巾擦干,尤其是脚趾间;皮肤干燥者可涂护肤软膏,但不要太油,不能常用。

2)预防外伤:①指导患者不能赤足走路,外出时不能穿拖鞋和凉鞋,不能光脚穿鞋,禁忌穿高跟鞋和尖头鞋,防止脚受伤。②应帮助视力不好的患者修剪趾甲,趾甲修剪与脚趾平齐,并锉圆边缘尖锐部分。③冬天不要使用热水袋、电热毯或烤灯保暖,防止烫伤,同时应注意预防冻伤。夏天注意避免蚊虫叮咬。④避免足部针灸、修脚等,防止意外感染。

3)选择合适的鞋袜:①指导患者选择厚底、圆头、宽松、系鞋带的鞋子;鞋子的面料以软皮、帆布或布面、透气性好的面料为佳;购鞋时间最好是下午,需穿袜子试穿,新鞋第一次穿20～30 分钟,之后再延长穿鞋时间。②袜子选择以浅色、弹性好、吸汗、透气及散热好的棉质袜子为佳,大小适中、无破洞、不粗糙。

4)促进肢体血液循环:①指导患者步行和进行腿部运动,如提脚尖,即脚尖提起、放下、重复 20 次,试着以单脚承受全身力量来做。②避免盘腿坐或跷二郎腿。

5)积极控制血糖,说服患者戒烟:足溃疡的教育应从早期指导患者控制和监测血糖开始。同时告知患者戒烟,因吸烟会导致局部血管收缩而促进足溃疡的发生。

6)及时就诊:如果伤口出现感染或久治不愈,应及时就医,进行专业处理。

(四)心理护理

糖尿病患者常见的心理特征有否定怀疑、恐惧紧张、焦虑烦躁、悲观抑郁、轻视麻痹、愤怒拒绝、内疚混乱等。针对以上特征,护理人员应对患者进行针对性的心理护理。糖尿病患者的心理护理因人而异,但对每一个患者,护士都要做到以和蔼可亲的态度做耐心细致、科学专业的讲解。

(1)当患者拒绝承认患病事实时,护士应耐心主动地向患者讲解糖尿病相关的知识,使患者消除否定、怀疑、拒绝的心理,并积极主动地配合治疗。

(2)有轻视麻痹心理的患者,应耐心地向患者讲解不重视治疗的后果及各种并发症的严重危害,使患者积极地配合治疗。

(3)指导患者学习糖尿病自我管理的知识,帮助患者树立战胜疾病的信心,使患者逐渐消除上述心理。

(4)寻求社会支持,动员糖尿病患者的亲友学习糖尿病相关知识,理解糖尿病患者的困境,全面支持患者。

第六节　肥胖症

肥胖是体内脂肪,尤其是甘油三酯积聚过多和/或分布异常、体重增加,是包括遗传和环境因素在内的多种因素相互作用所引起的慢性代谢性疾病。通常由于食物摄入过多或机体代谢的改变而导致体内脂肪积聚过多,造成体重过度增长,并引起人体病理生理的改变。体质指数(body mass index,BMI)为体重(kg)除以身高(m)的平方,是评估肥胖程度的指标。

一、病理生理

单纯性肥胖的病理改变主要体现在脂肪细胞的数量增多、体积增大,这种体积增大是细胞内的脂滴堆积的结果。按照病理改变把单纯性肥胖分为两类:增生性肥胖和肥大性肥胖。增生性的脂肪细胞不仅仅体积变大,而且脂肪细胞的数目也有所增多;肥大性肥胖的脂肪细胞则只有体积变大,而数目变化不大。

二、病因及诱因

(一)遗传因素

人类的流行病学研究表明单纯性肥胖呈一定的家族倾向,往往父母肥胖,子女亦自幼较胖。

(二)中枢神经系统

下丘脑中存在着两对与摄食行为有关的神经核,能够调节食欲、营养物的消化和吸收,如该区域发生病变或手术,可引起肥胖。

(三)内分泌系统

肥胖症患者均可见血中胰岛素升高,提示高胰岛素血症与肥胖症关系密切。在产后、绝经期后或长期口服避孕药的女性,肥胖症增多,提示脂肪合成代谢与雌激素有关。

(四)代谢因素

肥胖症的发生可能并非完全取决于能量摄入的多少,而与能量代谢的个体差异有关。

(五)其他因素

如营养、生长因素等。

三、疾病分类

(一)根据肥胖病因的不同

根据肥胖病因的不同,肥胖可以分为单纯性肥胖和继发性肥胖两大类。单纯性肥胖无明确病因,可能与遗传、饮食和运动习惯等因素有关。医学上也可把它称为原发性肥胖,在所有的肥胖中,99%以上是单纯性肥胖。继发性肥胖是指由于其他疾病所导致的肥胖,仅占肥胖的 1%。

(二)根据脂肪在身体不同部位的分布

根据脂肪在身体不同部位的分布,肥胖可以分为腹部型肥胖和臀部型肥胖两种。腹部型肥胖又称为向心性肥胖,这种人脂肪主要沉积在腹部的皮下以及腹腔内,四肢则相对较细。臀部型肥胖者的脂肪主要沉积在臀部以及腿部,又称为非向心性肥胖多。

(三)按照发病年龄的不同

按照发病年龄的不同,可以把肥胖分为幼年起病型、青春期起病型及成人起病型肥胖。

四、临床表现

(一)早期表现

肥胖者的早期表现仅仅是体重增加、外形改变,不同类型的肥胖,脂肪分布也有所不同。随着肥胖严重程度的加重,可能渐渐出现各种临床异常的表现。一般可以分为 3 类。

1.心理表现

肥胖者往往对自己的肥胖自惭形秽,甚至产生自我厌弃的感觉,因而可以导致焦虑、抑郁、负疚感等不良心态,甚至产生对他人的敌意。

2.躯体表现

躯体表现如活动不便、气喘吁吁、肌肉疲乏、关节疼痛及水肿等表现。

3.并发症表现

不同的并发症有各自相应的临床表现。如合并糖尿病出现血糖升高,会有三多一少的症状,即多尿、多饮、多食及体力和体重的下降。合并高血压时,自觉头痛、眩晕、心慌等。情绪激动或劳累时,感到胸前区疼痛,左肩放射性麻木或疼痛;合并睡眠呼吸暂停低通气综合征的肥胖患者在睡觉时出现响亮而不均匀的呼噜声,睡眠过程出现呼吸暂停或反复夜间憋醒等症状。

(二)原发疾病的表现

对于继发性肥胖患者,还可能出现引起肥胖的原发疾病的表现。

1.皮质醇增多症

皮质醇增多症又叫库欣综合征,是由皮质醇分泌过多引起的。主要表现是向心性肥胖,也就是肥胖主要集中在躯干部位,而四肢的脂肪相对较少。除了满月脸、水牛背、锁骨上脂肪垫等向心性肥胖的表现外,皮质醇增多症的其他症状还有皮肤紫纹、多毛等。严重的还会有胰岛素抵抗、糖尿病、高血压和骨质疏松。这种疾病大多是由下丘脑、垂体或肾上腺肿瘤引起的。

2.下丘脑性肥胖

由于下丘脑存在调节食欲的中枢,包括饿感中枢和饱感中枢,所以下丘脑的疾病可能影响这些中枢,从而导致多食性肥胖。引起下丘脑性肥胖的疾病可能有外伤、肿瘤、炎症或是颅内压增高对下丘脑的压迫等。下丘脑性肥胖往往伴有其他症状,如头痛、视力下降、发育迟缓、性功能减退、尿崩症、嗜睡以及行为改变等。

3.多囊卵巢综合征

患有这种疾病的多为青年妇女,主要临床表现除了肥胖之外,还有多毛、月经稀发或闭经。患者的卵巢有许多闭锁卵泡,不能排卵。多囊卵巢综合征引起肥胖的机制还不清楚。

4.甲状腺功能减退

甲状腺功能减退也可引起体重明显增加,而大部分患者体重增加的原因是由于水肿导致的组织间积水,只有少数是真正的脂肪增多。

5.其他

肢端肥大症、假性甲状旁腺功能减低、性腺功能减低、胰岛素瘤等。然而必须强调的是,只有不到1%的肥胖是由内分泌疾病引起的。

五、实验室及其他检查

(一)BMI

BMI=体重(kg)/身高(m^2),是较常用的指标。国际肥胖特别工作组提出亚洲成年人BMI正常范围为18.5～22.9。<18.5为体重过低;≥23为超重;23～24.9为肥胖前期;25～29.9为Ⅰ度肥胖;≥30为Ⅱ度肥胖。

(二)腰臀比

分别测量肋弓下缘至髂前上棘之间中点的径线(腰围)与股骨粗隆水平的径线(臀围),再算出比值。

(三)理想体重

理想体重(kg)=身高(cm)-105;或身高(cm)减100后乘以0.9(男性)或0.85(女性)。

六、治疗原则

(一)营养治疗

(1)控制饮食将摄入的能量总量限制在4 185.9～6 278.9 kJ/d(1 000～1 500 kcal/d),减少脂肪摄入,脂肪摄入量应为总能量的25%～35%,饮食中富含膳食纤维;以瘦肉和植物蛋白作为蛋白源。

(2)膳食中含有充足的优质蛋白质、必要的维生素、矿物质及充足的水分。

(3)进食时细嚼慢咽,以减慢营养物质吸收,控制能量摄入。

(4)饮食控制目标是每月体重下降0.5～1 kg,6个月体重下降7%～8%。

(二)运动治疗

运动治疗联合控制饮食,减肥效果更好。运动时,肌肉组织对脂肪酸和葡萄糖利用大大增加,使得多余的糖只能用来供能,而无法转变为脂肪而贮存。

(三)行为治疗

通过宣传教育使患者及其家属对肥胖症及其危害性有正确的认识,从而配合治疗、采取健康的生活方式、改变饮食和运动习惯,自觉地长期坚持是肥胖症治疗首位及最重要的措施。

七、药物治疗

目前常用的治疗肥胖症的药物主要有两类。

(一)作用于中枢的食欲抑制剂

此类药物又称厌食性药物,它是通过影响神经递质的活性,减少5-羟色胺和去甲肾上腺素再摄取,从而抑制食欲来减重。

(二)作用于外周的脂肪酶抑制剂

通过阻断饮食中部分脂肪的吸收达到减肥目的,在胃肠道抑制胃脂肪酶和胰液分泌,从而减少脂肪的吸收。

八、护理评估

(一)一般评估

1.患者主诉

单位时间内体重增加的情况、饮食习惯,每天进餐的次数和量,食后感觉和消化吸收情况等。

2.生命体征

生命体征基本正常。

3.相关记录

体重、饮食、排便习惯等记录结果。

(二)身体评估

注意患者有无伴随症状,如气急、行动困难、腰痛、便秘、怕热、多汗、头晕、心悸等及其程度。

(三)心理-社会评估

患者在疾病治疗过程中的心理反应与需求,家庭及社会支持情况,引导患者正确配合疾病的治疗与护理。

(四)辅助检查结果评估

1.BMI

BMI<18.5 为体重过低;BMI≥23 为超重;BMI 为 23～24.9 为肥胖前期;BMI 为 25～29.9为Ⅰ度肥胖;BMI≥30 为Ⅱ度肥胖。

2.腰臀比

正常成人腰臀比男性≥0.90,女性≥0.85 为中央型肥胖。

3.理想体重

实际体重超过理想体重的 20%者为肥胖;超过理想体重 10%又不到 20%者为超重。

九、主要护理诊断/问题

(一)营养失调

高于机体需要量与能量摄入和消耗失衡有关。

(二)自我形象紊乱

自我形象紊乱与肥胖对身体外形影响有关。

(三)活动无耐力

活动无耐力与肥胖导致体力下降有关。

（四）自尊紊乱

自尊紊乱与感到自卑及他人对肥胖的看法有关。

十、护理措施

（一）饮食护理

采用合理饮食方法,每天三餐定时定量,科学安排每天饮食,如饮食不过分油腻、不过分甜和不过多,宜适当增食蔬菜和粗粮,少食肥腻,多素食、少零食。

（二）休息与活动

1.保持良好而规律的生活习惯

根据年龄不同合理安排自己的睡眠时间,既要满足生理需要,又不能睡眠太多。

2.加强运动锻炼

长期坚持体育锻炼,经常参加慢跑、爬山、打球等户外活动,既能增强体质,使形体健美,又能预防肥胖的发生。

（三）心理护理

保持心情舒畅,良好的情绪能使体内各系统的生理功能保持正常运行,对预防肥胖能起一定作用。

（四）病情观察

(1)定期评估患者的营养状况及实验室检查有关指标的变化。

(2)体重的控制:注意减肥速度,轻度肥胖者可每月减重 0.5～1.0 kg,中度以上肥胖者可每周减重0.5～1.0 kg。

（五）用药护理

(1)芬特明、安费拉酮应早、晚餐前服用。

(2)服用西布曲明注意观察有无恶心、口干、食欲缺乏、心率快、紧张、便秘和失眠等不良反应。

(3)服用奥利司他肛门常有脂滴溢出,指导及时更换内裤,注意肛周清洁。

（六）健康教育

(1)向患者说明体重超重对健康的危害,鼓励家属共同参与计划的制订。

(2)向患者讲解基本营养知识、饮食卫生,避免不良的饮食习惯。

(3)指导患者坚持运动,告知只有坚持每天运动方能有效减轻体重。

十一、护理效果评估

(1)患者体重减轻,体重指数趋向正常范围。

(2)患者伴随症状改善,如气急、行动困难症状有所缓解等。

第七节　痛　风

痛风是由于单钠尿酸盐沉积在骨关节、肾脏和皮下等部位,引发的急、慢性炎症与组织损伤,与嘌呤代谢紊乱及(或)尿酸排泄减少所导致的高尿酸血症直接相关。其临床特点为高尿酸血症、反复发作的痛风性急性关节炎、间质性肾炎和痛风石形成,严重者可导致关节畸形及功能障碍,常伴有尿酸性尿路结石。根据病因可分为原发性及继发性两类,其中原发性痛风占绝大多数。

一、病因与发病机制

由于地域、民族、饮食习惯的不同,高尿酸血症的发病率也明显不同。其中原发性痛风属遗传性疾病,由先天性嘌呤代谢障碍所致,多数有阳性家族史。继发性痛风可由肾病、血液病、药物及高嘌呤食物等多种原因引起。

(一)高尿酸血症的形成

痛风的生化标志是高尿酸血症。尿酸是嘌呤代谢的终产物,血尿酸的平衡取决于嘌呤的生成和排泄。高尿酸血症的形成原因:①尿酸生成过多,当嘌呤核苷酸代谢酶缺陷和/或功能异常时,引起嘌呤合成增加,尿酸升高,这类患者在原发性痛风中不足20%。②肾对尿酸排泄减少,这是引起高尿酸血症的重要因素,在原发性痛风中,80%～90%的个体有尿酸排泄障碍。事实上尿酸的排泄减少和生成增加常是伴发的。

(二)痛风的发生

高尿酸血症患者只有5%～15%发生痛风,部分患者的高尿酸血症可持续终生但却无痛风性关节炎发作。当血尿酸浓度过高或在酸性环境下,尿酸可析出结晶,沉积在骨关节、肾脏及皮下组织等,引起痛风性关节炎、痛风肾及痛风石等。

二、临床表现

痛风多见于40岁以上的男性,女性多在绝经期后发病,近年发病有年轻化趋势,常有家族遗传史。

(一)无症状期

本期突出的特点为仅有血尿酸持续性或波动性升高,无任何临床表现。一般从无症状的高尿酸血症发展至临床痛风需要数年,有些甚至可以终生不出现症状。

(二)急性关节炎期

该病常于夜间突然起病,并可因疼痛而惊醒。初次发病往往为单一关节受累,继而累及多个关节。以第一跖趾关节为好发部位,其次为足、踝、跟、膝、腕、指和肘。症状一般在数小时内进展至高峰,受累关节及周围软组织呈暗红色,明显肿胀,局部发热,疼痛剧烈,常有关节活动受限,大关节受累时伴有关节腔积液。可伴有体温升高、头痛等症状。

(三)痛风石及慢性关节炎期

痛风石是痛风的特征性临床表现,典型部位在耳郭,也可见于反复发作的关节周围。外观为大小不一隆起的黄白色赘生物,表面菲薄,破溃后排出白色豆渣样尿酸盐结晶,很少引起继发感染。关节内大量沉积的痛风石可导致骨质破坏、关节周围组织纤维化及继发退行性改变等,临床表现为持续的关节肿痛、畸形、关节功能障碍等。

(四)肾脏改变

肾脏改变主要表现在两个方面:①痛风性肾病,早期表现为尿浓缩功能下降,可出现夜尿增多、低分子蛋白尿和镜下血尿等。晚期发展为慢性肾功能不全、高血压、水肿、贫血等。少数患者表现为急性肾衰竭,出现少尿甚至无尿,尿中可见大量尿酸晶体。②尿酸性肾石病,有

10％～25％的痛风患者出现肾尿酸结石。较小者呈细小泥沙样结石并可随尿液排出,较大的结石常引起肾绞痛、血尿、排尿困难及肾盂肾炎等。

三、辅助检查

(一)尿尿酸测定

经过 5 天限制嘌呤饮食后,24 小时尿尿酸排泄量超过 3.57 mmol(600 mg),即可认为尿酸生成增多。

(二)血尿酸测定

男性血尿酸正常值为 208～416 $\mu mol/L$;女性为 149～358 $\mu mol/L$,绝经后接近男性。男性及绝经期后女性血尿酸>420 $\mu mol/L$,绝经前女性>350 $\mu mol/L$,可诊断为高尿酸血症。

(三)滑囊液或痛风石内容物检查

偏振光显微镜下可见双折光的针形尿酸盐结晶。

(四)X 线检查

急性关节炎期可见非特异性软组织肿胀;慢性关节炎期可见软骨缘破坏,关节面不规则,特征性变化为穿凿样、虫蚀样圆形或弧形的骨质透亮缺损。

(五)CT 与 MRI 检查

CT 扫描受损部位可见不均匀的斑点状高密度痛风石影像;MRI 的 T_1 和 T_2 加权图像呈斑点状低信号。

四、治疗要点

痛风防治原则:控制高尿酸血症,预防尿酸盐沉积;控制急性关节炎发作;预防尿酸结石形成和肾功能损害。

(一)无症状期的处理

一般无须药物治疗,积极寻找病因及相关因素。如一些利尿药、体重增加、饮酒、高血压、血脂异常等。适当调整生活方式,以减低血尿酸水平。此期的患者需定期监测血尿酸水平。

(二)急性关节炎期的治疗

此期治疗目的是迅速终止关节炎发作。①非甾体抗炎药:为急性痛风关节炎的一线药物,代表药物有吲哚美辛、双氯芬酸、依托考昔。②秋水仙碱:为痛风急性关节炎期治疗的传统药物,其机制是抑制致炎因子释放,对控制痛风急性发作具有非常显著的疗效,但不良反应较大。③糖皮质激素:上述两类药无效或禁忌时用,一般尽量不用。

(三)间歇期及慢性关节炎期的治疗

主要治疗目的是降低血尿酸水平。抑制尿酸合成的药物有别嘌醇;促进尿酸排泄的药物有丙磺舒、磺吡酮、苯溴马隆等;碱性药物有碳酸氢钠,目的是碱化尿液。

(四)继发性痛风的治疗

除治疗原发病外,需要对痛风进行相应治疗。

五、护理措施

(一)一般护理

改变生活方式,饮食应以低嘌呤食物为主,鼓励多饮水,每天饮水量至少在 1 500 mL,最好>2 000 mL。限制烟酒,坚持运动和控制体重等。

(二)病情观察

观察关节疼痛的部位、性质、间隔时间等。观察受累关节红肿热痛的变化和功能障碍。观察有无过度疲劳、受凉、潮湿、饮酒、饱餐、精神紧张、关节扭伤等诱发因素。有无痛风石体征、结石的部位,有无溃破,有无症状。观察药物疗效及不良反应,及时反馈给医师,调整用药。卧床患者做好口腔、皮肤护理,预防压疮发生。观察患者体温的变化,有无发热。监测血尿酸、尿尿酸、肾功能的变化。

(三)关节疼痛的护理

急性发作时应卧床休息,抬高患肢,避免受累关节负重。也可在病床上安放支架支托盖被,减少患部受压。也可给予 25% 硫酸镁于受累关节处湿敷,消除关节的肿胀和疼痛。如痛风石溃破,则要注意保持受损部位的清洁,避免发生感染。

(四)用药护理

指导患者正确用药,观察药物的疗效,及时发现不良反应并反馈给医师,给予处理。

1.秋水仙碱

口服给药常有胃肠道反应,若患者一开始口服即出现恶心、呕吐、水样腹泻等严重的消化道反应,可静脉给药。但是静脉给药可能发生严重的不良反应,如肝损害、骨髓抑制、弥散性血管内凝血(DIC)、脱发、肾衰竭、癫痫样发作甚至死亡。应用时要密切观察患者状态,一旦出现不良反应立即停药。此外静脉给药时要特别注意切勿外漏,以免引起组织坏死。

2.非甾体抗炎药

要注意有无活动性消化道溃疡或消化道出血的发生。

3.别嘌醇

除有可能出现皮疹、发热、胃肠道反应外,还可能出现肝损害、骨髓抑制等,要密切关注。对于肾功能不全者,使用别嘌醇宜减量。

4.丙磺舒、磺吡酮、苯溴马隆

可能出现皮疹、发热、胃肠道反应等。

5.糖皮质激素

要观察其疗效,是否出现"反跳"现象。

(五)健康指导

给予患者健康指导及心理指导,讲解疾病相关知识,提高患者防病治病的意识,提高治疗依从性。

(1)培养良好生活习惯,肥胖患者要减轻体重,避免劳累、受凉、感染、外伤等诱发因素。

(2)限制进食高嘌呤食物,多饮水,尤其是碱性水,多食碱性食物,有助于尿酸的排出。

(3)适度活动与保护关节:急性期避免运动。运动后疼痛超过 1 小时,则暂时停止此项运动。不要长时间持续进行重体力劳动或工作,可选择交替完成轻、重不同的工作。不时改变姿势,使受累关节保持舒适,若局部红肿,应尽可能避免活动。

(4)促进局部血液循环,可通过局部按摩、泡热水澡等促进局部血液循环,避免尿酸盐结晶形成。

(5)自我观察病情,如经常用手触摸耳郭及手足关节,检查是否有痛风石形成。

(6)定期复查血尿酸及门诊随访。

第六章　普外科护理

第一节　肝脓肿

一、细菌性肝脓肿患者的护理

当全身性细菌感染,特别是腹腔内感染时,细菌侵入肝脏,如果患者抵抗力弱,可发生细菌性肝脓肿。细菌可以从下列途径进入肝脏:①胆道,细菌沿着胆管上行,是引起细菌性肝脓肿的主要原因,包括胆石、胆囊炎、胆道蛔虫、其他原因所致胆管狭窄与阻塞等。②肝动脉,体内任何部位的化脓性病变,细菌可经肝动脉进入肝脏。如败血症、化脓性骨髓炎、痈、疖等。③门静脉,已较少见,如坏疽性阑尾炎、细菌性痢疾等,细菌可经门静脉入肝。④肝开放性损伤,细菌可直接经伤口进入肝,引起感染而形成脓肿。细菌性肝脓肿的致病菌多为大肠埃希菌、金黄色葡萄球菌、厌氧链球菌等。肝脓肿可以是单个脓肿,也可以是多个小脓肿,数个小脓肿可以融合成为1个大脓肿。

(一)护理评估

1.健康史

注意询问有无胆道感染和胆道疾病、全身其他部位的化脓性感染特别是肠道的化脓性感染、肝脏外伤病史,是否有肝脓肿病史,是否进行过系统治疗。

2.身体状况

本病通常继发于某种感染性先驱疾病,起病急,主要症状为骤起寒战、高热、肝区疼痛和肝大。体温可高达39～40 ℃,多表现为弛张热,伴有大汗、恶心、呕吐、食欲缺乏。肝区疼痛多为持续性钝痛或胀痛,有时可伴有右肩牵涉痛,右下胸及肝区叩击痛,增大的肝有压痛。肝前下缘比较表浅的脓肿,可有右上腹肌紧张和局部明显触痛。巨大的肝脓肿可使右季肋区呈饱满状态,甚至可见局限性隆起,局部皮肤可出现凹陷性水肿。严重时或并发胆道梗阻者,可出现黄疸。

3.心理-社会状况

细菌性肝脓肿起病急剧,症状重,如果治疗不彻底容易反复发作转为慢性,并且细菌性肝脓肿极易引起严重的全身性感染,导致感染性休克,使患者产生焦虑。

4.辅助检查

(1)血液检查:化验检查白细胞计数及中性粒细胞增多,有时出现贫血。肝功能检查可出现不同程度的损害和低蛋白血症。

(2)X线胸腹部检查:右叶脓肿可见右膈肌升高,运动受限;肝影增大或局限性隆起;有时伴有反应性胸膜炎或胸腔积液。

(3)B 超:在肝内可显示液平段,可明确其部位和大小,阳性诊断率在 96% 以上,为首选的检查方法。必要时可做 CT 检查。

(4)诊断性穿刺:抽出脓液即可证实本病。

(5)细菌培养:脓液细菌培养有助于明确致病菌,选择敏感的抗生素,并与阿米巴性肝脓肿相鉴别。

5.治疗要点

(1)全身支持疗法:给予充分营养,纠正水和电解质及酸碱平衡失调,必要时少量多次输血和血浆以纠正低蛋白血症,增强机体抵抗力。

(2)抗生素治疗:应使用大剂量抗生素。由于肝脓肿的致病菌以大肠埃希菌、金黄色葡萄球菌和厌氧性细菌最为常见,在未确定病原菌之前,可首选对此类细菌有效的抗生素,然后根据细菌培养和抗生素敏感试验结果选用有效的抗生素。

(3)经皮肝穿刺脓肿置管引流术:适用于单个较大的脓肿。在 B 型超声引导下进行穿刺。

(4)手术治疗:对于较大的单个脓肿,估计有穿破可能,或已经穿破胸腹腔;胆源性肝脓肿;位于肝左外叶脓肿,穿刺易污染腹腔;慢性肝脓肿,应施行经腹切开引流。病程长的慢性局限性厚壁脓肿,也可行肝叶切除或部分肝切除术。多发性小脓肿不宜行手术治疗,但对其中较大的脓肿,也可行切开引流。

(二)护理诊断及合作性问题

1.营养失调

低于机体需要量,与高代谢消耗或慢性消耗病程有关。

2.体温过高

其与感染有关。

3.急性疼痛

其与感染及脓肿内压力过高有关。

4.潜在并发症

急性腹膜炎、上消化道出血、感染性休克。

(三)护理目标

患者能维持适当营养,维持体温正常,疼痛减轻,无急性腹膜炎休克等并发症发生。

(四)护理措施

1.术前护理

(1)病情观察,配合抢救中毒性休克。

(2)高热护理:保持病室空气新鲜、通风、温湿度合适,物理降温。衣着适量,及时更换汗湿衣。

(3)维持适当营养:对于非手术治疗和术前的患者,给予高蛋白、高热量饮食,纠正水、电解质平衡失调和低蛋白血症。

(4)遵医嘱正确应用抗生素。

2.术后护理

(1)经皮肝穿刺脓肿置管引流术术后护理:术前做术区皮肤准备,协助医师进行穿刺部位的准确定位。术后向医师询问术中情况及术后有无特殊观察和护理要求。患者返回病房后，观察引流管固定是否牢固，引流液性状，引流管道是否密闭。术后第 2 天或数天开始进行脓腔冲洗，冲洗液选用等渗盐水（或遵医嘱加用抗生素）。冲洗时速度缓慢，压力不宜过高，估算注入液与引出液的量。每次冲洗结束后，可遵医嘱向脓腔内注入抗生素。待到引流出或冲洗出的液体变清澈，B 型超声检查脓腔直径小于 2 cm 即可拔管。

（2）切开引流术术后护理：切开引流术术后护理遵循腹部手术术后护理的一般要求。除此之外，每天用生理盐水冲洗脓腔，记录引流液量，少于 10 mL 或脓腔容积小于 15 mL，即考虑拔除引流管，改凡士林纱布引流，致脓腔闭合。

3.健康指导

为了预防肝脓肿疾病的发生，应教育人们积极预防和治疗胆道疾病，及时处理身体其他部位的化脓性感染。告知患者应用抗生素和放置引流管的目的和注意事项，取得患者的信任和配合。术后患者应加强营养和提高抵抗力，定期复查。

（五）护理评价

患者是否能维持适当营养，体温是否正常，疼痛是否减轻，有无急性腹膜炎、上消化道出血、感染性休克等并发症发生。

二、阿米巴性肝脓肿患者的护理

阿米巴性肝脓肿是阿米巴肠病的并发症，阿米巴原虫从结肠溃疡处经门静脉血液或淋巴管侵入肝内并发脓肿，常见于肝右叶顶部，多数为单发性。原虫产生溶组织酶，导致肝细胞坏死、液化组织和血液、渗液组成脓肿。

（一）护理评估

1.健康史

注意询问有无阿米巴痢疾病史。

2.身体状况

阿米巴性肝脓肿有着跟细菌性肝脓肿相似的表现，两者的区别详见表 6-1。

表 6-1　细菌性肝脓肿与阿米巴性肝脓肿的鉴别

鉴别要点	细菌性肝脓肿	阿米巴性肝脓肿
病史	继发于胆道感染或其他化脓性疾病	继发于阿米巴痢疾后
症状	病情急骤严重，全身中毒症状明显，有寒战、高热	起病较缓慢，病程较长，可有高热，或不规则发热、盗汗
血液化验	白细胞计数及中性粒细胞可明显增加。血液细菌培养可呈阳性	白细胞计数可增加，如无继发细菌感染，血液细菌培养呈阴性。血清学阿米巴抗体检查阳性
粪便检查	无特殊表现	部分患者可找到阿米巴滋养体或结肠溃面（乙状结肠镜检）黏液或刮取涂片可找到阿米巴滋养体或包囊
脓液	多为黄白色脓液，涂片和培养可发现细菌	大多为棕褐色脓液，无臭味，镜检有时可找到阿米巴滋养体。若无混合感染，涂片和培养无细菌
诊断性治疗	抗阿米巴药物治疗无效	抗阿米巴药物治疗有好转
脓肿	较小，常为多发性	较大，多为单发，多见于肝右叶

3.心理-社会状况

由于病程长、忍受较重的痛苦、担忧预后或经济拮据等原因,患者常有焦虑、悲伤或恐惧反应。

4.辅助检查

基本同细菌性肝脓肿。

5.治疗要点

阿米巴性肝脓肿以非手术治疗为主。应用抗阿米巴药物,加强支持疗法纠正低蛋白、贫血等,无效者穿刺置管闭式引流或手术切开引流,多可获得良好的疗效。

(二)护理诊断及合作性问题

1.营养失调

低于机体需要量,与高代谢消耗或慢性消耗病程有关。

2.急性疼痛

急性疼痛与脓肿内压力过高有关。

3.潜在并发症

合并细菌感染。

(三)护理措施

1.非手术疗法和术前护理

(1)加强支持疗法:给予高蛋白、高热量和高维生素饮食,必要时少量多次输新鲜血、补充丙种球蛋白,增强抵抗力。

(2)正确使用抗阿米巴药物,注意观察药物的不良反应。

2.术后护理

除继续做好非手术疗法护理外,重点做好引流的护理。宜用无菌水封瓶闭式引流,每天更换消毒瓶,接口处保持无菌,防止继发细菌感染。如继发细菌感染需使用抗生素。

第二节　胆道感染

胆道感染是临床上常见的疾病,按发生部位分为胆囊炎和胆管炎。按发病急缓和病程经过分为急性、亚急性和慢性炎症。胆道感染与胆石症互为因果关系。胆石症引起胆道梗阻、胆汁淤积、细菌繁殖致胆道感染,胆道感染的发作又是胆石形成的重要致病因素和促发因素。

急性胆囊炎是胆囊发生的急性化学性或细菌性炎症。约95%的患者合并有胆囊结石,称结石性胆囊炎,为结石导致胆囊管梗阻以及继发细菌感染所致。致病菌可通过胆道逆行侵入胆囊,或经血循环或淋巴途径进入胆囊,致病菌主要为革兰氏阴性杆菌,以大肠埃希菌最常见,其次有肠球菌、铜绿假单胞菌、厌氧菌等。5%的患者未合并有胆囊结石,称非结石性胆囊炎,发病原因尚不十分清楚,易发生在严重创伤、烧伤、手术后及危重患者中,可能是这些患者都有不同程度的低血压和组织低血流灌注,胆囊也受到低血流灌注损害,导致黏膜糜烂,胆囊壁受损。急性胆囊炎病理过程分为急性单纯性胆囊炎、急性化脓性胆囊炎和急性坏疽性胆囊炎3个阶段。

慢性胆囊炎是急性胆囊炎反复发作的结果,70%~95%的患者合并胆囊结石。

急性梗阻性化脓性胆管炎(AOSC)又名急性重症胆管炎(ACST),是急性胆管炎和胆道梗阻未解除,感染未控制,病情进一步发展的结果。由于胆管内压力持续升高,管腔内充满脓性胆汁,高压脓性胆汁逆流入肝,大量细菌和毒素经肝窦入血,导致脓毒症和感染性休克。

一、护理评估

(一)健康史

注意询问患者饮食习惯和饮食种类,发病是否与饱食和高脂饮食有关,既往有无胆囊结石、胆囊炎、胆管结石、胆管炎及黄疸病史。

(二)身体状况

1.急性胆囊炎

(1)腹痛:急性发作典型表现是突发右上腹阵发性绞痛,常在饱餐、进食油腻食物后发作,或在夜间发作。疼痛常放射到右肩部、肩胛部和背部。病变发展可出现持续性疼痛并阵发性加重。

(2)发热:常有轻度发热,通常无寒颤。如果胆囊积脓、穿孔或合并急性胆管炎,可出现明显的寒战高热。

(3)消化道症状:疼痛时常伴有恶心、呕吐、厌食等消化道症状。

(4)体格检查:右上腹部可有不同程度和范围的压痛、反跳痛及肌紧张,墨菲征(Murphy)阳性,可扪及肿大的胆囊。

(5)并发症:胆囊积脓、胆囊穿孔、弥漫性腹膜炎、急性化脓性胆管炎、急性坏死性胰腺炎。

2.慢性胆囊炎

临床症状常不典型,多数患者有胆绞痛病史,尔后有厌油腻、腹胀、嗳气等消化道症状,右上腹部和肩背部隐痛,一般无畏寒、高热和黄疸。体格检查右上腹胆囊区轻压痛或不适感,Murphy征可呈阳性。

3.急性梗阻性化脓性胆管炎

发病急骤、病情发展迅速、并发症凶险。除一般胆道感染的夏柯三联征(腹痛、寒战高热、黄疸)外,患者迅速出现休克、中枢神经系统受抑制表现,即雷诺(Reynolds)五联征,如果患者不及时治疗,可迅速死亡。查体可有不同程度的上腹部压痛和腹膜刺激征。

(三)心理-社会状况

即将面临手术、担心预后、疾病反复发作等因素会引起患者及其亲属的焦虑与恐惧。急性梗阻性化脓性胆管炎患者,因病情危重,患者及其亲属常难以应对。

(四)辅助检查

1.实验室检查

胆囊炎患者白细胞计数和中性粒细胞比例增高;急性梗阻性化脓性胆管炎患者,白细胞计数 $>10\times10^9/L$,中性粒细胞比例增高,胞质可出现中毒颗粒。血小板计数降低,凝血酶原时间延长。

2.B超检查

急性胆囊炎可见胆囊肿大、壁厚、囊内有结石。慢性胆囊炎囊壁厚或萎缩,其内有结石或胆固醇沉着。急性梗阻性化脓性胆管炎患者可在床旁检查,能及时了解胆道梗阻的部位和病变性质,以及肝内外胆管扩张情况。

(五)治疗要点

1.非手术治疗

保守治疗包括禁食,输液,纠正水、电解质及酸碱失衡,全身支持疗法,选用有效的抗生素控制感染,解痉止痛等处理。大多数急性胆囊炎患者病情能控制,待以后行择期手术。而急性梗阻性化脓性胆管炎患者,如病情较轻,可在6小时内试行非手术治疗,若无明显好转,应急行手术治疗。

2.手术治疗

(1)急性胆囊炎发病在72小时内、经非手术治疗无效且病情恶化或有胆囊穿孔、弥漫性腹膜炎、急性化脓性胆管炎、急性坏死性胰腺炎等并发症者,均应急症手术。争取行胆囊切除术,但高危患者,或局部炎症水肿、粘连重,解剖关系不清者,应选用胆囊造口术,3个月后再行胆囊切除术。

(2)其他胆囊炎患者均应在患者情况处于最佳状态时择期行胆囊切除术。

(3)急性梗阻性化脓性胆管炎手术的目的是抢救生命,应力求简单有效,常采用胆总管切开减压、T形管引流。其他方法还有PTCD、经内镜鼻胆管引流术(ENAD)等。

二、护理诊断及合作性问题

(一)焦虑与恐惧

焦虑与恐惧与疼痛、病情反复发作、手术有关。

(二)急性疼痛

急性疼痛与疾病本身和手术伤口有关。

(三)体温升高

体温升高与术前感染、术后炎症反应有关。

(四)营养失调

低于机体需要量与胆道功能失调,胆汁排出受阻,或手术后胆汁引流至体外导致消化不良、食欲缺乏、肝功能受损有关。

(五)体液不足

体液不足与T形管引流、呕吐、感染性休克有关。

(六)潜在并发症

胆囊穿孔、弥漫性腹膜炎、急性化脓性胆管炎、急性坏死性胰腺炎、感染性休克等。

三、护理目标

患者情绪平稳,积极配合治疗,疼痛缓解,体温正常,营养得到改善,能维持体液平衡,无胆囊穿孔、弥漫性腹膜炎、急性化脓性胆管炎、急性坏死性胰腺炎、感染性休克等并发症发生。

四、护理措施

(一)非手术疗法及术前护理

(1)心理护理:加强与患者沟通,介绍胆囊炎的有关知识,解释术前准备的目的和必要性,使之配合。急性梗阻性化脓性胆管炎患者应将其病情的严重性告知患者亲属,使其理解配合。

（2）病情观察：应密切观察体温、脉搏、血压、黄疸、神志、腹痛程度及腹部体征，发现异常，及时通知医师。

（3）禁食、输液：急性胆囊炎患者需禁食，补充水、电解质和纠正酸碱平衡紊乱。凝血酶原低者，补充维生素 K，若紧急手术者，可输全血供给凝血酶原。

（4）营养支持：向慢性胆囊炎患者解释进食低脂饮食的意义，提供低脂、高热量饮食。

（5）抗感染与对症处理：遵医嘱应用解痉、镇痛及抗感染药物，高热者用物理或药物降温。

（6）急性梗阻性化脓性胆管炎患者应及时完成手术前各项准备工作，如扩容、广谱、足量、联合使用抗生素，视病情使用激素、血管活性药物等抗休克措施，争取尽快手术。

（二）术后护理

同胆石症患者术后护理，急性梗阻性化脓性胆管炎患者仍需严密观察病情变化，继续积极抗休克治疗。

（三）健康指导

指导患者宜进低脂、高热量、高维生素易消化饮食，如出现发热、腹痛、黄疸等情况，及时来医院就诊。

五、护理评价

患者情绪平稳，积极配合治疗，疼痛缓解，体温恢复正常；营养得到改善，能维持体液平衡，无胆囊穿孔、弥漫性腹膜炎、急性化脓性胆管炎、急性坏死性胰腺炎、感染性休克等并发症发生。

第三节　急性胰腺炎

一、病因

（一）梗阻因素

梗阻是最常见原因。常见于胆总管结石，胆管蛔虫症，奥迪括约肌水肿和痉挛等引起的胆管梗阻以及胰管结石、肿瘤导致的胰管梗阻。

（二）乙醇中毒

乙醇引起奥迪括约肌痉挛，使胰管引流不畅、压力升高。同时乙醇刺激胃酸分泌，胃酸又刺激促胰液素和缩胆囊素分泌增多，促使胰腺外分泌增加。

（三）暴饮暴食

暴饮暴食尤其是高蛋白、高脂肪食物及过量饮酒可刺激胰腺大量分泌，胃肠道功能紊乱，或因剧烈呕吐导致十二指肠内压骤增，十二指肠液反流，共同通道受阻。

（四）感染因素

腮腺炎病毒、肝炎病毒、伤寒杆菌等经血流、淋巴进入胰腺所致。

（五）损伤或手术

胃胆管手术或胰腺外伤、内镜逆行胰管造影等因素可直接或间接损伤胰腺，导致胰腺缺血、奥迪括约肌痉挛或刺激迷走神经，使胃酸、胰液分泌增加亦可导致发病。

(六)其他因素

内分泌或代谢性疾病,如高脂血症、高钙血症等,某些药物,如利尿剂、吲哚美辛、硫唑嘌呤等均可损害胰腺。

二、病理生理

根据病理改变可分为水肿性胰腺炎和出血坏死性胰腺炎两种。基本病理改变是水肿、出血和坏死,严重者可并发休克、化脓性感染及多脏器衰竭。

三、临床表现

(一)腹痛

大多为突然发作,常在饱餐后或饮酒后发病。多为全上腹持续剧烈疼痛伴有阵发性加重,向腰背部放射,疼痛与病变部位有关。胰头部以右上腹痛为主,向右肩部放射;胰尾部以左上腹为主,向左肩放射;累及全胰则呈束带状腰背疼痛。重型患者腹痛延续时间较长,由于渗出液扩散,腹痛可弥散至全腹,并有麻痹性肠梗阻现象。

(二)恶心、呕吐

早期为反射性频繁呕吐,多为胃十二指肠内容物,后期因肠麻痹或肠梗阻可呕吐小肠内容物。呕吐后腹胀不缓解为其特点。

(三)发热

发热程度与病变程度一致。重型胰腺炎继发感染或合并胆管感染时可持续高热,如持续高热不退则提示合并感染或并发胰周脓肿。

(四)腹胀

腹胀是重型胰腺炎的重要体征之一,是由腹膜炎造成麻痹性肠梗阻所致。

(五)黄疸

黄疸多在胆源性胰腺炎时发生,严重者可合并肝细胞性黄疸。

(六)腹膜炎体征

水肿性胰腺炎时,压痛只局限于上腹部,常无明显肌紧张;出血性坏死性胰腺炎压痛明显,并有肌紧张和反跳痛,范围较广泛或波及全腹。

(七)休克

严重患者出现休克,表现为脉细速、血压降低、四肢厥冷、面色苍白等。有的患者以突然休克为主要表现,称为暴发性急性胰腺炎。

(八)皮下瘀斑

少数患者因胰酶及坏死组织液穿过筋膜与基层渗入腹壁下,可在季肋及腹部形成蓝棕色斑(Grey-turner 征)或脐周皮肤青紫(Cullen 征)。

四、辅助检查

(一)胰酶测定

1.血清淀粉酶

90%以上的患者血清淀粉酶升高,通常在发病后 3~4 小时开始升高,12~24小时达到高峰,3~5 天恢复正常。

2.尿淀粉酶测定

通常在发病后 12 小时开始升高,24～48 小时达高峰,持续 5～7 天开始下降。

3.血清脂肪酶测定

在发病 24 小时升高至 1.5 康氏单位(正常值 0.5～1.0 U)。

(二)腹腔穿刺

穿刺液为血性混浊液体,可见脂肪小滴,腹水淀粉酶较血清淀粉酶值高 3～8 倍之多。并发感染时呈脓性。

(三)B 超检查

B 超检查可见胰腺弥漫性均匀肿大,界限清晰,内有光点反射,但较稀少,若炎症消退,上述变化持续 1～2 周即可恢复正常。

(四)CT 检查

CT 扫描显示胰腺弥漫肿大,边缘不光滑,当胰腺出现坏死时,可见胰腺上有低密度、不规则的透亮区。

五、临床分型

(一)水肿性胰腺炎(轻型)

主要表现为腹痛、恶心、呕吐、腹膜炎体征、血和尿淀粉酶增高,经治疗后短期内可好转,病死率低。

(二)出血坏死性胰腺炎(重型)

除上述症状、体征继续加重外,高热持续不退,黄疸加深,神志模糊和谵妄,高度腹胀,血性或脓性腹水,两侧腰部或脐下出现青紫瘀斑,胃肠出血、休克等。实验室检查:白细胞增多($>16\times10^9/L$),红细胞和血细胞比容降低,血糖升高(>11.1 mmol/L),血钙降低(<2.0 mmol/L),$PaO_2<8.0$ kPa(60 mmHg),血尿素氮或肌酐增高,酸中毒等。甚至出现急性肾衰竭、DIC、ARDS 等,病死率较高。

六、治疗原则

(一)非手术治疗

急性胰腺炎大多采用非手术治疗:①严密观察病情;②减少胰液分泌,应用抑制或减少胰液分泌的药物;③解痉镇痛;④有效抗生素防治感染;⑤抗休克,纠正水电解质平衡失调;⑥抗胰酶疗法;⑦腹腔灌洗;⑧激素和中医中药治疗。

(二)手术治疗

1.目的

清除含有胰酶、毒性物质的坏死组织。

2.指征

采用非手术疗法无效者;诊断未明确而疑有腹腔脏器穿孔或肠坏死者;合并胆管疾病者;并发胰腺感染者,均应考虑手术探查。

3.手术方式

有灌洗引流、坏死组织清除和规则性胰腺切除术、胆管探查,T 形管引流和胃造瘘、空肠造瘘术等。

七、护理措施

(一)非手术期间的护理

1.病情观察

严密观察神志,监测生命体征和腹部体征的变化,监测血气、凝血功能、血电解质变化,及早发现坏死性胰腺炎、休克和多器官衰竭。

2.维持正常呼吸功能

给予高浓度氧气吸入,必要时给予呼吸机辅助呼吸。

3.维护肾功能

详细记录每小时尿量、尿比重、出入水量。

4.控制饮食、抑制胰腺分泌

对病情较轻者,可进少量清淡流质或半流质饮食,限制蛋白质摄入量,禁进食脂肪。对病情较重或频繁呕吐者要禁食,行胃肠减压,遵医嘱给予抑制胰腺分泌的药物。

5.预防感染

对病情重或胆源性胰腺炎患者给予抗生素,为预防真菌感染,应加用抗真菌药物。

6.防治休克

维持水、电解质平衡,应早期迅速补充水、电解质,血浆,全血。还应预防低钾血症和低钙血症,在疾病早期应注意观察,及时矫正。

7.心理护理

指导患者减轻疼痛的方法,解释各项治疗措施的意义。

(二)术后护理

1.术后各种引流管的护理

(1)熟练掌握各种管道的作用,将导管贴上标签后与引流装置正确连接,妥善固定,防止导管滑脱。

(2)分别观察记录各引流管的引流液性状、颜色、量。

(3)严格遵循无菌操作规程,定期更换引流装置。

(4)保持引流通畅,防止导管扭曲。重型患者常有血块、坏死组织脱落,容易造成引流管阻塞。如有阻塞可用无菌温生理盐水冲洗,帮患者经常更换体位,以利引流。

(5)冲洗液、灌洗液现用现配。

(6)拔管护理:当患者体温正常并稳定10天左右,白细胞计数正常,腹腔引流液少于5 mL,每天引流液淀粉酶测定正常后可考虑拔管。拔管后要注意拔管处伤口渗漏,如有渗液应及时更换敷料。拔管处伤口可在1周左右愈合。

2.伤口护理

观察有无渗液、有无裂开,按时换药,并发胰外瘘时,要注意保持负压引流通畅,并用氧化锌糊剂保护瘘口周围皮肤。

3.营养支持治疗与护理

根据患者营养评定状况计算需要量,制订计划。第一阶段,术前和术后早期,需抑制分泌功能,使胰腺处于休息状态,同时因胃肠道功能障碍,此时需完全胃肠外营养(TPN)2~3周。

第二阶段,术后3周左右,病情稳定,肠道功能基本恢复,可通过空肠造瘘提供营养3~4周,称为肠道营养(TEN)。第三阶段,逐渐恢复经口进食,称为胃肠内营养(EN)。

4.并发症的观察与护理

(1)胰腺脓肿及腹腔脓肿:术后2周的患者出现高热,腹部肿块,应考虑其可能。一般均为腹腔引流不畅,胰腺坏死组织及渗出液局部积聚感染所致。非手术疗法无效时应手术引流。

(2)胰瘘:如观察到腹腔引流有无色透明腹腔液经常外漏,其中淀粉酶含量高,为胰液外漏所致,合并感染时引流液可显脓性。多数可逐渐自行愈合。

(3)肠瘘:主要表现为明显的腹膜刺激征,引流液中伴有粪渣。瘘管形成后用营养支持治疗。长期不愈者,应考虑手术治疗。

(4)假性胰腺囊肿:多数需手术行囊肿切除或内引流手术,少数患者经非手术治疗6个月可自行吸收。

(5)糖尿病:胰腺部分切除后,可引起内、外分泌缺失。注意观察血糖、尿糖的变化,根据化验报告补充胰岛素。

5.心理护理

由于病情重,术后引流管多,恢复时间长,患者易产生悲观急躁情绪,因此应关心体贴鼓励患者,帮助患者树立战胜疾病的信心,积极配合治疗。

八、健康教育

(1)饮食应少量多餐,注意食用富有营养易消化食物,避免暴饮暴食及酗酒。

(2)有胆管疾病、病毒感染者应积极治疗。

(3)告知会引发胰腺炎的药物种类,不得随意服药。

(4)有高糖血症,应遵医嘱口服降糖药或注射胰岛素,定时查血糖、尿糖,将血糖控制在稳定水平,防治各种并发症。

(5)出院4~6周,避免过度疲劳。

(6)门诊应定期随访。

第四节　小肠破裂

一、概述

小肠是消化管中最长的一段肌性管道,也是消化与吸收营养物质的重要场所。人类小肠全长3~9 m,平均5~7 m,个体差异很大。分为十二指肠、空肠和回肠3部分,十二指肠属上消化道,空肠及其以下肠段属下消化道。

各种外力的作用所致的小肠穿孔称为小肠破裂。小肠破裂在战时和平时均较常见,多见于交通事故、工矿事故、生活事故如坠落、挤压、刀伤和火器伤。小肠可因穿透性与闭合性损伤造成肠管破裂或肠系膜撕裂。小肠占满整个腹部,又无骨骼保护,因此易于受到损伤。由于小肠壁厚,血运丰富,故无论是穿孔修补还是肠段切除吻合术,其成功率均较高,发生肠瘘的机会少。

二、护理评估

(一)健康史

了解患者腹部损伤的时间、地点及致伤源、伤情、就诊前的急救措施、受伤至就诊之间的病情变化,如果患者神志不清,应询问目击人员。

(二)临床表现

小肠破裂后,在早期即产生明显的腹膜炎体征,这是由肠管破裂肠内容物溢出腹腔所致。症状以腹痛为主,程度轻重不同,可伴有恶心及呕吐,腹部检查肠鸣音消失,腹膜刺激征明显。

小肠损伤初期一般均有轻重不等的休克症状,休克的深度除与损伤程度有关外,主要取决于内出血的多少,表现为面色苍白、烦躁不安、脉搏细速、血压下降、皮肤发冷等。若为多发性小肠损伤或肠系膜撕裂大出血,可迅速发生休克并呈进行性恶化。

(三)辅助检查

(1)实验室检查:白细胞计数升高说明腹腔炎症;血红蛋白含量取决于内出血的程度,内出血少时变化不大。

(2)X线检查:X线透视或摄片检查有无气腹与肠麻痹的征象,因为一般情况下小肠内气体很少,且损伤后伤口很快被封闭,不但膈下游离气体少见,且使一部分患者早期症状隐匿。因此,阳性气腹有诊断价值,但阴性结果也不能排除小肠破裂。

(3)腹部B超检查:对小肠及肠系膜血肿、腹水均有重要的诊断价值。

(4)CT或磁共振检查:对小肠损伤有一定诊断价值,而且可对其他脏器进行检查,有时可能发现一些未曾预料的损伤,有助于减少漏诊。

(5)腹腔穿刺:有混浊的液体或胆汁色的液体,说明肠破裂,穿刺液中白细胞、淀粉酶含量均升高。

(四)治疗原则

小肠破裂的诊断一旦确诊,应立即进行手术治疗。手术方式以简单修补为主。肠管损伤严重时,应做部分小肠切除吻合术。

(五)心理、社会因素

小肠损伤大多在意外情况下突然发生,加之伤口、出血及内脏脱出的视觉刺激和对预后的担忧,患者多表现为紧张、焦虑、恐惧。应了解其患病后的心理反应,对本病的认知程度和心理承受能力,家属及亲友对其支持情况、经济承受能力等。

三、护理问题

(一)有体液不足的危险

有体液不足的危险与创伤致腹腔内出血、体液过量丢失、渗出及呕吐有关。

(二)焦虑、恐惧

焦虑、恐惧与意外创伤的刺激、疼痛、出血、内脏脱出的视觉刺激及担心疾病的预后等有关。

(三)体温过高

体温过高与腹腔内感染毒素吸收和伤口感染等因素有关。

(四)疼痛

疼痛与小肠破裂或手术有关。

(五)潜在并发症

腹腔感染、肠瘘、失血性休克。

(六)营养失调

低于机体需要量与消化道的吸收面积减少有关。

四、护理目标

(1)患者体液平衡得到维持,生命体征稳定。

(2)患者情绪稳定,焦虑或恐惧减轻,主动配合医护工作。

(3)患者体温维持正常。

(4)患者主诉疼痛有所缓解。

(5)护士密切观察病情变化,如发现异常,及时报告医师,并配合处理。

(6)患者体重不下降。

五、护理措施

(一)一般护理

(1)伤口处理:对开放性腹部损伤者,妥善处理伤口,及时止血和包扎固定。若有肠管脱出,可用消毒或清洁器皿覆盖保护后再包扎,以免肠管受压、缺血而坏死。

(2)病情观察:密切观察生命体征的变化,每15分钟测定脉搏、呼吸、血压一次。重视患者的主诉,若主诉心慌、脉快、出冷汗等,及时报告医师。不注射止痛药(诊断明确者除外),以免掩盖伤情。不随意搬动伤者,以免加重病情。

(3)腹部检查:每30分钟检查一次腹部体征,注意腹膜刺激征的程度和范围变化。

(4)禁食和灌肠:禁食和灌肠可避免肠内容物进一步溢出,造成腹腔感染或加重病情。

(5)补充液体和营养:注意纠正水、电解质及酸碱平衡失调,保证输液通畅,对伴有休克或重症腹膜炎的患者可进行中心静脉补液,这不仅可以保证及时大量的液体输入,而且有利于中心静脉压的监测,根据患者具体情况,适量补给全血、血浆或人血清蛋白,尽可能补给足够的热量和蛋白质、氨基酸及维生素等。

(二)心理护理

关心患者,加强交流,讲解相关病情、治疗方式及预后,使患者了解自己的病情,消除患者的焦虑和恐惧,保持良好的心理状态,并与其一起制订合适的应对机制,鼓励患者,增加治疗的信心。

(三)术后护理

(1)妥善安置患者:麻醉清醒后取半卧位,有利于腹腔炎症的局限,改善呼吸状态。了解手术的过程,查看手术的部位,对引流管、输液管、胃管及氧气管等进行妥善固定,做好护理记录。

(2)监测病情:观察患者血压、脉搏、呼吸、体温的变化。注意腹部体征的变化。适当应用止痛药,减轻患者的不适。若切口疼痛明显,应检查切口,排除感染。

(3)引流管的护理:腹腔引流管保持通畅,准确记录引流液的性状及量。腹腔引流液应为少量血性液,若为绿色或褐色渣样物,应警惕腹腔内感染或肠瘘的发生。

（4）饮食：继续禁食、胃肠减压，待肠功能逐渐恢复、肛门排气后，方可拔除胃肠减压管。拔除胃管当天可进清流食，第 2 天进流质饮食，第 3 天进半流食，逐渐过渡到普食。

（5）营养支持：维持水、电解质和酸碱平衡，增加营养。维生素主要是在小肠被吸收，小肠部分切除后，要及时补充维生素 C、维生素 D、维生素 K 和复合维生素 B 等维生素和微量元素钙、镁等，可经静脉、肌内注射或口服进行补充，预防贫血，促进伤口愈合。

（四）健康教育

（1）注意饮食卫生，避免暴饮暴食，进易消化食物，少食刺激性食物，避免腹部受凉和饭后剧烈活动，保持排便通畅。

（2）注意适当休息，加强锻炼，增加营养，特别是回肠切除的患者要长期定时补充维生素 B_{12} 等营养素。

（3）定期门诊随访。若有腹痛、腹胀、停止排便及伤口红、肿、热、痛等不适，应及时就诊。

（4）加强社会宣传，增进劳动保护、安全生产、安全行车、遵守交通规则等，避免损伤等意外的发生。

（5）普及各种急救知识，在发生意外损伤时，能进行简单的自救或急救。

（6）无论腹部损伤轻重与否，都应经专业医务人员检查，以免贻误诊治。

第五节　急性肠梗阻

肠腔内容物不能正常运行或通过肠道发生障碍时，称为急性肠梗阻，是外科常见的急腹症之一。

一、病因和分类

（一）按梗阻发生的原因分类

（1）机械性肠梗阻：最常见，是由各种原因引起的肠腔变窄、肠内容物通过障碍。主要原因如下：①肠腔堵塞，如寄生虫、粪块、异物等。②肠管受压，如粘连带压迫、肠扭转、嵌顿性疝等。③肠壁病变，如先天性肠道闭锁、狭窄、肿瘤等。

（2）动力性肠梗阻：较机械性肠梗阻少见。肠管本身无病变，梗阻原因是神经反射和毒素刺激引起肠壁功能紊乱，致肠内容物不能正常运行。可分为以下 2 种：①麻痹性肠梗阻，常见于急性弥漫性腹膜炎、腹部大手术、腹膜后血肿或感染等。②痉挛性肠梗阻，由于肠壁肌肉异常收缩所致，常见于急性肠炎或慢性铅中毒。

（3）血运性肠梗阻：较少见。由于肠系膜血管栓塞或血栓形成，使肠管血运障碍，继而发生肠麻痹，肠内容物不能通过。

（二）按肠管血运有无障碍分类

（1）单纯性肠梗阻：无肠管血运障碍。

（2）绞窄性肠梗阻：有肠管血运障碍。

（三）按梗阻发生的部位分类

高位性肠梗阻（空肠上段）和低位性肠梗阻（回肠末段和结肠）。

（四）按梗阻的程度分类

完全性肠梗阻（肠内容物完全不能通过）和不完全性肠梗阻（肠内容物部分可通过）。

（五）按梗阻病情的缓急分类

急性肠梗阻和慢性肠梗阻。

二、病理生理

（一）肠管局部的病理生理变化

（1）肠蠕动增强：单纯性机械性肠梗阻，梗阻以上的肠蠕动增强，以克服肠内容物通过的障碍。

（2）肠管膨胀：肠腔内积气、积液所致，

（3）肠壁充血水肿、血运障碍，严重时可导致坏死和穿孔。

（二）全身性病理生理变化

（1）体液丢失和电解质、酸碱平衡失调。

（2）全身性感染和毒血症，甚至发生感染中毒性休克。

（3）呼吸和循环功能障碍。

三、临床表现

（一）症状

（1）腹痛：单纯性机械性肠梗阻的特点是阵发性腹部绞痛；绞窄性肠梗阻表现为持续性剧烈腹痛伴阵发性加剧；麻痹性肠梗阻呈持续性胀痛。

（2）呕吐：早期常为反射性，呕吐胃内容物，随后因梗阻部位不同，呕吐的性质各异。高位肠梗阻呕吐出现早且频繁，呕吐物主要为胃液、十二指肠液、胆汁；低位肠梗阻呕吐出现晚，呕吐物常为粪样物；若呕吐物为血性或棕褐色，常提示肠管有血运障碍；麻痹性肠梗阻呕吐多为溢出性。

（3）腹胀：高位肠梗阻，腹胀不明显；低位肠梗阻及麻痹性肠梗阻则腹胀明显。

（4）停止肛门排气排便：完全性肠梗阻时，患者多停止排气、排便，但在梗阻早期，梗阻以下肠管内尚存的气体或粪便仍可排出。

（二）体征

（1）腹部体征。①视诊：单纯性机械性肠梗阻可见腹胀、肠型和异常蠕动波，肠扭转时腹胀多不对称；②触诊：单纯性肠梗阻可有轻度压痛但无腹膜刺激征，绞窄性肠梗阻可有固定压痛和腹膜刺激征；③叩诊：绞窄性肠梗阻时腹腔有渗液，可有移动性浊音；④听诊：机械性肠梗阻肠鸣音亢进，可闻及气过水声或金属音，麻痹性肠梗阻肠鸣音减弱或消失。

（2）全身：单纯性肠梗阻早期多无明显全身性改变，梗阻晚期可有口唇干燥、眼窝凹陷、皮肤弹性差、尿少等脱水征。严重脱水或绞窄性肠梗阻时，可出现脉搏细速、血压下降、面色苍白、四肢发冷等中毒和休克征象。

（三）辅助检查

（1）实验室检查：肠梗阻晚期，血红蛋白和血细胞比容升高，并有水、电解质及酸碱平衡失调。绞窄性肠梗阻时，白细胞计数和中性粒细胞比例明显升高。

（2）X线检查：一般在肠梗阻发生 4～6 小时后,立位或侧卧位 X 线平片可见肠胀气及多个液气平面。

四、治疗原则

（一）一般治疗

（1）禁食。

（2）胃肠减压：是治疗肠梗阻的重要措施之一。通过胃肠减压,吸出胃肠道内的气体和液体,从而减轻腹胀,降低肠腔内压力,改善肠壁血运,减少肠腔内的细菌和毒素。

（3）纠正水、电解质及酸碱平衡失调。

（4）防治感染和中毒。

（5）其他：对症治疗。

（二）解除梗阻

解除梗阻分为非手术治疗和手术治疗两类。

五、常见几种肠梗阻

（一）粘连性肠梗阻

粘连性肠梗阻是肠粘连或肠管被粘连带压迫所致的肠梗阻,较为常见。主要由于腹部手术、炎症、创伤、出血、异物等所致。以小肠梗阻为多见,多为单纯性不完全性梗阻。粘连性肠梗阻多采取非手术治疗,如无效或发生绞窄性肠梗阻时应及时手术治疗。

（二）肠扭转

肠扭转指一段肠管沿其系膜长轴旋转而形成的闭袢性肠梗阻,常发生于小肠,其次是乙状结肠。①小肠扭转：多见于青壮年,常在饱餐后立即进行剧烈活动时发病。表现为突发腹部绞痛,呈持续性伴阵发性加剧,呕吐频繁,腹胀不明显。②乙状结肠扭转：多见于老年人,常有便秘习惯,表现为腹部绞痛,明显腹胀,呕吐不明显。肠扭转是较严重的机械性肠梗阻,可在短时间内发生肠绞窄、坏死,一经诊断,应急行手术治疗。

（三）肠套叠

肠套叠指一段肠管套入与其相连的肠管内,以回结肠型（回肠末端套入结肠）最多见。肠套叠多见于 2 岁以下婴幼儿。典型表现为阵发性腹痛、果酱样血便和腊肠样肿块（多位于右上腹）,右下腹触诊有空虚感。X 线空气或钡剂灌肠显示空气或钡剂在结肠内受阻,梗阻端的钡剂影像呈"杯口状"或"弹簧状"阴影。早期肠套叠可试行空气灌肠复位,无效者或病期超过 48 小时、怀疑有肠坏死或肠穿孔者,应行手术治疗。

（四）蛔虫性肠梗阻

由于蛔虫聚集成团并刺激肠管痉挛致肠腔堵塞,多见于 2～10 岁儿童,驱虫不当常为诱因。主要表现为阵发性脐部周围腹痛,伴呕吐,腹胀不明显。部分患者腹部可触及变形、变位的条索状团块。少数患者可并发肠扭转或肠壁坏死穿孔,蛔虫进入腹腔引起腹膜炎。单纯性蛔虫堵塞多采用非手术治疗,包括解痉挛止痛、禁食、酌情胃肠减压、输液、口服植物油驱虫等,若无效或并发肠扭转、腹膜炎时,应行手术取虫。

六、护理

(一)护理诊断/问题

1.疼痛

疼痛与肠内容物不能正常运行或通过障碍有关。

2.体液不足

体液不足与呕吐、禁食、胃肠减压、肠腔积液有关。

3.潜在并发症

肠坏死、腹腔感染、休克。

(二)护理措施

1.非手术治疗的护理

(1)饮食：禁食，梗阻缓解 12 小时后可进少量流质饮食，忌甜食和牛奶；48 小时后可进半流食。

(2)胃肠减压，做好相关护理。

(3)体位：生命体征稳定者可取半卧位。

(4)解痉挛、止痛：若无肠绞窄或肠麻痹，可用阿托品解除痉挛、缓解疼痛，禁用吗啡类止痛药，以免掩盖病情。

(5)输液：纠正水、电解质和酸碱失衡，记录 24 小时出入液量。

(6)防治感染和中毒：遵照医嘱应用抗生素。

(7)严密观察病情变化：出现下列情况时应考虑有绞窄性肠梗阻的可能，应及早采取手术治疗。①腹痛发作急骤，为持续性剧烈疼痛，或在阵发性加重之间仍有持续性腹痛，肠鸣音可不亢进。②早期出现休克。③呕吐早、剧烈而频繁。④腹胀不对称，腹部有局部隆起或触及有压痛的包块。⑤明显的腹膜刺激征，体温升高、脉快、白细胞计数和中性粒细胞比例增高。⑥呕吐物、胃肠减压抽出液、肛门排出物为血性或腹腔穿刺抽出血性液。⑦腹部 X 线检查可见孤立、固定的肠袢。⑧经积极非手术治疗后症状、体征无明显改善者。

2.手术前后的护理

(1)术前准备：除上述非手术护理措施外，按腹部外科常规行术前准备。

(2)术后护理：①病情观察，观察患者生命体征、腹部症状和体征的变化，伤口敷料及引流情况，及早发现术后并发症；②卧位，麻醉清醒、血压平稳后取半卧位；③禁食、胃肠减压，待排气后，逐步恢复饮食；④防止感染，遵照医嘱应用抗生素；⑤鼓励患者早期活动。

第六节　肝　癌

原发性肝癌是指由肝细胞或肝内胆管上皮细胞发生的恶性肿瘤，是我国常见的恶性肿瘤之一，病死率较高，在恶性肿瘤死亡排位中占第 2 位。近年来发病率有上升趋势，肝癌的五年生存率很低，预后凶险。原发性肝癌的发病率有较高的地区分布性，本病多见于中年男性，男女性别之比在肝癌高发区中(3:1)~(4:1)，低发区则为(1:1)~(2:1)。高发区的发病年龄高峰约为40～49岁。

一、病因及发病机制

病因及发病机制尚不清楚,根据高发区的流行病学调查结果表明,下列因素与肝癌的发病关系密切。

(一)病毒性肝炎

在我国,乙型肝炎是原发性肝癌发生的最重要病因,原发性肝癌患者中1/3曾有慢性肝炎病史。肝癌患者血清中乙型肝炎标志物高达90%以上,近年来丙型肝炎与肝癌关系也逐渐引起关注。

(二)肝硬化

原发性肝癌合并肝硬化者占50%～90%,乙肝病毒持续感染与肝细胞癌有密切关系。其过程可能是乙型肝炎病毒引起肝细胞损害继而发生增生或不典型增生,从而对致癌物质敏感。在多病因参与的发病过程中可能有多种基因发生改变,最后导致癌变。

(三)黄曲霉毒素

在肝癌高发区,尤其南方以玉米为主粮的地方调查提示,肝癌流行可能与黄曲霉毒素对粮食的污染有关,其代谢产物黄曲霉毒素 B_1 有强烈致癌作用。

(四)饮水污染

江苏启东的流行病学调查结果发现,饮用池塘水者与饮用井水者的肝癌发病率和病死率有明显差异,可能与池塘水的蓝绿藻产生的微囊藻毒素污染饮用水源有关。

(五)遗传因素

在高发区肝癌有时出现家族聚集现象,尤以共同生活并有血缘关系者的肝癌罹患率高。可能与肝炎病毒垂直传播有关。

(六)其他

饮酒、亚硝胺、农药、某些微量元素含量异常如铜、锌、钼等、肝吸虫等因素也被认为与肝癌有关。吸烟和肝癌的关系还待进一步明确。

二、临床表现

(一)症状

肝癌起病隐匿,早期缺乏典型症状,多在肝病随访中或体检普查中,应用血清甲胎蛋白(AFP)及B超检查偶然发现肝癌,此时患者既无症状,体格检查亦缺乏肿瘤本身的体征,此期称之为亚临床肝癌。一旦出现症状而来就诊者其病程大多已进入中晚期。不同阶段的肝癌,其临床表现有明显差异。

1.肝区疼痛

最常见,半数以上患者呈间歇性或持续性的钝痛或胀痛,是由于肿块生长迅速、使肝包膜绷紧牵拉所致。当肿瘤侵犯膈肌时,疼痛可向右肩或右背部放射。向右后生长的肿瘤可致右腰疼痛。突然出现剧烈腹痛和腹膜刺激征提示癌结节包膜下出血或向腹腔破溃。

2.消化道症状

食欲缺乏、恶心、呕吐、腹泻、消化不良等,缺乏特异性。

3.全身症状

低热。发热与癌肿坏死物质吸收有关。此外还有乏力、消瘦、贫血、全身衰弱等,少数患者晚期呈恶病质。这是由于癌症所致的能量消耗和代谢障碍所致。

4.转移灶症状

如肺转移可出现咳嗽、咯血;胸膜转移可引起胸痛和血性胸腔积液;癌栓栓塞肺动脉,引起肺梗死,可突然出现严重呼吸困难和胸痛;癌栓栓塞下肢静脉,可出现下肢严重水肿;骨转移和脊柱转移,可引起局部压痛或神经受压症状;颅内转移可出现相应的神经定位症状和体征。

5.伴癌综合征

癌肿本身代谢异常,癌组织对机体发生影响而引起的内分泌或代谢异常的一组证候群称之为伴癌综合征。如自发性低血糖症、红细胞增多症,其他罕见的有高脂血症、高钙血症、类癌综合征等。

(二)体征

1.肝大

进行性肝大是常见的特征性体征之一。肝质地坚硬,表面及边缘不光滑,有大小不等结节,伴不同程度的压痛。如癌肿突出于右肋弓下或剑突下,上腹可出现局部隆起或饱满。

2.脾大

多见于合并肝硬化门静脉高压患者。因门静脉或脾静脉有癌栓或癌肿压迫门静脉引起。

3.腹水

因合并肝硬化门静脉高压、门静脉或肝静脉癌栓所致。当癌肿表面破溃时可引起血性腹水。

4.黄疸

当癌肿浸润、破坏肝细胞时,可引起肝细胞性黄疸;当癌肿侵犯肝内胆管或压迫胆管时,可出现阻塞性黄疸。

5.转移灶相应体征

锁骨上淋巴结肿大、胸腔积液的体征,截瘫、偏瘫等。

(三)并发症

肝性脑病;上消化道出血;肝癌结节破裂出血;血性胸腹水;继发感染。上述并发症可由肝癌本身或并存的肝硬化引起,常为致死的原因。

三、辅助检查

(一)血清甲胎蛋白(AFP)测定

AFP 是目前诊断肝细胞肝癌最特异性的标志物,是体检普查的项目之一。肝癌患者 AFP 阳性率 70%～90%,诊断标准为:①AFP＞500 μg/L 持续 4 周;②AFP 在＞200 μg/L 的中等水平持续8 周;③AFP由低浓度升高后不下降。

(二)影像学检查

(1)超声显像是目前肝癌筛查的首选检查之一,有助于了解占位性病变的血供。

(2)CT 在反映肝癌的大小、形态、部位、数目等方面有突出的优点,被认为是补充超声显像检查的非侵入性诊断的首选方法。

（3）肝动脉造影是肝癌诊断的重要补充方法，对直径 2 cm 以下的小肝癌的诊断较有价值。

（4）MRI 扫描优点是除显示如 CT 那样的横断面外，还能显示矢状位、冠状位以及任意切面。

（三）肝组织活检或细胞学检查

在超声或 CT 引导下活检或细针穿刺行组织学或细胞学检查，是目前确诊直径 2 cm 以下小肝癌的有效方法。缺点是易引起近边缘的肝癌破裂，有促进转移的危险。在非侵入性操作未能确诊时考虑使用。

四、诊断要点

有慢性肝炎病史，原因不明的肝区不适或疼痛，或原有肝病症状加重伴有全身不适、明显的食欲缺乏和消瘦、乏力、发热；肝进行性肿大、压痛、质地坚硬、表面和边缘不光滑。对高危人群血清 AFP 的检测及影像学检查。对既无症状也无体征的亚临床肝癌的诊断主要靠血清 AFP 的检测联合影像学检查。

五、治疗要点

早期治疗是改善肝癌预后的最主要的手段，而治疗方案的选择取决于肝癌的临床分期及患者的体质。

（一）手术治疗

首选的治疗方法，是影响肝癌预后的最主要因素，是提高生存率的关键。

（二）局部治疗

1.肝动脉化疗栓塞治疗（TACE）

TACE 为原发性肝癌非手术的首选方案，效果较好，应反复多次治疗。机制为先栓塞肿瘤远端血供，再栓塞肿瘤近端肝动脉，使肿瘤难以建立侧支循环，最终引起病灶缺血性坏死，并在动脉内灌注化疗药物。常用栓塞剂有可吸收性明胶海绵和碘化油。

2.无水乙醇注射疗法（PEI）

PEI 是肿瘤直径<3 cm，结节数在 3 个以内，伴肝硬化不能手术患者的首选治疗方法。在 B 超引导下经皮肝穿刺入肿瘤内注入无水乙醇，促使肿瘤细胞脱水变性、凝固坏死。

3.物理疗法

局部高温疗法，如微波组织凝固技术、射频消融、高功率聚焦超声治疗、激光等。

（三）其他治疗方法

1.放射治疗

在肝癌治疗中仍有一定地位。适用于肿瘤较局限，但不能手术者，常与其他治疗方法组成综合治疗。

2.化学治疗

常用阿霉素（ADM）及其衍生物、顺铂（CDDP）、氟尿嘧啶（5-Fu）、丝裂霉素（MMC）和氨甲蝶呤（MTX）等。主张联合用药，单一用药疗效较差。

3.生物治疗

常用干扰素、白细胞介素、淋巴因子激活杀伤细胞（LAK）肿瘤浸润性淋巴细胞（TIL）等，作为辅助治疗之一。

4.中医中药治疗

用于晚期肝癌患者和肝功能严重失代偿无法耐受其他治疗者,可作为辅助治疗之一。

5.综合治疗

根据患者的具体情况,选择一种或多种治疗方法联合使用,为中晚期患者的主要治疗方法。

六、常用护理诊断

(一)疼痛:肝区痛

其与肿瘤迅速增大、牵拉肝包膜有关。

(二)预感性悲哀

其与获知疾病预后有关。

(三)营养失调:低于机体需要量

其与肝功能严重损害、摄入量不足有关。

七、护理措施

(一)术前护理

1.术前健康指导

(1)积极戒烟、戒酒。烟草中有多种致癌物质;长期饮酒过度,加重肝脏负担,对疾病康复有害。

(2)解除患者思想负担,鼓励患者积极参加文娱活动,生活有规律。在病情得到缓解后,应参加力所能及的工作,消除"不治之症"的影响,维持机体正常功能。但在代偿功能减退并发感染的情况下必须绝对卧床休息。

(3)注意个人卫生;及时更换污染的被服、衣物,保持环境清洁,通风良好,经常修剪指甲,防止抓伤皮肤造成感染。避免碰撞和挤压水肿部位的皮肤。

(4)积极预防压疮,卧床患者每2小时更换一次体位。腹水合并肢体水肿者,应正确掌握记录出入量及测量腹围的方法。协助患者做好术前各种检查,向患者及家属讲明术前各种检查的意义及注意事项,了解有无药物过敏史,对检查有异常者应纠正治疗后再行手术。

2.术前心理护理

有些原发性肝癌患者,发现病程时间短,对于突如其来的打击,患者及家属难以接受,而对于有肝硬化史的患者,长期备受病痛折磨,当确诊病变后更加焦虑、恐惧,对治疗失去信心,精神压力相当大,各方面的情况也差,加上对介入疗法缺乏认识,更增加他们的忧虑和恐惧感。这一切就要求我们护士在工作中,要善于和患者交朋友,利用沟通交流技巧,准确发现患者的心理问题,进行心理疏导,帮助患者克服心理压力,维持情绪稳定,从而提高心理应对能力和承受能力,使他们保持乐观愉悦的情绪。并向患者讲清介入治疗的意义、作用、效果,向家属介绍癌症的可治性及术后较乐观的预后,消除他们紧张、恐惧心理,增强治疗勇气和信心,积极配合手术,以良好的心态顺利接受治疗。

(1)怀疑心理:患者一旦得知自己得了癌症,坐立不安,多方求证,心情紧张,猜疑不定。因此,医务人员应言行谨慎,要探明患者询问的目的,科学而委婉地回答患者所提的问题,不可直言,减轻患者的受打击程度,以免患者对治疗失去信心。

（2）恐惧心理：患者确切知道自己患有癌症，常表现为害怕、绝望，失去生的希望，牵挂亲人。护士应同情患者，给予安慰，鼓励患者积极接受治疗，以免贻误病情，并强调心理对病情的作用，鼓励患者以积极的心态接受治疗。

（3）悲观心理：患者证实自己患癌症时，会产生悲观、失望情绪，表现为失望多于期待，抑郁不乐，落落寡合。此时护士应给予关怀，说明疾病正在得到治疗，同时强调心情舒畅有利于疾病预后。

（4）认可心理：患者经过一段时间后，开始接受自己患有此病的事实，心情渐平稳，愿意接受治疗，并寄希望于治疗。护士应及时应用"暗示"疗法，宣传治疗的意义，排除对治疗的不利因素，如社会因素、家庭因素等。

（5）失望或乐观心理：因为个人的体质和适应程度不一样，治疗效果也不尽相同，有的患者病情得到控制，善于调适自己的心情，同时生活在和谐感情的环境中，患者长期处于一种乐观状态。有的逐渐恶化，治疗反应大，经济负担重，体力难支，精神萎靡，消极地等待死亡。护士对消极的患者要分析原因，做好心理安慰，及时调整患者的心态，做好生活指导；对乐观的患者，要做好康复指导。留心观察心理变化，以便发现问题及时解决。另外，护士也要有娴熟的护理技术和良好的心理品质，使患者感到心理满足，情绪愉快。护士要富有同情心，冷静热情，耐心和果断，有敏锐的观察力，对不同年龄、性格和地位的患者应一律平等，公平公正，取得患者的信赖建立良好的护患关系，善于谅解患者的过失，不与患者顶撞，宽宏大量。在语言上，应亲切耐心，关怀和体谅，语气温和，交谈时要认真倾听，不随意打断，并注意观察病情，了解思想，接受合理建议。在交谈过程中，要注意保护性语言，对患者的诊断、治疗和预后，要严谨，要有科学依据，切不可主观武断，胡乱猜想。

3.一般护理

保持病房内环境安静、清洁、舒适，保证患者的情绪稳定，使其得到量足、质好的休息，以利于手术治疗。

（二）术后护理

1.出血倾向的观察及预防

肝硬化合并脾功能亢进患者肝脏合成凝血因子减少，血小板降低，因此要特别加强出血倾向的观察。术后穿刺部位加压12小时，绝对卧床休息24小时，穿刺侧肢体避免弯曲受压，防止穿刺口包扎松动移动，还应加强观察下肢皮肤颜色、皮肤温度及足背动脉搏动情况，观察穿刺部位有无渗血、血肿、密切注意血压、脉搏变化，每2小时测量血压、脉搏一次，并做记录，连续24小时血压正常时才可停止。

2.胃肠道的护理

介入过程中大量应用化学药物及造影剂，可引起恶心、呕吐症状，又因剧烈的恶心、呕吐，胃及食管近贲门部黏膜毛细血管痉挛收缩、破裂而出现消化道出血，有肝硬化史食管静脉曲张者更容易造成消化道出血，因此术后需积极防止患者出现的恶心、呕吐症状。我们采用患者在术中注入化疗药物前肌注甲氧氯普胺（胃复安）10 mg，栓塞毕后推注甲氧氯普胺、地塞米松，使胃肠道症状有所减轻。返回病房输液时给予甲氧氯普胺分次入滴管静点。给维生素 K 静点防止出血。同时嘱咐患者深呼吸，呕吐时将头偏向一侧，以免误吸引起呛咳或窒息，还应注意观察呕吐物、排泄物的性质、颜色、量并做好记录,及时发现出血现象,争取早期处理。

3.饮食护理

患者介入治疗后,24 小时内禁食有渣、油腻的食物,特别是术后康复期和化疗过程中,一定要注意饮食调护,以利康复。进高热量、高蛋白、高维生素、低脂肪饮食,有水肿者不可食咸肉、泡菜,有肝硬化者禁食硬、热、刺激性食物,并指导多饮水,以利于毒素排除,在常规治疗的基础上配合中药房研制药膳治疗,其配方有:①益肝粥;②复肝汤;③降酶散。它们的功效为清热解毒、利尿、健脾开胃,扶正固本,滋补肝肾,降酶祛浊退黄,并具有提高机体免疫功能的作用。药膳配制好后由专人按剂量送到患者床头,喂或看之入口。以保证服用剂量准确并观察症状。

在药膳疗程后,应给予患者低盐、低脂、高蛋白、富含维生素的易消化饮食,同时忌干、硬、粗糙、生冷刺激性食物,以防止有门静脉高压的患者因静脉曲张而造成出血。

4.术后心理护理

患者对介入治疗的期望值很大,一旦术后出现身体不适,疼痛加剧,以及药物毒副反应和并发症,即产生疑虑、忧郁和恐惧心理,甚至表现为愤怒、怨恨、自暴自弃等,患者的家属也感到焦虑和痛苦。因此,护士须经常与患者及家属谈心,了解患者的心理动态,尽一切力量满足患者的需求,采取一切可能的措施,减轻和缓解患者的痛苦,给予心理上的支持,使患者有安全感和信任感,保持稳定的情绪,配合治疗,顺利度过术后反应期,达到治疗目的,促进早日康复。

肝癌血供 90%以上来自肝动脉,其供血部位主要是肿瘤中心。经肝动脉灌注化疗药后,肝组织局部药物浓度是全身浓度的 100~400 倍,瘤区药物浓度又是正常肝组织的 5~10 倍,而且,由于肿瘤血管壁通透性增高,肿瘤廓清系统的缺如,血流动力学的改变,化疗药物可漏出血管而长期滞留在瘤区。因此,可有效地杀伤肝内残留的癌细胞。随着介入放射学的迅速发展,对于中、晚期原发性肝癌和不愿手术的患者,行肝动脉灌注和肝动脉栓塞化疗的效果已被公认,是肝癌非手术治疗中疗效最好的办法之一,应用此疗法不仅可使肿瘤缩小,改善临床症状,减轻药物的全身毒副反应,且并发症少,可重复治疗,更重要的是能提高生活质量和生存率。尽管存在疼痛、胃肠道反应和感染等不利因素,但只要术前做好充分准备,如了解病情和可能发生的意外并发症及对患者进行健康教育,术后严密观察及时处理,积极有效地预防并发症,对提高治疗效果、减轻患者痛苦具有重要的意义。针对患者的任何症状不能教条化地按部就班地处理,而应该灵活地应对,这样既会提高护理质量也会给患者带来极大的信心。所以在具体的护理中,作为一名优秀的护士,应该灵活地应对患者出现的一切情况,还应该注意提高自己的全面素质,给患者带来最好的护理效果。

第七节　胆石症

一、疾病概述

(一)概念

胆石症是指胆管系统任何部位发生的结石,包括发生在胆囊和胆管内的结石,是胆管系统的最普遍疾病。其发病率随年龄增长而增高。在我国,胆石症已由以胆管的胆色素结石为主转变为胆囊的胆固醇结石为主,胆石症的患病率为 $0.9\%\sim10.1\%$,平均 5.6%;男女比例为 $1:2.57$。20 余年来,随着影像学(B 型超声、CT 及 MRI 等)检查的普及,在自然人群中,胆石症的发病率达 10%左右,国内尸检结果报告,胆石症的发生率为 7%。随着生活水平的提高及饮食习惯的改变,胆石症的发生率有逐年增高的趋势,我国的胆结石以胆管的胆色素结石为主逐渐转变为以胆囊的胆固醇结石为主。

(二)相关病理生理

多年来的研究已证明,胆石是在多种因素影响下,经过一系列病理生理过程而形成的。这些因素包括胆汁成分的改变、过饱和胆汁或胆固醇呈过饱和状态、胆汁囊泡及胆固醇单水晶体的沉淀、促成核因子与抗成核因子的失调、胆囊功能异常、氧自由基的参与及胆管细菌、寄生虫感染等。部分胆管结石并不引起后果。一般胆石引起胆囊炎、结石嵌顿或阻塞胆管是重要和常见的后果。小的胆囊结石可移动到胆囊管、胆总管而使其发生堵塞,还可到达十二指肠内胆总管的末端。

(三)胆石的成因

胆石的成因非常复杂,迄今仍未完全明确,可能是多种因素综合作用的结果。有大量的研究探讨并从不同的侧面阐述了胆石的成因,提出了诸如胆固醇过饱和学说、β-葡萄糖醛酸苷酶学说、胆红素钙沉淀-溶解平衡学说等。随着生物医学的不断发展,人们对胆石形成诱因的认识也在不断深入。主要归纳为以下几个方面。

1.胆管感染

各种原因所致胆汁滞留,细菌或寄生虫侵入胆管而致感染。细菌产生的 β-葡萄糖醛酸酶和磷脂酶能水解胆汁中的脂质,使可溶性的结合胆红素水解为游离胆红素,后者与钙结合形成胆红素钙,促使胆色素结石形成。

2.胆管异物

胆汁中的脱落上皮、炎症细胞、寄生虫残体和虫卵可构成胆红素钙结石的核心。胆管手术后的手术线结或 Oddi 括约肌功能紊乱时,食物残渣随肠内容物反流入胆管成为结石形成的核心。

3.胆管梗阻

胆管梗阻引起胆汁淤滞,胆汁排出受阻,为胆红素钙的析出、沉淀、成核、聚积成石做了时间上的准备。其中的胆色素在细菌的作用下分解为非结合性胆红素,形成胆色素结石。

4.代谢因素

胆汁内的主要成分为胆盐、磷脂酰胆碱和胆固醇。正常情况下,保持相对高的浓度而又成溶解状态,3 种成分按一定比例组成。胆固醇一旦代谢失调,如回肠切除术后,胆盐的肝肠循环被破坏,3 种成分聚合点落在 ABC 曲线范围外,即可使胆固醇呈过饱和状态并析出、沉淀、结晶,从而形成胆固醇结石。此外,胆汁中的某些成核因子(如糖蛋白、黏蛋白和 Ca^{2+} 离子等)有明显的促成核作用,缩短了成核时间,促进结石的生长。

5.胆囊功能异常

胆囊排空障碍,淤胆是胆囊结石形成的动力学机制,为结石生长提供了充足的时间和空间。

6.其他

雌激素会影响肝内葡萄糖醛酸胆红素的形成,使非结合胆红素增高,而雌激素又影响胆囊排空,引起胆汁淤滞,促发结石形成。绝经后用雌激素者,胆结石发病率明显增高;遗传因素与胆结石的成因有关。

(四)胆石的分类

从胆石含有的化学成分的种类来看,所有的胆石都大致相同:有胆固醇、胆红素、糖蛋白、脂肪酸、胆汁酸、磷脂等有机物,碳酸盐、磷酸盐等无机盐,以及钙、镁、铜、铁等十余种金属元素。但不同的结石中,各种化学成分的含量却差别甚大。

(1)根据结石的主要成分将常见的结石分为三大类:胆固醇结石、胆色素结石和混合性结石。其中以胆固醇结石最为多见。其他少见的结石有:以脂肪酸盐为主要成分的脂肪酸盐结石、以蛋白质为主要成分的蛋白结石。①胆固醇结石:主要成分是胆固醇。成石诱因为脂类代谢紊乱。结石质坚,色白或浅黄。80%胆固醇结石位于胆囊内。小结石可通过胆囊管降入胆总管成为继发性胆总管结石;肝内胆管结石中虽然也有胆固醇结石,但极罕见。②胆色素结石:分为棕色胆色素结石和黑色胆色素结石两个亚类,主要成分都是胆红素的化合物,包括胆红素酸与钙等金属离子形成的盐和螯合型高分子聚合物。③混合型结石。

(2)根据胆石在胆管中的位置分类,可分为:①胆囊结石,指位于胆囊内的结石。其中70%以上是胆固醇结石。②肝外胆管结石。③肝内胆管结石。其中胆囊结石约占结石总数的50%。

1.胆囊结石

(1)概念:胆囊结石是指发生在胆囊内的结石,常与急性胆囊炎并存。是胆管系统的常见病、多发病。在我国,其患病率为7%~10%,其中70%~80%的胆囊结石为胆固醇结石,约25%为胆色素结石。多见于女性,男女比例为1:(2~3)。40岁以后发病率随着年龄增长呈增高的趋势,随着年龄增长性别差异逐渐缩小,老年男女发病比例基本相等。

(2)病因:对胆囊结石,尤其是胆固醇结石成因的研究一度成为胆管外科的热点。研究表明,胆囊结石的形成不仅有多种生物学因素的影响,遗传因素和环境因素也是不可忽视的条件。胆囊结石是综合性因素作用的结果,主要与胆汁中胆固醇过饱和、胆固醇成核过程异常及胆囊功能异常有关。这些因素引起胆汁的成分和理化性质发生变化,使胆汁中的胆固醇呈过饱和状态,沉淀析出、结晶而形成结石。胆囊结石有明显的"4F征",即 female(女性)、forty(40岁)、fat(肥胖)、fertile(多产次)。此外,相关疾病也与胆石症的发生有关,如肝硬化患者的胆石症患病率高于非肝硬化患者;糖尿病患者的胆石症患病率也明显增高;多数胆囊结石含有胆固醇部分,而胆固醇饱和指数与血脂有关,故胆囊结石与血清总胆固醇水平呈正相关;胃切除术后,患者容易并发胆石症。

(3)病理生理:饱餐、进食油腻食物后胆囊收缩,或睡眠时体位改变致结石移位并嵌顿于胆囊颈部,导致胆汁排出受阻,胆囊强烈收缩而发生胆绞痛。结石长时间持续嵌顿和压迫胆囊颈部,或排入并嵌顿于胆总管,临床可出现胆囊炎、胆管炎或梗阻性黄疸,称为 Mirizzi 综合征。较小的结石可经过胆囊管排入胆总管,形成继发性胆管结石。进入胆总管的结石在通过胆总管下端时可损伤 Oddi 括约肌或嵌顿于壶腹部引起胆源性胰腺炎;较大结石可经胆囊十二指肠瘘进入小肠引起个别患者发生胆石性肠梗阻。此外,结石及炎症反复刺激胆囊黏膜可诱发胆囊癌。若胆囊结石长期嵌顿而未合并感染时,积聚于胆囊胆汁中的胆色素被胆囊膜吸收,加上胆囊分泌的黏性物质而形成胆囊积液,积液呈无色透明,称为白色胆汁。

(4)临床表现:部分单发或多发的胆囊结石,在胆囊内自由存在,不易发生嵌顿,很少产生症状,被称为无症状胆囊结石。约 30% 的胆囊结石患者可终身无临床症状。仅于体检或手术时发现的结石称为静止性结石。单纯性胆囊结石,未合并梗阻或感染时,在早期常无临床症状,大多数是在常规体检、手术或尸体解剖中偶然发现,或仅有轻微的消化系统症状被误认为是胃病而没有及时就诊。当结石嵌顿时,则可出现明显症状和体征。

(5)症状:①胆绞痛为典型的首发症状,表现为突发的右上腹、阵发性剧烈绞痛。临床症状也可在几小时后自行缓解。常发生于饱餐、进食油腻食物后或睡眠时,是由于油腻饮食后胆囊素大量分泌,胆囊平滑肌痉挛,收缩功能增强,引起胆囊内压力增高;加之胆汁酸刺激胆囊黏膜,胆囊壁充血、水肿、炎性物质渗出,导致急性胆囊炎发生;或由于睡眠时体位改变,导致结石移位并嵌顿于胆囊颈部,胆汁不能通过胆囊颈和胆囊管排出,导致胆囊内压力增高,胆囊强烈收缩所致。有部分患者可以在几小时后临床症状自行缓解。如果胆囊结石嵌顿持续不缓解,胆囊继续增大、积液,甚至合并感染,从而进展为急性胆囊炎。如果治疗不及时,少部分患者可以进展为急性化脓性胆囊炎或胆囊坏疽,严重时可发生胆囊穿孔,临床后果严重。多数患者有右肩部、肩胛部或背部放射性疼痛,常伴有恶心、呕吐、厌油、腹胀等消化不良症状。②消化道症状主要表现为上腹部或右上腹部闷胀不适、饱胀、嗳气、恶心、呕吐、厌食、呃逆等非特异性的消化道症状。大多数患者仅在进食后,特别是进食油腻食物后,胃肠道症状更明显,服用治"胃病"药物多可缓解,易被误诊。

(6)体征:①腹部体征有时可在右上腹部触及肿大的胆囊。可有右上腹胆囊区压痛,若继发感染,右上腹部可有明显压痛、肌紧张或反跳痛。检查者将左手平放于患者右肋部,拇指置于右腹直肌外缘与肋弓交界处,嘱患者缓慢深吸气,使肝脏下移,若患者因拇指触及肿大的胆囊引起疼痛而突然屏气,称为 Murphy 征阳性。②胆囊结石形成 Mirizzi 综合征时黄疸明显。黄疸时常有尿色变深、粪色变浅。

(7)辅助检查:①腹部超声是胆囊结石病首选的诊断方法,特异性高、诊断准确率高达96% 以上。②口服胆囊造影,胆囊显影率很高,可达 80% 以上,故可发现胆囊内,甚至肝外胆管内有无结石存在。但由于显影受到较多因素的影响,故诊断胆囊结石的准确率仅为 50%～60%。③CT 或 MRI 检查,经 B 型超声波检查未能发现病变时,可进一步作 CT 或 MRI 检查。CT 检查对含钙的结石敏感性很高,常可显示直径为 2 mm 的小结石,CT 检查诊断胆石的准确率可达 80%～90%。平扫即可显示肝内胆管总肝管、胆总管及胆囊内的含钙量高的结石;经口服或静脉注射造影剂后,CT 可显示胆色素性结石和混合性结石,亦能显示胆囊内的泥沙样结石。CT 检查对单纯胆固醇性结石有时易发生漏诊。近年来,MRI 检查诊断技术已逐渐应用于临床,其对胆石的诊断正确率也很高。由于 CT 或 MRI 检查的费用较昂贵,所以一般不作为首选的检查方法。

(8)主要处理原则:胆囊结石治疗的历史较长、方法较多,但仍以外科手术治疗为主。胆石症的治疗目的在于缓解症状、消除结石、减少复发、避免并发症的发生。急性发作期宜先行非手术治疗,待症状控制后,进一步检查,明确诊断;如病情严重,非手术治疗无效,应在初步诊断的基础上及时进行手术治疗。

(9)非手术治疗:①适应证,初次发作的青年患者;经非手术治疗症状迅速缓解者;临床症状不典型者;发病已逾3天,无紧急手术指征且在非手术治疗下症状有消退者。合并严重心血管疾病不能耐受手术的老年患者。②常用的非手术疗法主要包括卧床休息、禁饮食、低脂饮食或胃肠减压、输液、纠正水电解质和酸碱平衡紊乱、合理使用抗生素、解痉止痛和支持对症处理。有休克应加强抗休克的治疗,如吸氧、维持血容量、及时使用升压药物等。还可采用溶石疗法、排石疗法、体外冲击波碎石治疗等。

(10)手术治疗:①适应证,胆囊造影时胆囊不显影;结石直径超过2 cm;胆囊萎缩或瓷样胆囊;B超提示胆囊局限性增厚;病程超过5年,年龄在50岁以上的女性患者;结石嵌顿于颈部或胆囊管;慢性胆囊炎,结石反复发作引起临床症状;无症状,但结石已充满整个胆囊。②胆囊切除术是胆囊结石治疗的首选方法。但对无症状的胆囊结石,一般无须立即手术切除胆囊,只需观察和随诊。根据病情选择经腹或腹腔镜作胆囊切除术。继发胆管感染的患者,最好是待控制急性感染发作和缓解症状后再择期手术治疗。

2.胆管结石

(1)概念:胆管结石为发生在肝内、外胆管的结石。又分为原发性和继发性胆管结石。原发于胆囊的结石迁徙到肝外胆管,称继发性胆管结石;不是来自胆囊,而是直接在肝外胆管生成的结石,称原发性胆管结石。因此,凡是不伴有胆囊结石者可确认为原发性胆管结石。但伴有胆囊结石的胆管结石是原发性还是继发性,要具体分析。肝内胆管结石无论是否合并胆囊结石,均为原发性胆管结石。

(2)病因:胆管结石的主要原因包括胆汁淤滞、细菌感染和脂类代谢异常。肝外胆管结石的形成除上述原因外,胆管内异物,如虫卵和蛔虫的尸体亦可成为结石的核心;胆囊内结石或肝内胆管结石在某些因素作用下进入肝外胆管(左右肝管汇合部以下)引起肝外胆管结石。

(3)病理生理:胆管结石所致的病理生理改变与结石的部位、大小及病史的长短有关。胆管结石可引起胆管不同程度的梗阻,梗阻可使近端胆管呈现不同程度的扩张、管壁增厚、胆汁滞留在胆管内;胆管壁的充血、水肿进一步加重梗阻,使之从不完全梗阻变为完全性梗阻而出现梗阻性黄疸。胆管的完全性梗阻可激发化脓性感染,引起急性梗阻性化脓性胆管炎;脓液在胆管内积聚,使胆管内压力继续升高,当胆管内压力超过$1.96 kPa(20 cmH_2O)$时,细菌和毒素可随胆汁逆流入血,引起脓毒血症;当感染致胆管壁坏死、破溃,甚至形成胆管与肝动脉或门静脉瘘时,可并发胆管大出血。胆管的梗阻和化脓性感染可造成肝细胞损害,甚至肝细胞坏死或形成肝源性肝脓肿;长期梗阻和(或)反复发作可引起胆汁性肝硬化和门脉高压症。当结石嵌顿于胆总管壶腹部时,可造成胰液排出受阻甚至发生逆流而引起胆源性急、慢性胰腺炎。

肝内胆管结石可局限于一叶或一段肝内,也可弥漫分布于所有肝内胆管,临床以左叶及右叶肝内胆管结石多见。其基本病理生理改变为结石导致的肝内胆管狭窄或扩张、胆管炎及肝纤维组织增生、肝硬化、萎缩,甚至癌变。

(4)分类:根据胆管结石发病的病因,胆管结石可分为原发性胆管结石和继发性胆管结石。在胆管内形成的结石称为原发性胆管结石,以胆色素结石和混合性结石多见。胆管内结石来自于胆囊结石者,称为继发性胆管结石,以胆固醇结石多见。根据结石所在的部位,胆管结石可分为肝外胆管结石和肝内胆管结石。肝管分叉部以下的胆管结石为肝外胆管结石,肝管分叉部以上的胆管结石为肝内胆管结石。

(5)临床表现:取决于胆管有无梗阻、感染及其程度。当结石阻塞胆管并继发感染时,典型的表现是反复发作的腹痛、寒战高热和黄疸,称为查科三联征。

肝外胆管结石:①腹痛多为剑突下或右上腹部阵发性绞痛,或持续性疼痛、阵发性加剧,呈阵发性刀割样,疼痛常向右肩背部放射。这是由于结石下移嵌顿于胆总管下端或壶腹部,刺激胆管平滑肌,引起 Oddi 括约肌痉挛收缩和胆管高压所致。②寒战、高热是结石阻塞胆管并继发感染后引起的全身性中毒症状。由于胆管梗阻,胆管内压升高,感染随胆管逆行扩散,细菌和毒素通过肝窦入肝静脉进入体循环,引起菌血症或毒血症。多发生于剧烈腹痛后,体温可高达 39～40 ℃,呈弛张热热型,伴有寒战。③黄疸是胆管梗阻后胆红素逆流入血所致。胆管结石嵌于 Vater 壶腹部不缓解,1～2 日后即可出现黄疸。患者首先表现为尿黄,接着出现巩膜黄染,然后出现皮肤黄染伴瘙痒。黄疸的程度取决于梗阻的程度及是否继发感染,若梗阻不完全或结石有松动,则黄疸程度轻,且呈波动性;若为完全性梗阻,则黄疸呈进行性加深。若梗阻性黄疸长期未得到解决,将会导致严重的肝功能损害。部分患者结石嵌顿不重,阻塞的胆管近端扩张,胆石可漂移上浮,或小结石通过壶腹部排入十二指肠,使上述症状缓解。间歇性黄疸是肝外胆管结石的特点。④消化道症状多数患者有恶心、腹胀、嗳气、厌食油腻食物等。

肝内胆管结石:常与肝外胆管结石并存,其临床表现与肝外胆管结石相似。一般没有肝外胆管结石那样典型和严重。位于周围胆管的小结石平时可无症状。当胆管梗阻和感染仅发生在部分肝叶、段胆管时,患者可无症状或仅有轻微的肝区和患侧背部胀痛。位于Ⅱ、Ⅲ级胆管的结石平时只有肝区不适或轻微疼痛。结石位于Ⅰ、Ⅱ级胆管或整个肝内胆管充满结石,患者会有肝区胀痛,常无胆绞痛,一般无黄疸。若一侧肝内胆管结石合并感染而未能及时治疗,并发展为叶、段胆管积脓或肝脓肿时,则出现寒战、高热、轻度黄疸,甚至休克,称为急性梗阻性化脓性胆管炎(AOSC)。我国胆管外科学组建议将原“AOSC”改称为“急性重症胆管炎(ACST)”,因为,胆管梗阻引起的急性化脓性胆管炎并非全部表现为 AOSC,还有一部分表现为没有休克的轻型急性化脓性胆管炎,而且后者为多数。因此,目前在我国,AOST 一词已逐渐被废弃,被更能反映实际病因、病例特点的 ACST 替代。患者可由于长时间发热、消耗而出现消瘦、体弱等表现。部分患者可有肝大、肝区压痛和叩痛等体征。

(6)辅助检查:①实验室检查,血常规检查可见血白细胞计数和中性粒细胞比例明显升高;血清胆红素、转氨酶和碱性磷酸酶升高。尿液检查示尿胆红素升高,尿胆原降低甚至消失,粪便检查示粪中尿胆原减少。高热时血细菌培养阳性,以大肠杆菌最多见,厌氧菌感染也属常见。②影像学检查,B超诊断肝内胆管结石的准确率可达 100%。检查可显示胆管内结石影,提示胆石存在的部位、胆管有无扩张、有无肝萎缩。同时可提供是否合并肝硬化、脾大、门脉高压及肝外胆管结石等信息。PTC、ERCP 或 MRCP 等检查可显示梗阻部位、程度、结石大小和数量等。

(7)处理原则:以手术治疗为主。原则为解除胆管梗阻或狭窄,取净结石,去除感染灶。肝内胆管结石的治疗难度明显高于肝外胆管结石。胆管术后常放置 T 引流管。主要目的是:

①引流胆汁和减压,防止因胆汁排出受阻导致胆总管内压力增高、胆汁外漏而引起胆汁性腹膜炎。②引流残余结石,使胆管内残余结石,尤其是泥沙样结石通过 T 管排出体外。③支撑胆管,防止胆总管切口瘢痕狭窄、管腔变小、粘连狭窄等。④经 T 管溶石或造影等。

此外,术后注意调整水、电解质及酸碱失衡,合理应用抗生素,注意保护肝功能。

二、护理评估

(一)一般评估

1.生命体征(T、P、R、BP)

胆石症患者如与细菌感染并存,可出现体温偏高,疼痛刺激可能会导致心率加快、呼吸频率加快、血压上升,应监测生命体征的变化。还要注意评估患者的神志、皮肤色泽、肢端循环、尿量等,以判断有无休克的发生。

2.患者主诉

腹痛、腹胀、恶心等不适症状,发病及诊治经过等。

3.相关记录

体重、体位、饮食、面容与表情、皮肤、出入量等。

(二)身体评估

1.视诊

面部表情、皮肤黏膜颜色(黄疸、贫血)、体态、体位、腹部外形等。

2.触诊

(1)腹部触诊:腹壁紧张度、压痛与反跳痛、腹腔内包块。

(2)胆囊触诊:胆囊肿大、Murphy 征等。

3.叩诊

胆囊叩击痛(胆囊炎的重要体征)。

4.听诊

一般无特殊。

(三)心理-社会评估

患者在疾病治疗过程中的心理反应与需求,家庭及社会支持情况,引导患者正确配合疾病的治疗与护理。

(四)辅助检查阳性结果评估

1.实验室检查

胆管结石血常规检查可见血白细胞计数和中性粒细胞比例明显升高;血清胆红素、转氨酶和碱性磷酸酶升高,凝血酶原时间延长。尿液检查示尿胆红素升高,尿胆原降低甚至消失,粪便检查示粪中尿胆原减少。

2.影像学检查

胆囊结石 B 超检查可显示胆囊内结石影;胆管结石可显示胆管内结石影,近端胆管扩张。PTC、ERCP 或 MRCP 等检查可显示梗阻部位、程度、结石大小和数量等。

（五）治疗效果的评估

1.非手术治疗评估要点

生命体征平稳、疼痛缓解。

2.手术治疗评估要点

（1）患者自觉症状：有无腹痛、恶心、呕吐的情况。

（2）生命体征稳定，无腹部疼痛（术后伤口疼痛除外）。

（3）腹部及全身体征：腹部无阳性体征、肠鸣音恢复正常、皮肤无黄染及瘙痒等不适。

（4）伤口愈合情况：一期愈合。

（5）T管引流的评估：引流液色泽正常、引流量逐渐减少。

（6）结合辅助检查：如胆管造影无结石残留或结合B超检查判断。

三、主要护理诊断（问题）

（一）疼痛

与胆囊结石突然嵌顿、胆汁排空受阻致胆囊强烈收缩及手术后伤口疼痛有关。

（二）体温过高

与细菌感染致急性胆囊炎或胆管结石梗阻导致急性胆管炎有关。

（三）知识缺乏

与缺乏胆石症和腹腔镜手术相关知识、引流管及饮食保健知识有关。

（四）有体液不足的危险

与恶心、呕吐及感染性休克有关。

（五）营养失调

低于机体需要量与胆汁流动途径受阻有关。

（六）焦虑

与手术及不适有关。

（七）潜在并发症

1.术后出血

与术中结扎血管线脱落、肝断面渗血及凝血功能障碍有关。

2.胆瘘

与胆管损伤、胆总管下端梗阻、T管引流不畅等有关。

3.胆管感染

与腹部切口及多种置管（引流管、尿管、输液管）有关。

4.胆管梗阻

与手术及引流不畅有关。

5.水、电解质平衡紊乱

与患者恶心、呕吐、体液补充不足有关。

6.皮肤受损

与胆管梗阻、胆盐沉积致皮肤黄疸、瘙痒及术后胆汁渗漏有关。

四、主要护理措施

(一)减轻或控制疼痛

根据疼痛的程度,采取非药物或药物方法止痛。

1.加强观察

观察疼痛的程度、性质;发作的时间、诱因及缓解的相关因素;与饮食、体位、睡眠的关系;腹膜刺激征及 Murphy 征是否阳性等,为进一步治疗和护理提供依据。

2.卧床休息

协助患者采取舒适体位,指导其有节律的深呼吸,达到放松和减轻疼痛的效果。

3.合理饮食

根据病情指导患者进食清淡饮食,忌食油腻食物;病情严重者予以禁食、胃肠减压,以减轻腹胀和腹痛。

4.药物止痛

对诊断明确的剧烈疼痛者,可遵医嘱通过口服、注射等方式给予消炎利胆、解痉或止痛药,以缓解疼痛。

(二)降低体温

根据患者的体温情况,采取物理降温和(或)药物降温的方法尽快降低患者的体温。遵医嘱应用足量有效的抗菌药,以有效控制感染,恢复患者正常体温。

(三)营养支持

对于梗阻未解除的禁食患者,通过胃肠外途径补充足够的热量、氨基酸、维生素、水、电解质等,以维持良好的营养状态。对梗阻已解除、进食量不足者,指导和鼓励患者进食高蛋白、高碳水化合物、高维生素和低脂饮食。

(四)皮肤护理

1.提供相关知识

胆管结石患者常因胆管梗阻致胆汁淤滞、胆盐沉积而引起皮肤瘙痒等,应告知患者相关知识,不可用手抓挠,防止抓破皮肤。

2.保持皮肤清洁

可用温水擦洗皮肤,减轻瘙痒。瘙痒剧烈者,遵医嘱使用外用药物和(或)其他药物治疗。

3.注意引流管周围皮肤的护理

若术后放置引流管,应注意其周围皮肤的护理。若引流管周围见胆汁样渗出物,应及时更换被胆汁浸湿的敷料,局部皮肤涂氧化锌软膏,防止胆汁刺激和损伤皮肤。

(五)心理护理

关心体贴患者,使患者保持良好情绪,减轻焦虑,安心接受治疗与护理。

(六)并发症的预防与护理

1.出血的预防和护理

术后早期出血的原因多由于术中结扎血管线脱落、肝断面渗血及凝血功能障碍所致,应加强预防和观察。

(1)卧床休息:对于肝部分切除术后的患者,术后应卧床 3～5 天,以防过早活动致肝断面出血。

（2）改善和纠正凝血功能：遵医嘱予以维生素 K 110 mg 肌内注射，每日 2 次，以纠正凝血机制障碍。

（3）加强观察：术后早期若患者腹腔引流管内引流出血性液增多，每小时 100 mL，持续 3 小时以上，或患者出现腹胀、腹围增大，伴面色苍白、脉搏细速、血压下降等表现时，提示患者可能有腹腔内出血，应立即报告医师，并配合医师进行相应的急救和护理。治疗上如经积极的保守治疗效果不佳，则应及时采用介入治疗或手术探查止血。

2.胆瘘的预防和护理

胆管损伤、胆总管下端梗阻、T 管引流不畅等均可引起胆瘘。

（1）加强观察：术后患者若出现发热、腹胀、腹痛等腹膜炎的表现，或患者腹腔引流液呈黄绿色胆汁样，常提示患者发生胆瘘。应及时与医师联系，并配合进行相应处理。

（2）妥善固定引流管：无论是腹腔引流管还是 T 管，均应用缝线或胶布将其妥善固定于腹壁，避免将管道固定在床上，以防患者在翻身或活动时被牵拉而脱出，T 管引流袋挂于床旁应低于引流口平面。对躁动及不合作的患者，应采取相应的防护措施，防止脱出。

（3）保持引流通畅：避免腹腔引流管或 T 管扭曲、折叠及受压，定期从引流管的近端向远端挤捏，以保持引流通畅，术后 5～7 天内，禁止加压冲洗引流管。

（4）观察引流情况：定期观察并记录引流管引出胆汁的量、颜色及性质。正常成人每日分泌胆汁的量为 800～1200 mL，呈黄绿色、清亮、无沉渣、有一定黏性。术后 24 小时内引流量为 300～500 mL，恢复进食后，每日可有 600～700 mL，以后逐渐减少至每日 200 mL 左右。术后 1～2 天胆汁的颜色可呈淡黄色、混浊状，以后逐渐加深、清亮。若胆汁突然减少甚至无胆汁引出，提示引流管阻塞、受压、扭曲、折叠或脱出，应及时查找原因和处理；若引出胆汁量较多，常提示胆管下端梗阻，应进一步检查，并采取相应的处理措施。

3.感染的预防和护理

（1）采取合适体位：病情允许时应采取半坐或斜坡卧位，以利于引流和防止腹腔内渗液积聚于膈下而发生感染；平卧时引流管的远端不可高于腋中线，坐位、站立或行走时不可高于腹部手术切口，以防止引流液和（或）胆汁逆流而引起感染。

（2）加强皮肤护理：每日清洁、消毒腹壁引流管口周围皮肤，并覆盖无菌纱布，保持局部干燥，防止胆汁浸润皮肤而引起炎症反应。

（3）加强引流管护理：定期更换引流袋，并严格执行无菌技术操作。

（4）保持引流通畅：避免腹腔引流管或 T 管扭曲、折叠和滑脱，以免胆汁引流不畅、胆管内压力升高而致胆汁渗漏和腹腔内感染。

（七）T 管拔管的护理

若 T 管引流出的胆汁色泽正常，且引流量逐渐减少，可在术后 10 日左右，试行夹管 1～2 日，夹管期间应注意观察病情，患者若无发热、腹痛、黄疸等症状，可经 T 管做胆管造影，如造影无异常发现，在持续开放 T 管 24 小时充分引流造影剂后，再次夹管 2～3 日，患者仍无不适时即可拔管。拔管后残留窦道可用凡士林纱布填塞，1～2 日可自行闭合。若胆管造影发现有结石残留，则需保留 T 管 6 周以上，再做取石或其他处理。

五、护理效果评估

（1）患者自觉症状好转（腹痛等不适消失），食欲增加。

（2）疾病愈合良好，无并发症发生。

（3）患者对疾病的心理压力得到及时的调适与干预。

（4）患者依从性较好，并对疾病的治疗和预防有一定的了解。

第八节　胆囊炎

胆囊炎是最常见的胆囊疾病，常与胆石症同时存在。女性多于男性。胆囊炎分为急性和慢性两种。

一、临床表现

急性胆囊炎可出现右上腹撑胀疼痛，体位改变和呼吸时疼痛加剧，右肩或后背部放射性疼痛，高热，寒战，并可有恶心，呕吐。慢性胆囊炎，常出现消化不良，上腹不适或钝疼，可有恶心，腹胀及嗳气，进食油腻食物后加剧。

胆囊炎并发胆石症者，结石嵌顿时，可引起穿孔，导致腹膜炎，疼痛加重，甚至出现中毒性休克或衰竭。胆囊炎胆石症可加重或诱发冠心病，引起心肌缺血性改变。专家认为：胆囊结石是诱发胆囊癌的重要因素之一。胆囊炎胆石症常可引起胰腺炎，由胆管疾病引起的急性胰腺炎约占 50%。

二、治疗原则

（1）无症状的胆囊结石患者根据结石大小数目，胆囊壁病变确定是否手术及手术时机。应择期行胆囊切除术，有条件医院应用腹腔镜行胆囊切除术。

（2）有症状的胆囊结石患者用开放法或腹腔镜方法。

（3）胆囊结石伴有并发症时，如急性、胆囊积液或积脓，急性胆石性胰腺炎胆管结石或胆管炎，应即刻行胆囊切除术。

三、护理措施

（一）术前护理

（1）按一般外科术前常规护理。

（2）低脂饮食。

（3）急性期应给予静脉输液，以纠正电解质紊乱，输血或血浆，以改善全身情况。

（4）患者如有中毒性休克表现，应先补足血容量，用升压药等纠正休克，待病情好转后手术治疗。

（5）黄疸严重者，有皮肤瘙痒，做好皮肤护理，防止瘙痒时皮肤破损，出现皮肤感染，同时注意黄疸患者，由于胆管内胆盐缺乏，维生素 K 吸收障碍，容易引起凝血功能障碍，术前应注射维生素 K。出现高热者，按高热护理常规护理。

（6）协助医师做好各项检查，如肝功能、心电图、凝血酶原时间测定、超声波、胆囊造影等，肝功能损害严重者应给予保肝治疗。

（7）需做胆总管与胆管吻合术时,应做胆管准备。

（8）手术前一日晚餐禁食,术晨按医嘱留置胃管,抽尽胃液。

（二）术后护理

（1）按一般外科手术后护理常规及麻醉后护理常规护理。

（2）血压平稳后改为半坐卧位,以利于引流。

（3）禁食期间,给予静脉输液,维持水电解质平衡。

（4）停留胃管,保持胃管通畅,观察引流液性质并记录量,术后2～3天肠蠕动恢复正常,可拔除胃管,进食流质,以后逐渐改为低脂半流质,注意患者进食后反应。

（5）注意腹部伤口渗液,如渗液多应及时更换敷料。

（6）停留T管引流,保持胆管引流管通畅,并记录24小时引流量及性质。

（7）引流管停留时间长,引流量多者,要注意患者饮食及消化功能,食欲差者,可口服去氧胆酸、胰酶片或中药。

（8）胆总管内有残存结石或泥沙样结石,术后两周可行T管冲洗。

（9）防止T管脱落,除手术时要固定牢靠外,应将T管用别针固定于腹带上。

（10）防止逆行感染。T管引流所接的消毒引流瓶(袋)每周更换两次,更换引流袋要在无菌操作下进行。腹壁引流伤口每日更换敷料一次。

（11）注意水电解质平衡,注意有无低钾、低钠症状出现,注意黄疸消退情况。

（12）拔T管指征及注意事项:一般术后10～14天,患者无发热、无腹痛、大便颜色正常,黄疸消退,胆汁引流量逐日减少至50 mL以下,胆汁颜色正常,呈金黄色、澄清时,用低浓度的胆影葡胺作T管造影,以了解胆管远端是否通畅,如通畅可试行钳夹T管或提高T管距离腋后线10～20 mL,如有上腹胀痛、发热、黄疸加深等情况出现,说明胆管下端仍有梗阻,应立即开放引流管,继续引流,如钳夹T管48小时后无任何不适,方可拔管。拔管后1～2天可有少量胆汁溢出,应及时更换敷料,如有大量胆汁外溢应报告医师处理。拔管后还应观察患者食欲以及腹胀、腹痛、黄疸、体温和大便情况。

第九节　胆囊结石

一、概述

胆囊结石是指原发于胆囊的结石,是胆石症中最多的一种疾病。近年来随着卫生条件的改善以及饮食结构的变化,胆囊结石的发病率呈升高趋势,已高于胆管结石。胆囊结石以女性多见,男女之比为(1:3)～(1:4),其以胆固醇结石或以胆固醇为主要成分的混合性结石为主。少数结石可经胆囊管排入胆总管,大多数存留于胆囊内,且结石越聚越大,可呈多颗小米粒状,在胆囊内可存在数百粒小结石,也可呈单个巨大结石,有些终身无症状而在尸检中发现(静止性胆囊结石),大多数反复发作腹痛症状,一般小结石容易嵌入胆囊管发生阻塞引起胆绞痛症状,发生急性胆囊炎。

二、诊断

(一)症状

1.胆绞痛

胆绞痛是胆囊结石并发急性胆囊炎时的典型表现,多在进油腻食物后胆囊收缩,结石移位并嵌顿于胆囊颈部,胆囊压力升高后强力收缩而发生绞痛。小结石通过胆囊管或胆总管时可发生典型的胆绞痛,疼痛位于右上腹,呈阵发性,可向右肩背部放射,伴恶心、呕吐,呕吐物为胃内容物,吐后症状并不减轻。存留在胆囊内的大结石堵塞胆囊腔时并不引起典型的胆绞痛,故胆绞痛常反映结石在胆管内的移动。急性发作、特别是坏疽性胆囊炎时还可出现高热、畏寒等显著的感染症状,严重病例由于炎性渗出或胆囊穿孔可引起局限性腹膜炎,从而出现腹膜刺激症状。胆囊结石一般无黄疸,但30%的患者因伴有胆管炎或肿大的胆囊压迫胆管,肝细胞损害时也可有一过性黄疸。

2.胃肠道症状

大多数慢性胆囊炎患者有不同程度的胃肠道功能紊乱,表现为右上腹隐痛不适、厌油、进食后上腹饱胀感,常被误认为"胃病"。有近半数的患者早期无症状,称为静止性胆囊结石,此类患者在长期随访中仍有部分出现腹痛等症状。

(二)体征

1.一般情况

无症状期间患者大多一般情况良好,少数急性胆囊炎患者在发作期可有黄疸,症状重时可有感染中毒症状。

2.腹部情况

如无急性发作,患者腹部常无明显异常体征,部分患者右上腹可有深压痛。急性胆囊炎患者可有右上腹饱满、呼吸运动受限、右上腹触痛及肌紧张等局限性腹膜炎体征,Murphy 征阳性。有 1/3～1/2 的急性胆囊炎患者,在右上腹可扪及肿大的胆囊或由胆囊与大网膜粘连形成的炎性肿块。

(三)检查

1.实验室检查

胆囊结石合并急性胆囊炎有血液白细胞升高,少数患者丙氨酸氨基转氨酶也升高。

2.B超检查

B超检查简单易行,价格低廉,且不受胆囊大小、功能、胆管梗阻或结石含钙多少的影响,诊断正确率可达 96% 以上,是首选的检查手段。典型声像特征是胆囊腔内有强回声光团并伴声影,改变体位时光团可移动。

3.胆囊造影

胆囊造影能显示胆囊的大小及形态并了解胆囊收缩功能,但易受胃肠道功能、肝功能及胆囊管梗阻的影响,应用很少。

4.X线检查

腹部 X 线平片对胆囊结石的显示率为 10%～15%。

5.十二指肠引流

有无胆汁可确定是否有胆囊管梗阻,胆汁中出现胆固醇结晶提示结石存在,但此项检查目前已很少用。

6.CT、MRI、ERCP、PTC检查

在B超不能确诊或者怀疑有肝内胆管、肝外胆管结石或胆囊结石术后多年复发又疑有胆管结石者,可酌情选用其中某一项或几项诊断方法。

(四)诊断要点

1.症状

20%～40%的胆囊结石可终生无症状,称"静止性胆囊结石"。有症状的胆囊结石的主要临床表现:进食后,特别是进油腻食物后,出现上腹部或右上腹部隐痛不适、饱胀,伴嗳气、呃逆等。

2.胆绞痛

胆囊结石的典型表现,疼痛位于上腹部或右上腹部,呈阵发性,可向肩胛部和背部放射,多伴恶心、呕吐。

3.Mirizzi综合征

持续嵌顿和压迫胆囊壶腹部和颈部的较大结石,可引起肝总管狭窄或胆囊管瘘,以及反复发作的胆囊炎、胆管炎及梗阻性黄疸,称"Mirizzi综合征"。

4.Murphy征

右上腹部局限性压痛、肌紧张,阳性。

5.B超检查

胆囊暗区有1个或多个强回声光团,并伴声影。

(五)鉴别诊断

1.肾绞痛

胆绞痛需与肾绞痛相鉴别,后者疼痛部位在腰部,疼痛向外生殖器放射,伴有血尿,可有尿路刺激症状。

2.胆囊非结石性疾病

胆囊良、恶性肿瘤、胆囊息肉样病变等,B超、CT等影像学检查可提供鉴别线索。

3.胆总管结石

胆总管结石可表现为高热、黄疸、腹痛,超声等影像学检查可以鉴别,但有时胆囊结石可与胆总管结石并存。

4.消化性溃疡性穿孔

此类患者多有溃疡病史,腹痛发作突然并很快波及全腹,腹壁呈板状强直,腹部X线平片可见膈下游离气体。较小的十二指肠穿孔,或穿孔后很快被网膜包裹,形成1个局限性炎性病灶时,易与急性胆囊炎混淆。

5.内科疾患

一些内科疾病如肾盂肾炎、右侧胸膜炎、肺炎等,亦可发生右上腹疼痛症状,若注意分析不难获得正确的诊断。

三、治疗

(一)一般治疗

饮食宜清淡,防止急性发作,对无症状的胆囊结石应定期 B 超随诊,伴急性炎症者宜进食,注意维持水、电解质平衡,并静脉应用抗生素。

(二)药物治疗

溶石疗法服用鹅去氧胆酸或熊去氧胆酸对胆固醇结石有一定溶解效果,主要用于胆固醇结石。但此种药物有肝毒性,服药时间长,反应大,价格贵,停药后结石易复发。其适应证为:胆囊结石直径在 2 cm 以下;结石为含钙少的 X 线能够透过的结石;胆囊管通畅;患者的肝脏功能正常,无明显的慢性腹泻史。目前多主张采取熊去氧胆酸单用或与鹅去氧胆酸合用,不主张单用鹅去氧胆酸。鹅去氧胆酸总量为15 mg/(kg·d),分次口服。熊去氧胆酸为 8~10mg/(kg·d),分餐后或晚餐后 2 次口服。疗程1~2 年。

(三)手术治疗

对于无症状的静止胆囊结石,一般认为无须施行手术切除胆囊。但有下列情况时,应进行手术治疗:①胆囊造影胆囊不显影。②结石直径超过 2~3 cm。③并发糖尿病且在糖尿病已控制时。④老年人或有心肺功能障碍者。

腹腔镜胆囊切除术适于无上腹创伤及手术史者,无急性胆管炎、胰腺炎和腹膜炎及腹腔脓肿的患者。对并发胆总管结石的患者应同时行胆总管探查术。

1.术前准备

择期胆囊切除术后引起死亡的最常见原因是心血管疾病。这强调了详细询问病史发现心绞痛和仔细进行心电图检查注意有无心肌缺血或以往心肌梗死证据的重要性。此外还应寻找脑血管疾病特别是一过性缺血发作的症状。若病史阳性或有问题时应做非侵入性颈动脉血流检查。此时对择期胆囊切除术应当延期,按照指征在冠状动脉架桥或颈动脉重新恢复血管流通后施行。除心血管病外,引起择期胆囊切除术后第 2 位的死亡原因是肝胆疾病,主要是肝硬化。除术中出血外,还可发生肝功能衰竭和败血症。自从在特别挑选的患者中应用预防性措施以来,择期胆囊切除术后感染中毒性并发症的发生率已有显著下降。慢性胆囊炎患者胆汁内的细菌滋生率占 10%~15%;而在急性胆囊炎消退期患者中则高达 50%。细菌菌种为肠道菌如大肠杆菌、产气克雷伯杆菌和粪链球菌,其次也可见到产气荚膜杆菌、类杆菌和变形杆菌等。胆管内细菌的发生率随年龄而增长,故主张年龄在 60 岁以上、曾有过急性胆囊炎发作刚恢复的患者,术前应预防性使用抗生素。

2.手术治疗

对有症状胆石症已成定论的治疗是腹腔镜胆囊切除术。虽然此技术的常规应用时间尚短,但是其结果十分突出,以致仅在不能施行腹腔镜手术或手术不安全时,才选用开腹胆囊切除术,包括无法安全地进入腹腔完成气腹,或者由于腹内粘连,或者解剖异常不能安全地暴露胆囊等。外科医师在遇到胆囊和胆管解剖不清以及遇到止血或胆汁渗漏而不能满意地控制时,应当及时中转开腹。目前,中转开腹率在 5%以下。

(四)其他治疗

体外震波碎石适用于胆囊内胆固醇结石,直径不超过 3 cm,且胆囊具收缩功能。治疗后部分患者可发生急性胆囊炎或结石碎片进入胆总管而引起胆绞痛和急性胆管炎,此外碎石后仍不能防止结石的复发。因其并发症多,疗效差,现已基本不用。

四、护理措施

(一)术前护理

1.饮食

指导患者选用低脂肪、高蛋白质、高糖饮食。因为脂肪饮食可促进胆囊收缩排出胆汁,加剧疼痛。

2.术前用药

严重的胆石症发作性疼痛可使用镇痛剂和解痉剂,但应避免使用吗啡,因吗啡有收缩胆总管的作用,可加重病情。

3.病情观察

应注意观察胆石症急性发作患者的体温、脉搏、呼吸、血压、尿量及腹痛情况,及时发现有无感染性休克征兆。注意患者皮肤有无黄染及粪便颜色变化,以确定有无胆管梗阻。

(二)术后护理

(1)症状观察及护理:定时监测患者生命体征的变化,注意有无血压下降、体温升高及尿量减少等全身中毒症状,及时补充液体,保持出入量平衡。

(2)T形管护理:胆总管切开放置 T 形管的目的是为了引流胆汁,使胆管减压:①T 形管应妥善固定,防止扭曲、脱落。②保持 T 形管无菌,每日更换引流袋,下地活动时引流袋应低于胆囊水平,避免胆汁回流。③观察并记录每日胆汁引流量、颜色及性质,防止胆汁淤积引起感染。④拔管:如果 T 形管引流通畅,胆汁色淡黄、清澄、无沉渣且无腹痛无发热等症状,术后10~14 日可夹闭管道。开始每日夹闭 2~3 小时,无不适可逐渐延长时间,直至全日夹管。在此过程中要观察患者有无体温增高,腹痛,恶心,呕吐及黄疸等。经 T 形管造影显示胆管通畅后,再引流 2~3 日,以及时排出造影剂。经观察无特殊反应,可拔除T形管。

(3)健康指导:进少油腻、高维生素、低脂饮食。烹调方式以蒸煮为宜,少吃油炸类的食物。

(4)适当体育锻炼,提高机体抵抗力。

第七章 骨外科护理

第一节 肩胛骨骨折

一、概述

肩胛骨贴附于胸廓后外侧，界于 2～7 肋骨之间，是三角形的扁骨，有三缘，三角及两面。肩胛骨为肌肉所包裹保护，骨折不常见，其中体部骨折最多见，占 49%～89%，多为直接暴力引起，骨折严重移位者，可有肩部塌陷，肩峰隆起呈方肩畸形。伤后肩胛区压痛，局部肿胀，或伴有皮肤挫伤。患侧肩部外展活动受限，内收屈肘时疼痛加重，患者常用健侧手托住患肢以固定保护患侧。X 线检查可明确诊断。

二、主要治疗

（一）非手术治疗

用弹力带、三角巾悬吊患肢，适用于无移位骨折、轻度移位骨折。患肢外展皮牵引，适用于肩胛颈骨折无明显移位或移位不大、粉碎性骨折。尺骨鹰嘴牵引，适用于骨折移位明显、嵌插骨折或不稳定骨折。

（二）手术治疗

切开复位钢板内固定术，适用于骨折移位较多，畸形明显或肩关节下沉较多者。

三、护理规范

（一）入院前

入院时详细询问病史，了解患者的生活习惯，认真观察患者疼痛性质及患肢末梢感觉、运动情况。

（二）入院后

入院后需牵引者指导其练习床上大小便，准备手术者还应进行俯卧训练，每天 2 次，每次 1～2 小时。

（三）牵引

牵引患者要注意牵引的角度、重量及患者的感觉，保证有效牵引。牵引重量 3～6 kg，牵引时肩外展 90°、屈肘 90°，将患肢抬高 10 cm。皮牵引时注意观察患肢末梢血液循环，行骨牵引时要注意保护针眼处不被污染，钢针不移动，并保持有效牵引，一般牵引 3～4 周去牵引后下床。

（四）饮食护理

牵引或手术前，根据患者的饮食习惯，指导其进食高维生素、清淡可口、易消化食物，如新鲜蔬菜、香蕉、米粥、面条等，忌生冷、辛辣、油腻、煎炸食物。牵引或手术后根据患者具体情况嘱其进食高蛋白、高营养食物，如牛奶、鸡蛋、排骨汤、瘦肉、水果、新鲜蔬菜等，注意饮食节制，以利骨折愈合。

（五）体位护理

一般采取平卧位,合并肋骨骨折者半卧位,尽量使患者卧位舒适。

（六）病情观察

手术后严密观察刀口渗血情况,记录大小便次数,并与术前对比,如有异常情况及时报告医师处理。

（七）防止发生并发症

（1）便秘:多食含粗纤维食物及润肠通便食物,如芹菜、萝卜、香蕉、蜂蜜水等,同时指导或协助患者沿结肠走向做腹部按摩,每天 2 次。

（2）压疮:每 2 小时按摩受压部位 1 次,必要时用气垫床。

（八）功能锻炼

手法复位固定或手术患者自麻醉消失后即开始做腕关节及手指各关节轻度活动,24 小时后做握拳、伸指活动,腕关节做掌屈、背伸活动,肘关节做伸屈活动、前臂做内旋外旋活动,每天 2～3 次,每次 5～10 分钟。2～3 周后用健手扶持患肢前臂肩关节轻度活动。如耸肩,肩关节外展、内收,肘关节屈曲等。4 周后逐渐增加活动量及次数,以不感到疲劳为宜。牵引患者去除牵引后开始进行肘关节及肩关节活动。对老年患者,应鼓励其尽早进行功能锻炼。

（九）出院指导

（1）按医嘱服用接骨续筋药物,以促进骨折愈合。出院时将所带药物的名称、剂量、时间、用法、注意事项,向患者介绍清楚。

（2）嘱患者加强营养,多食胡桃、瘦肉、骨头汤、山芋肉、黑芝麻等补肝肾强筋骨之食品。

（3）功能锻炼:带悬吊带或三角巾出院的患者,应告诉患者保持有效的悬吊,遵医嘱撤除。解除外固定后可做手指爬墙运动、肩关节外展内收活动,反复多次,循序渐进,不可操之过急,以恢复肩关节的功能。

（4）慎起居,避风寒,注意休息,保持心情愉快,勿急躁。

（5）手法复位后 1 周复查 1 次,术后伤口愈合的患者 2～4 周复查 1 次,未拆线者 1 周来院复查 1 次,如有不适随时来诊。

（6）3 个月可恢复正常活动,并逐渐恢复工作。

第二节　锁骨骨折

一、概述

锁骨位于胸廓前上方,呈横 S 形,是唯一联系肩胛骨与躯干的支架。锁骨骨折是常见的骨折之一,各种年龄均可发生,但多见于青壮年及儿童。骨折后局部疼痛,肿胀明显,锁骨上、下窝变浅消失,骨折处异常隆起,功能障碍。患肩下垂并向前内侧倾斜。如幼儿不愿活动上肢,穿衣伸袖时哭闹,提示有锁骨骨折的可能。

二、主要治疗

(一)非手术治疗

手法复位,锁骨带、"8"字绷带或弹力带固定,适用于新生儿、儿童及成年人无移位骨折。

(二)手术治疗

切开复位钢板、锁骨钩内固定术,适用于粉碎性骨折、螺旋或横断骨折。复位不满意者、锁骨外 1/3 骨折、陈旧性骨折不愈合、锁骨骨折合并血管神经损伤者。

三、护理规范

(一)询问病史

详细询问病史,了解患者的生活习惯,认真观察患者疼痛性质及患肢末梢感觉,运动情况。

(二)饮食护理

整复或手术前,尊重患者的生活习惯,建议进食高蛋白、高维生素、高纤维易消化饮食,每天饮鲜牛奶 250~500 mL,手术当天根据麻醉方式选择进食时间,术后第 2 天根据患者的饮食习惯,宜食高维生素、清淡味鲜、易消化食物,如新鲜蔬菜、香蕉、米粥、面条等,忌生冷辛辣、油腻、煎炸食物。以后根据患者食欲及习惯进食高蛋白食物,如牛奶、鸡蛋、排骨汤、瘦肉、水果、新鲜蔬菜等,注意饮食节制。

(三)体位护理

复位固定后,站立时保持挺胸提肩、两手叉腰,卧位时应去枕仰卧于硬板床上,两肩胛骨中间垫一窄枕以使两肩后伸、外展,维持良好的复位位置。

(四)病情观察

整复或手术后,严密观察刀口渗血及患肢末梢感觉、运动情况,如有异常情况及时报告医师处理。

(五)防止发生并发症

(1)气胸:患者出现憋气,呼吸频率加快,呼吸困难,应高度警惕气胸的发生。

(2)臂丛神经损伤:观察患侧肢体、手指的感觉及运动功能,有异常时报告医师。

(六)功能锻炼

复位固定 1~3 周,做手部及腕、肘关节的各种活动,如抓空增力,左右侧屈,肘部伸屈,每天 2~3 次,每次 5~10 分钟,时间因人而异,以不感到疲劳为宜。复位固定 3~4 周后,做肩部后伸、屈肘耸肩活动,每天 2~3 次,逐渐增加次数及活动量,以不感到疲劳为宜。小儿 4 周、成人 6 周后,去除外固定,逐渐做肩关节各个方向的活动,重点做肩外展和旋转活动,防止肩关节粘连。在骨折未愈合前,严禁做抬臂动作,以防产生剪切力而影响骨折愈合。

(七)出院指导

(1)按医嘱服用接骨续筋药物,以促进骨折愈合。出院时将所带药物的名称、剂量、时间、用法、注意事项等,向患者介绍清楚。

(2)嘱患者加强营养,多食胡桃、瘦肉、骨头汤、山芋肉、黑芝麻等补肝肾强筋骨之食品。

(3)手法复位后儿童外固定 2~3 周,成人外固定 4 周,粉碎性骨折固定 6 周。手术后前臂悬吊带或前臂悬吊上臂贴胸固定带固定患肢 5~6 周,除必须卧位保持复位和固定的患者均可下地活动,宜多卧硬板床。

（4）复位固定即出院的患者，应告诉其保持正确姿势，早期禁做肩前屈动作，防止骨折移位。解除外固定出院的患者，应告诉其全面练习肩关节的活动，并嘱其活动时勿过快过猛，逐渐增加活动次数，不要操之过急。

（5）注意休息，保持心情愉快，勿急躁。

（6）出院 1 周复查 1 次，如有不适随时来诊。

（7）3 个月后可恢复正常活动，并逐渐恢复工作。

第三节　四肢骨折

一、肱骨干骨折
（一）疾病概述
1.概念

肱骨干骨折是发生在肱骨外踝颈下 1～2 cm 至肱骨髁上 2 cm 段内的骨折。在肱骨干中下 1/3 段后外侧有桡神经沟，此处骨折最容易发生桡神经损伤。

2.相关病理生理

（1）骨折的愈合过程包括以下 3 期。①血肿炎症极化期：在伤后 48～72 小时，血肿在骨折部位形成。由于创伤后，骨骼的血液供应减少，可引起骨坏死。死亡细胞促进成纤维细胞和成骨细胞向骨折部位移行，迅速形成纤维软骨，形成骨的纤维愈合。②原始骨痂形成期：由于血管和细胞的增殖，骨折后的 2～3 周内骨折断端的周围形成骨痂。随着愈合的继续，骨痂被塑造成疏松的纤维组织，伸向骨内。常发生在骨折后 3 周至 6 个月内。③骨板形成塑形期：在骨愈合的最后阶段，过多的骨痂被吸收，骨连接完成。随着肢体的负重，骨痂不断得到加强，损伤的骨组织逐渐恢复到损伤前的结构强度和形状。这个过程最早发生在骨折后 6 周，可持续 1 年。

（2）影响愈合的因素包括以下 3 项。①全身因素：如年龄、营养和代谢因素、健康状况。②局部因素：如骨折的类型和数量、骨折部位的血液供应、软组织损伤程度、软组织嵌入以及感染等。③治疗方法：如反复多次的手法复位、骨折固定不牢固、过早和不恰当的功能锻炼、治疗操作不当等。

3.病因与诱因

肱骨干骨折可由直接暴力或间接暴力引起。直接暴力常由外侧打击肱骨干中部，致横形或粉碎性骨折。间接暴力常由于手部或肘部着地，外力向上传导，加上身体倾斜所产生的剪式应力，多导致中下 1/3 骨折。

4.临床表现

（1）症状：患侧上臂出现疼痛、肿胀、皮下瘀斑，上肢活动障碍。

（2）体征：患侧上臂可见畸形、反常活动、骨摩擦感、骨擦音。若合并桡神经损伤，可出现患侧垂腕畸形、各手指关节不能背伸、拇指不能伸直、前臂旋后障碍、手背桡侧皮肤感觉减退或消失。

·常见疾病护理规程·

5.辅助检查

X 线拍片可确定骨折类型、移位方向。

6.治疗原则

(1)手法复位外固定:在止痛、持续牵引和肌肉放松的情况下复位,复位后可选择石膏或小夹板固定。复位后比较稳定的骨折,可用 U 形石膏固定。中、下段长斜形或长螺旋形骨折因手法复位后不稳定,可采用上肢悬垂石膏固定,宜采用轻质石膏,以免因重量太大导致骨折端分离。选择小夹板固定者可屈肘90°位,用三角巾悬吊,成人固定 6～8 周,儿童固定4～6 周。

(2)切开复位内固定:在切开直视下复位后用加压钢板螺钉内固定或带锁髓内针固定。内固定可在半年以后取出,若无不适也可不取。

(二)护理评估

1.一般评估

(1)健康史。①一般情况:了解患者的年龄、职业特点、运动爱好、日常饮食结构、有无酗酒等。②受伤情况:了解患者受伤的原因、部位和时间,受伤时的体位和环境,外力作用的方式、方向与性质,骨折轻重程度及有无合并桡神经损伤,急救处理的过程等。③既往史:重点了解与骨折愈合有关的因素,如患者有无骨折史,有无药物滥用、服用特殊药物及药物过敏史,有无手术史等。

(2)生命体征(T、P、R、BP):按护理常规监测生命体征。

(3)患者主诉:受伤的原因、时间、外力方式与性质、骨折轻重程度及有无合并桡神经损伤、受伤时的体位和环境、急救处理的过程等。

(4)相关记录:外伤情况及既往史;X 线拍片及实验室检查等结果记录。

2.身体评估

(1)术前评估。①视诊:患侧上臂出现疼痛、肿胀、皮下瘀斑,可见畸形,若合并桡神经损伤,可出现患侧垂腕畸形。②触诊:患侧有触痛,骨摩擦感或骨擦音,若合并桡神经损伤,手背桡侧皮肤感觉减退或消失。③动诊:可见反常活动,若合并桡神经损伤,各手指关节不能背伸,拇指不能伸直,前臂旋后障碍。④量诊:患肢有无短缩、双侧上肢周径大小、关节活动度。

(2)术后评估。①视诊:患侧上臂出现肿胀、皮下瘀斑减轻或消退;外固定清洁、干燥,保持有效固定。②触诊:患侧触痛减轻或消退;若合并桡神经损伤者,手背桡侧皮肤感觉改善或恢复正常。③动诊:反常活动消失;若合并桡神经损伤者,各手指关节能背伸,拇指能伸直,前臂旋后正常。④量诊:患肢无短缩、双侧上肢周径大小相等、关节活动度无差异。

3.心理-社会评估

患者突然受伤骨折,患侧肢体活动障碍,生活自理能力下降,疼痛刺激以及外固定的使用,易产生焦虑、紧张及自身形象紊乱等心理变化。

4.辅助检查阳性结果评估

X 线拍片结果确定骨折类型、移位方向。

5.治疗效果的评估

(1)局部无压痛及纵向叩击痛。

(2)局部无反常活动。

(3)X线拍片显示骨折处有连续骨痂通过,骨折线已模糊。

(4)拆除外固定后,成人上肢能胸前平举 1 kg 重物持续达 1 分钟。

(5)连续观察 2 周骨折处不变形。

(三)护理诊断(问题)

1.疼痛

疼痛与骨折、软组织损伤、肌痉挛和水肿有关。

2.潜在并发症

肌萎缩、关节僵硬。

(四)主要护理措施

1.病情观察与体位护理

(1)疼痛护理:及时评估患者疼痛程度,遵医嘱给予止痛药物。

(2)体位:用吊带或三角巾将患肢托起,以促进静脉回流,减轻肢体肿胀、疼痛。

2.饮食护理

指导患者进食高蛋白、高维生素、高热量、高钙和高铁的食物。

3.生活护理

指导患者进行力所能及的活动,必要时为其帮助。

4.心理护理

向患者和家属解释骨折的愈合是一个循序渐进的过程,充分固定能为骨折断端连接提供良好的条件。正确的功能锻炼可以促进断端生长愈合和患肢功能恢复。

5.健康教育

(1)指导功能锻炼:复位固定后尽早开始手指屈伸活动,并进行上臂肌肉的主动舒缩运动,但禁止做上臂旋转运动。2～3 周后,开始主动的腕、肘关节屈伸活动和肩关节的外展、内收活动,逐渐增加活动量和活动频率。6～8 周后加大活动量,并做肩关节旋转活动,以防肩关节僵硬或萎缩。

(2)复查:告知患者若骨折远端肢体肿胀或疼痛明显加重,肢体感觉麻木、肢端发凉,夹板或外固定松动,应立即到医院复查并评估功能恢复情况。

(3)安全指导:指导患者及家属评估家庭环境的安全性,妥善放置可能影响患者活动的障碍物。

(五)护理效果评估

(1)患者是否主诉骨折部位疼痛减轻或消失,感觉舒适。

(2)患侧肢端能否维持正常的组织灌注,皮肤温度和颜色正常,末梢动脉搏动有力。

(3)能否避免出现肌萎缩、关节僵硬等并发症发生。一旦发生,能否及时发现和处理。

(4)患者在指导下能否按计划进行有效的功能锻炼,患肢功能恢复情况及有无活动障碍。

二、肱骨髁上骨折

(一)疾病概述

1.概念

肱骨髁上骨折是指肱骨干与肱骨髁交接处发生的骨折。在肱骨干中下 1/3 段后外侧有桡神经沟,此处骨折最容易发生桡神经损伤。肱骨髁上骨折多发生于 10 岁以下儿童,占小儿肘部骨折的 30%～40%。

2.相关病理生理

在肱骨髁内、前方有肱动脉和正中神经,肱骨髁的内侧和外侧分别有尺神经和桡神经,骨折断端向前移位或侧方移位可损伤相应神经血管。在儿童期,肱骨下端有骨骺,若骨折线穿过骺板,有可能影响骨骺发育,导致肘内翻或外翻畸形。

骨筋膜室综合征:骨筋膜室是由骨、骨间膜、肌间膜和深筋膜形成的密闭腔隙。骨折时,骨折部位骨筋膜室内的压力增高,导致肌肉和神经因急性缺血而产生一系列早期综合征,主要表现为"5P"征:疼痛、苍白、感觉异常、麻痹及脉搏消失。

骨折的愈合过程及影响愈合的因素参见本节肱骨干骨折的相关内容。

3.病因和诱因

肱骨髁上骨折多为间接暴力引起。根据暴力类型和骨折移位方向,可分为屈曲型和伸直型。

4.临床表现

(1)症状:受伤后肘部出现疼痛、肿胀和功能障碍,肘后凸起,患肢处于半屈曲位,可有皮下瘀斑。

(2)体征:局部明显压痛和肿胀,有骨擦音及反常活动,肘部可扪到骨折断端,肘后三角关系正常。

5.辅助检查

肘部正、侧位 X 线拍片能够确定骨折的存在以及骨折移位情况。

6.治疗原则

(1)手法复位外固定:对受伤时间短,局部肿胀轻,没有血液循环障碍者,可进行手法复位外固定。复位后用后侧石膏托在屈肘位固定 4～5 周,屈肘角度以能清晰地扪到桡动脉搏动,无感觉运动障碍为宜。伤后时间较长,局部组织损伤严重,出现骨折部严重肿胀时,应卧床休息,抬高患肢,或用尺骨鹰嘴悬吊牵引,牵引重量 1～2 kg,同时加强手指活动,待 3～5 天肿胀消退后进行手法复位。

(2)切开复位内固定:手法复位失败或有神经血管损伤者,在切开直视下复位后内固定。

(二)护理评估

1.一般评估

(1)健康史。①一般情况:了解患者的年龄、运动爱好、日常饮食结构等。②受伤情况:了解患者受伤的原因、部位和时间,受伤时的体位和环境,外力作用的方式、方向与性质,骨折轻重程度及有无合并神经血管损伤,急救处理的过程等。③既往史:重点了解与骨折愈合有关的因素,如患者有无骨折史,有无药物过敏史,有无手术史等。

(2)生命体征(T、P、R、BP):按护理常规监测生命体征。

(3)患者主诉:受伤的原因、时间、外力方式与性质,骨折轻重程度及有无合并桡神经损伤、受伤时的体位和环境、急救处理的过程等。

(4)相关记录:外伤情况及既往史;X 线拍片及实验室检查等结果记录。

2.身体评估

(1)术前评估。①视诊:受伤后肘部出现肿胀和功能障碍,患肢处于半屈曲位,可有皮下瘀斑。若肱动脉挫伤或受压,可因前臂缺血而表现为局部肿胀、剧痛、皮肤苍白、发凉、麻木。②触诊:患肢有触痛、骨摩擦音,肘部可扪到骨折断端,肘后关系正常。若合并正中神经、尺神经或桡神经损伤,可有手臂感觉异常。③动诊:可见反常活动,若合并正中神经、尺神经或桡神经损伤,可有运动障碍。④量诊:患肢有无短缩、双侧上肢周径大小、关节活动度。

(2)术后评估。①视诊:受伤后肘部肿胀、皮下瘀斑减轻或消退;外固定清洁、干燥,保持有效固定。若肱动脉挫伤或受压者,前臂缺血改善,局部肿胀减轻或消退、皮肤的颜色、温度、感觉正常。②触诊:患侧触痛减轻或消退;骨摩擦音消失;肘部可不能扪到骨折断端。若合并正中神经、尺神经或桡神经损伤者,手臂感觉恢复正常。③动诊:反常活动消失。若合并正中神经、尺神经或桡神经损伤者,运动正常。④量诊:患肢无短缩,双侧上肢周径大小相等、关节活动度无差异。

3.心理-社会评估

患者突然受伤骨折,患侧肢体活动障碍,生活自理能力下降,疼痛刺激以及外固定的使用,易产生焦虑、紧张及自身形象紊乱等心理变化。

4.辅助检查阳性结果评估

肘部正、侧位 X 线拍片结果确定骨折类型、移位方向。

5.治疗效果的评估

(1)局部无压痛及纵向叩击痛。

(2)局部无反常活动。

(3)X 线拍片显示骨折处有连续骨痂通过,骨折线已模糊。

(4)拆除外固定后,成人上肢能胸前平举 1 kg 重物持续达 1 分钟。

(5)连续观察 2 周骨折处不变形。

(三)护理诊断(问题)

1.疼痛

疼痛与骨折、软组织损伤、肌痉挛和水肿有关。

2.外周神经血管功能障碍的危险

外周神经血管功能障碍的危险与骨和软组织损伤、外固定不当有关。

3.不依从行为

不依从行为与患儿年龄小、缺乏对健康的正确认识有关。

(四)主要护理措施

1.病情观察与体位护理

(1)疼痛护理:及时评估患者疼痛程度,遵医嘱给予止痛药物。

(2)体位:用吊带或三角巾将患肢托起,以促进静脉回流,减轻肢体肿胀疼痛。

(3)患肢缺血护理:观察石膏绷带或夹板固定的松紧度,必要时及时调整,以免神经、血管受压,影响有效组织灌注。观察前臂肿胀程度及手的感觉运动功能,如出现高张力肿胀、手指发凉、感觉异常、手指主动活动障碍、被动伸直剧痛、桡动脉搏动减弱或消失,即可确定骨筋膜室高压存在,须立即通知医师,并做好手术准备。如已出现"5P"征,即使手术也难以避免缺血性肌挛缩,从而遗留爪形手畸形。

2.饮食护理

指导患者进食高蛋白、高维生素、高热量、高钙和高铁的食物。

3.生活护理

指导患者进行力所能及的活动,必要时为其提供帮助。

4.心理护理

向患者和家属解释骨折的愈合是一个循序渐进的过程,充分固定能为骨折断端连接提供良好的条件。正确的功能锻炼可以促进断端生长愈合和患肢功能恢复。

5.健康教育

(1)指导功能锻炼:复位固定后尽早开始手指及腕关节屈伸活动,并进行上臂肌肉的主动舒缩运动,有利于减轻水肿。4～6周后外固定解除,开始肘关节屈伸活动。手术切开复位且内固定稳定的患者,术后2周即可开始肘关节活动。若患者为小儿,应耐心向患儿及家属解释功能锻炼的重要性,指导锻炼的方法,使家属能协助其进行功能锻炼。

(2)复查:告知患者及家属若骨折远端肢体肿胀或疼痛明显加重,肢体感觉麻木、肢端发凉,夹板或外固定松动,应立即到医院复查并评估功能恢复情况。

(3)安全指导:指导患者及家属评估家庭环境的安全性,妥善放置可能影响患者活动的障碍物。

(五)护理效果评估

(1)患者是否主诉骨折部位疼痛减轻或消失,感觉舒适。

(2)患侧肢端能否维持正常的组织灌注,皮肤温度和颜色正常,末梢动脉搏动有力。

(3)能否避免因缺血性肌挛缩导致爪形手畸形的发生。一旦发生骨筋膜室综合征,能否及时发现和处理。

(4)患者在指导下能否按计划进行有效的功能锻炼,患肢功能恢复情况及有无活动障碍。

三、前臂双骨折

(一)疾病概述

1.概念

尺桡骨干双骨折较多见,占各类骨折的6%左右,以青少年多见。因骨折后常导致复杂的移位,使复位十分困难,易发生骨筋膜室综合征。

2.相关病理生理

骨筋膜室综合征:骨筋膜室是由骨、骨间膜、肌间膜和深筋膜形成的密闭腔隙。骨折时,骨折部位骨筋膜室内的压力增高,导致肌肉和神经因急性缺血而产生一系列早期综合征,主要表现为"5P"征:疼痛、苍白、感觉异常、麻痹及脉搏消失。

骨折的愈合过程及影响愈合的因素参见本节肱骨干骨折的相关内容。

3.病因与诱因

尺桡骨干双骨折多由于直接暴力、间接暴力和扭转暴力致伤。

(1)直接暴力:多由于重物直接打击、挤压或刀伤引起。特点为两骨同一平面的横形或粉碎性骨折,多伴有不同程度的软组织损伤,包括肌肉、肌腱断裂,神经血管损伤等,整复对位不稳定。

(2)间接暴力:常为跌倒时手掌着地,由于桡骨负重较多,暴力作用向上传到后首先使桡骨骨折,继而残余暴力通过骨间膜向内下方传导,引起低位尺骨斜形骨折。

(3)扭转暴力:跌倒时手掌着地,同时前臂发生旋转,导致不同平面的尺桡骨螺旋形骨折或斜形骨折,尺骨的骨折线多高于桡骨的骨折线。

4.临床表现

(1)症状:受伤后,患侧前臂出现疼痛、肿胀、畸形及功能障碍。

(2)体征:可发现畸形、反常活动、骨摩擦感。尺骨上 1/3 骨干骨折可合并桡骨小头脱位,称为孟氏骨折。桡骨干下 1/3 骨干骨折合并尺骨小头脱位,称为盖氏骨折。

5.辅助检查

X线拍片检查应包括肘关节或腕关节,可发现骨折部位、类型、移位方向以及是否合并有桡骨头脱位或尺骨小头脱位。

6.治疗原则

(1)手法复位外固定:手法复位成功后采用石膏固定,即用上肢前、后石膏夹板固定,待肿胀消退后改为上肢管型石膏固定,一般 8～12 周可达到骨性愈合。也可以采用小夹板固定,即在前臂掌侧、背侧、尺侧和桡侧分别放置四块小夹板并捆扎,将前臂放在防旋板上固定,再用三角巾悬吊患肢。

(2)切开复位内固定:在骨折部位选择切口,在直视下准确对位,用加压钢板螺钉固定或髓内针固定。

(二)护理评估

1.一般评估

(1)健康史。①一般情况:了解患者的年龄、职业特点、运动爱好、日常饮食结构、有无酗酒等。②受伤情况:了解患者受伤的原因、部位和时间,受伤时的体位和环境,外力作用的方式、方向与性质,骨折轻重程度,急救处理的过程等。③既往史:重点了解与骨折愈合有关的因素,如患者有无骨折史,有无药物滥用、服用特殊药物及药物过敏史,有无手术史等。

(2)生命体征(T、P、R、BP):按护理常规监测生命体征。

(3)患者主诉:受伤的原因、时间、外力方式与性质,骨折轻重程度及有无合并桡神经损伤、受伤时的体位和环境、急救处理的过程等。

(4)相关记录:外伤情况及既往史;X线拍片及实验室检查等结果记录。

2.身体评估

(1)术前评估。①视诊:患侧前臂出现肿胀、皮下瘀斑。②触诊:患肢有触痛、骨摩擦音或骨擦感。③动诊:可见反常活动。④量诊:患肢有无短缩、双侧上肢周径大小、关节活动度。

(2)术后评估。①视诊:患侧前臂出现肿胀、皮下瘀斑减轻或消退;外固定清洁、干燥,保持有效固定。②触诊:患侧触痛减轻或消退;骨摩擦音或骨擦感消失。③动诊:反常活动消失。④量诊:患肢无短缩,双侧上肢周径大小相等、关节活动度无差异。

3.心理-社会评估

患者突然受伤骨折,患侧肢体活动障碍,生活自理能力下降,疼痛刺激以及外固定的使用,易产生焦虑、紧张及自身形象紊乱等心理变化。

4.辅助检查阳性结果评估

肘关节或腕关节 X 线拍片结果确定骨折类型、移位方向以及是否合并有桡骨头脱位或尺骨小头脱位。

5.治疗效果的评估

(1)局部无压痛及纵向叩击痛。

(2)局部无反常活动。

(3)X 线拍片显示骨折处有连续骨痂通过,骨折线已模糊。

(4)拆除外固定后,成人上肢能平举 1 kg 重物持续达 1 分钟。

(5)连续观察 2 周骨折处不变形。

(三)护理诊断(问题)

1.疼痛

疼痛与骨折、软组织损伤、肌痉挛和水肿有关。

2.外周神经血管功能障碍的危险

外周神经血管功能障碍的危险与骨和软组织损伤、外固定不当有关。

3.潜在并发症

肌萎缩、关节僵硬。

(四)主要护理措施

1.病情观察与体位护理

(1)疼痛护理:及时评估患者疼痛程度,遵医嘱给予止痛药物。

(2)体位:用吊带或三角巾将患肢托起,以促进静脉回流,减轻肢体肿胀疼痛。

(3)患肢缺血护理:观察石膏绷带或夹板固定的松紧度,必要时及时调整,以免神经、血管受压,影响有效组织灌注。观察前臂肿胀程度及手的感觉运动功能,如出现高张力肿胀、手指发凉、感觉异常、手指主动活动障碍、被动伸直剧痛、桡动脉搏动减弱或消失,即可确定骨筋膜室高压存在,须立即通知医师,并做好手术准备。如已出现 5P 征,即使手术也难以避免缺血性肌挛缩,从而遗留爪形手畸形。

(4)局部制动:支持并保护患肢在复位后体位,防止腕关节旋前或旋后。

2.饮食护理

指导患者进食高蛋白、高维生素、高热量、高钙和高铁的食物。

3.生活护理

指导患者进行力所能及的活动,必要时提供帮助。

4.心理护理

向患者和家属解释骨折的愈合是一个循序渐进的过程,充分固定能为骨折断端连接提供良好的条件。正确的功能锻炼可以促进断端生长愈合和患肢功能恢复。

5.健康教育

(1)指导功能锻炼:复位固定后尽早开始手指伸屈和用力握拳活动,并进行上臂和前臂肌肉的主动舒缩运动。2周后局部肿胀消退,开始练习腕关节活动。4周以后开始练习肘关节和肩关节活动。8～10周后拍片证实骨折已愈合,才可进行前臂旋转活动。

(2)复查:告知患者及家属若骨折远端肢体肿胀或疼痛明显加重,肢体感觉麻木、肢端发凉,夹板或外固定松动,应立即到医院复查并评估功能恢复情况。

(3)安全指导:指导患者及家属评估家庭环境的安全性,妥善放置可能影响患者活动的障碍物。

(五)护理效果评估

(1)患者是否主诉骨折部位疼痛减轻或消失,感觉舒适。

(2)患侧肢端能否维持正常的组织灌注,皮肤温度和颜色正常,末梢动脉搏动有力。

(3)能否避免因缺血性肌挛缩导致爪形手畸形的发生。一旦发生骨筋膜室综合征,能否及时发现和处理。

(4)患者在指导下能否按计划进行有效的功能锻炼,患肢功能恢复情况及有无活动障碍。

四、桡骨远端骨折

(一)疾病概述

1.概念

桡骨远端骨折是指距桡骨远端关节面 3 cm 以内的骨折,常见于有骨质疏松的中老年妇女。

2.相关病理生理

骨折的愈合过程及影响愈合的因素参见本节肱骨干骨折的相关内容。

3.病因与分类

多为间接暴力引起。根据受伤的机制不同,可发生伸直型骨折和屈曲型骨折。

4.临床表现

(1)症状:伤后腕关节局部疼痛和皮下瘀斑、肿胀、功能障碍。

(2)体征:患侧腕部压痛明显,腕关节活动受限。伸直型骨折由于远折端向背侧移位,从侧面看腕关节呈"银叉"畸形;又由于其远折端向桡侧移位,从正面看呈"枪刺样"畸形。屈曲型骨折者受伤后腕部出现下垂畸形。

5.辅助检查

X 线拍片可见典型移位。

6.治疗原则

(1)手法复位外固定:对伸直型骨折者,手法复位后在旋前、屈腕、尺偏位用超腕关节石膏绷带固定或小夹板固定 2 周。水肿消退后,在腕关节中立位改用前臂管型石膏或继续用小夹板固定。屈曲型骨折处理原则基本相同,复位手法相反。

(2)切开复位内固定:严重粉碎性骨折移位明显、手法复位失败或复位后外固定不能维持复位者,可行切开复位,用松质骨螺钉、T 形钢板或钢针固定。

(二)护理评估

1.一般评估

(1)健康史。①一般情况:了解患者的年龄、职业特点、运动爱好、日常饮食结构、有无酗酒等。②受伤情况:了解患者受伤的原因、部位和时间,受伤时的体位和环境,外力作用的方式、方向与性质,骨折轻重程度,急救处理的过程等。③既往史:重点了解与骨折愈合有关的因素,如患者有无骨折史,有无药物滥用、服用特殊药物及药物过敏史,有无手术史等。

(2)生命体征(T、P、R、BP):按护理常规监测生命体征。

(3)患者主诉:受伤的原因、时间、外力方式与性质,骨折轻重程度及有无合并桡神经损伤、受伤时的体位和环境、急救处理的过程等。

(4)相关记录:外伤情况及既往史;X线拍片及实验室检查等结果记录。

2.身体评估

(1)术前评估。①视诊:患侧腕关节出现肿胀、皮下瘀斑;伸直型骨折从侧面看腕关节呈"银叉"畸形,从正面看呈"枪刺样"畸形;屈曲型骨折者受伤后腕部出现下垂畸形。②触诊:患侧腕关节压痛明显。③动诊:患侧腕关节活动受限。④量诊:患肢有无短缩、双侧上肢周径大小、关节活动度。

(2)术后评估。①视诊:患侧腕关节出现肿胀、皮下瘀斑减轻或消退;外固定清洁、干燥,保持有效固定。②触诊:患侧腕关节压痛减轻或消退。③动诊:患侧腕关节活动改善或恢复正常。④量诊:患肢无短缩,双侧上肢周径大小相等、关节活动度无差异。

3.心理-社会评估

患者突然受伤骨折,患侧肢体活动障碍,生活自理能力下降,疼痛刺激以及外固定的使用,易产生焦虑、紧张及自身形象紊乱等心理变化。

4.辅助检查阳性结果评估

肘腕关节 X 线拍片结果确定骨折类型、移位方向。

5.治疗效果的评估

(1)局部无压痛。

(2)局部无反常活动。

(3)X 线拍片显示骨折处有连续骨痂通过,骨折线已模糊。

(4)拆除外固定后,成人上肢能胸前平举 1 kg 重物持续达 1 分钟。

(5)连续观察 2 周骨折处不变形。

(三)护理诊断(问题)

1.疼痛

疼痛与骨折、软组织损伤、肌痉挛和水肿有关。

2.外周神经血管功能障碍的危险

外周神经血管功能障碍的危险与骨和软组织损伤、外固定不当有关。

(四)主要护理措施

1.病情观察与体位护理

(1)疼痛护理:及时评估患者疼痛程度,遵医嘱给予止痛药物。

(2)体位:用吊带或三角巾将患肢托起,以促进静脉回流,减轻肢体肿胀疼痛。

(3)患肢缺血护理:观察石膏绷带或夹板固定的松紧度,必要时及时调整,以免神经、血管受压,影响有效组织灌注。观察前臂肿胀程度及手的感觉运动功能,如出现高张力肿胀、手指发凉、感觉异常、手指主动活动障碍、被动伸直剧痛、桡动脉搏动减弱或消失,即可确定骨筋膜室高压存在,须立即通知医师,并做好手术准备。

(4)局部制动:支持并保护患肢在复位后体位,防止腕关节旋前或旋后。

2.饮食护理

指导患者进食高蛋白、高维生素、高热量、高钙和高铁的食物。

3.生活护理

指导患者进行力所能及的活动,必要时提供帮助。

4.心理护理

向患者和家属解释骨折的愈合是一个循序渐进的过程,充分固定能为骨折断端连接提供良好的条件。正确的功能锻炼可以促进断端生长愈合和患肢功能恢复。

5.健康教育

(1)指导功能锻炼:复位固定后尽早开始手指伸屈和用力握拳活动,并进行前臂肌肉的主动舒缩运动。4～6周后可去除外固定,逐渐开始关节活动。

(2)复查:告知患者及家属若骨折远端肢体肿胀或疼痛明显加重,肢体感觉麻木、肢端发凉,夹板或外固定松动,应立即到医院复查并评估功能恢复情况。

(3)安全指导:指导患者及家属评估家庭环境的安全性,妥善放置可能影响患者活动的障碍物。

(五)护理效果评估

(1)患者是否主诉骨折部位疼痛减轻或消失,感觉舒适。

(2)患侧肢端能否维持正常的组织灌注,皮肤温度和颜色正常,末梢动脉搏动有力。

(3)能否避免因缺血性肌挛缩的发生。一旦发生,能否及时发现和处理。

(4)患者在指导下能否按计划进行有效的功能锻炼,患肢功能恢复情况及有无活动障碍。

五、股骨颈骨折

(一)疾病概述

1.概念

股骨颈骨折多发生在中老年人,以女性多见。常出现骨折不愈合(约占15%)和股骨头缺血性坏死(占20%～30%)。

2.相关病理生理

股骨颈骨折的发生常与骨质疏松导致骨质量下降有关,使患者在遭受轻微扭转暴力时即发生骨折。

骨折的愈合过程及影响愈合的因素参见本节肱骨干骨折的相关内容。

3.病因与分类

患者多在走路时滑倒,身体发生扭转倒地,间接暴力传导致股骨颈发生骨折。青少年股骨颈骨折较少见,常需较大暴力才会引起,且多为不稳定型。

(1)按骨折线部位分类：股骨头下骨折、经股骨颈骨折和股骨颈基底骨折。

(2)按 X 线表现分类：内收骨折、外展骨折。

(3)按移位程度分类：常采用 Garden 分型，可分为不完全骨折、完全骨折但不移位、完全骨折部分移位且股骨头与股骨颈有接触、完全移位的骨折。

4.临床表现

(1)症状：中老年人有摔倒受伤史，伤后感髋部疼痛，下肢活动受限，不能站立和行走。嵌插骨折患者受伤后仍能行走，但是数天后髋部疼痛逐渐加强，活动后更痛，甚至完全不能行走，提示可能由受伤时的稳定骨折发展为不稳定骨折。

(2)体征：患肢缩短，出现外旋畸形，一般在 45°～60°。患侧大转子突出，局部压痛和轴向叩击痛。患者较少出现髋部肿胀和瘀斑。

5.辅助检查

髋部正侧位 X 线拍片可见明确骨折的部位、类型、移位情况，是选择治疗方法的重要依据。

6.治疗原则

(1)非手术治疗：无明显移位的骨折、外展型或嵌插型等稳定性骨折者，年龄过大、全身情况差，或合并有严重心、肺、肾、肝等功能障碍者，可选择非手术治疗。患者可穿防旋鞋，下肢 30°外展中立位皮肤牵引，卧床 6～8 周。对全身情况很差的高龄患者应以挽救生命和治疗并发症为主，骨折可不进行特殊治疗。尽管可能发生骨折不愈合，但患者仍能扶拐行走。

(2)手术治疗：对内收型骨折和有移位的骨折，65 岁以上老年人的股骨头下型骨折、青少年股骨颈骨折、股骨陈旧骨折不愈合以及影响功能的畸形愈合等，应采用手术治疗。①闭合复位内固定：对所有类型股骨颈骨折患者均可进行闭合复位内固定术。闭合复位成功后，在股骨外侧打入多根空心加压螺钉内固定或动力髋钉板固定。②切开复位内固定：对闭合复位困难或复位失败者可行切开复位内固定术。经切口在直视下复位，用加压螺钉。③人工关节置换术：对全身情况尚好的高龄患者股骨头下骨折，已合并骨关节炎或股骨头坏死者，可选择单纯人工股骨头置换术或全髋关节置换术。

(二)护理评估

1.一般评估

(1)健康史。①一般情况：了解患者的年龄、职业特点、运动爱好、日常饮食结构、有无酗酒等。②受伤史：有摔倒受伤后感髋部疼痛，下肢活动受限，不能站立和行走。③既往史：重点了解与骨折愈合有关的因素，如患者有无骨折史，有无药物滥用、服用特殊药物及药物过敏史，有无手术史等。

(2)生命体征(T、P、R、BP)：根据病情定时监测生命体征。

(3)患者主诉：受伤的原因、时间、外力方式与性质，骨折轻重程度及有无合并桡神经损伤、受伤时的体位和环境、急救处理的过程等。

(4)相关记录：外伤情况及既往史；X 线拍片及实验室检查等结果记录。

2.身体评估

(1)术前评估。①视诊：患肢出现外旋畸形，股骨大转子突出。②触诊：患肢局部压痛。

③叩诊:患肢局部纵向压痛。④动诊:患肢活动受限。⑤量诊:患肢有无短缩、双侧下肢周径大小、关节活动度。

(2)术后评估。①视诊:患肢保持外展中立位;外固定清洁、干燥,保持有效固定。②触诊:患肢局部压痛减轻或消退。③叩诊:患肢局部纵向压痛减轻或消退。④动诊:患肢根据愈合情况进行相应活动。⑤量诊:患肢无短缩,双侧下肢周径大小相等、关节活动度无差异。

3.心理-社会评估

患者受伤骨折,患侧肢体活动障碍,生活自理能力下降,疼痛刺激以及外固定的使用,易产生焦虑、紧张及自身形象紊乱等心理变化。

4.辅助检查阳性结果评估

髋部正侧位X线拍片结果确定骨折的部位、类型、移位方向。

5.治疗效果的评估

(1)局部无压痛及叩击痛。

(2)局部无反常活动。

(3)内固定治疗者,X线拍片显示骨折处有连续骨痂通过,骨折线已模糊。

(4)X线拍片证实骨折愈合后可正常行走或负重行走。

(三)护理诊断(问题)

1.躯体活动障碍

躯体活动障碍与骨折、牵引或石膏固定有关。

2.失用综合征的危险

失用综合征的危险与骨折、软组织损伤或长期卧床有关。

3.潜在并发症

下肢深静脉血栓、肺部感染、压疮、股骨头缺血坏死、骨折不愈合、关节脱位、关节感染等。

(四)主要护理措施

1.病情观察与并发症预防

(1)搬运与移动:尽量避免搬运和移动患者。搬运时将髋关节与患肢整体托起,防止关节脱位或骨折断端移位造成新的损伤。在病情允许的情况下,指导患者借助吊架或床栏更换体位、坐起、转移到轮椅上以及使用助行器、拐杖行走的方法。

(2)疼痛护理:及时评估患者疼痛程度,遵医嘱给予止痛药物。人工关节置换术后患者有中度至重度疼痛,术后用患者自控性止痛治疗、静脉或硬膜外止痛治疗可以控制疼痛。疼痛将逐渐减轻,到术后第3天,口服止痛药就可以充分缓解疼痛。口服止痛药以在运动或体位改变前1.5小时服用为宜。

(3)下肢深静脉血栓的预防:指导患者卧床时多做踝关节运动,鼓励患者术后早期运动和行走。人工关节置换术后患者要穿抗血栓长袜或充气压力长袜,术后第1天鼓励患者下床取坐位。

(4)压疮的预防:保持床单的清洁、干燥,定时翻身并按摩受压的骨突部位,避免剪切力、摩擦力等损伤。

(5)肺部感染的预防:鼓励患者进行主动咳嗽,可指导患者使用刺激性肺活量测定器(一种显示一次呼吸气量多少的塑料装置)来逐步增加患者的呼吸深度,调节深呼吸和咳嗽过程,防止肺炎。

(6)关节感染的预防:保持关节腔内有效的负压吸引,引流管留置不应超过 72 小时,24 小时引流量少于 20 mL 后才可拔管。若手术后关节持续肿胀疼痛、伤口有异常体液溢出、皮肤发红、局部皮温较高,应警惕是否为关节感染。关节感染虽然少见,但是最严重的并发症。

2.饮食护理

指导患者进食高蛋白、高维生素、高热量、高钙和高铁的食物。对于手术或进食困难者,予以静脉营养支持。

3.生活护理

指导患者进行力所能及的活动,必要时为其提供帮助,如协助进食、进水、排便和翻身等。

4.心理护理

向患者和家属解释骨折的愈合是一个循序渐进的过程,充分固定能为骨折断端连接提供良好的条件。正确的功能锻炼可以促进断端生长愈合和患肢功能恢复。对可能遗留残疾的患者,应鼓励其表达自己的思想,减轻患者及其家属的心理负担。

5.健康教育

(1)非手术治疗:卧床期间保持患肢外展中立位,即平卧时两腿分开 30°,腿间放枕头,脚尖向上或穿"丁"字鞋。不可使患肢内收或外旋,坐起时不能交叉盘腿,以免发生骨折移位。翻身过程应由护士或家属协助,使患肢在上且始终保持外展中立位,然后在两大腿之间放 1 个枕头以防内收。指导患肢股四头肌等长收缩、踝关节和足趾屈伸旋转运动,在非睡眠状态下每小时练习 1 次,每次 5～20 分钟,以防止下肢深静脉血栓、肌萎缩和关节僵硬。在锻炼患肢的同时,指导患者进行双上肢及健侧下肢全范围关节活动和功能锻炼。

一般 8 周后复查 X 线片,若无异常可去除牵引后在床上坐起;3 个月后骨折基本愈合,可先双扶拐患肢不负重活动,后逐渐单拐部分负重活动;6 个月后复查 X 线检查显示骨折愈合牢固后,可完全负重行走。

(2)内固定治疗:卧床期间不可使患肢内收,坐起不能交叉盘腿。若骨折复位良好,术后早期即可扶双拐下床活动,逐渐增加负重重量,X 线检查证实骨折愈合后可弃拐负重行走。

(3)人工关节置换术:卧床期间两腿间垫枕,保持患肢外展中立位,同时进行患肢股四头肌等长收缩、踝关节和足趾屈伸旋转运动。骨水泥型假体置换术后第 1 天后,即可遵医嘱进行床旁坐、站及扶双拐行走练习。生物型假体置换者一般于术后 1 周开始逐步进行行走练习。根据患者个体情况不同,制订具体康复计划,如果活动后感觉到关节持续疼痛和肿胀,说明练习强度过大。

在术后 3 个月内,关节周围软组织没有充分愈合,为避免关节脱位,应尽量避免屈髋大于90°和下肢内收超过身体中线。因此,避免下蹲、坐矮凳、坐沙发、跪姿、盘腿、过度内收或外旋、交叉腿站立、跷二郎腿或过度弯腰拾物等动作;侧卧时应健侧在下,患肢在上,两腿间夹枕头;排便时使用坐便器。可以坐高椅、散步、骑车、跳舞和游泳等,上楼时健肢先上,下楼时患肢先下。另外,嘱患者尽量不做或少做有损人工关节的活动,如爬山、爬楼梯和跑步等;避免在负重状态下反复做髋关节屈伸运动,或做剧烈跳跃和急转急停运动。肥胖患者应控制体重,预防骨质疏松,避免过多负重。

警惕术后关节感染的发生。人工关节置换多年后关节松动或磨损,可在活动时出现关节疼痛、跛行、髋关节功能减退。患者摔倒或髋关节扭伤后髋部不能活动,伴有疼痛,双下肢不等长,可能出现了关节脱位。嘱患者出现以上情况应尽快就诊。

严格定期随诊,术后1、2、3、6、12个月以及以后每年,以便指导锻炼和了解康复情况。

(4)安全指导:指导患者及家属评估家庭环境的安全性,妥善放置可能影响患者活动的障碍物。指导患者安全使用步行辅助器械或轮椅。练习行走时需有人陪伴,以防摔倒。

(五)护理效果评估

(1)患者是否主诉骨折部位疼痛减轻或消失,感觉舒适。

(2)患侧肢端能否维持正常的组织灌注,皮肤温度和颜色正常,末梢动脉搏动有力。

(3)能否避免下肢深静脉血栓、肺部感染、压疮、股骨头缺血坏死、骨折不愈合、关节脱位、关节感染等并发症的发生。一旦发生,能否及时发现和处理。

(4)患者在指导下能否按计划进行有效的功能锻炼,患肢功能恢复情况及有无活动障碍。

六、股骨干骨折

(一)疾病概述

1.概念

股骨干骨折是至股骨转子以下、股骨髁以上部位的骨折,包括粗隆下2～5 cm至股骨髁上2～5 cm的骨干。约占全身骨折的6%。

2.相关病理生理

股骨是人体最粗、最长、承受应力最大的管状骨,股骨干血运丰富,一旦骨折,常有大量失血。股骨干为三组肌肉所包围,其中伸肌群最大,由股神经支配;屈肌群次之,由坐骨神经支配;内收肌群最小,由闭孔神经支配,由于大腿的肌肉发达,骨折后多有错位及重叠。股骨干周围的外展肌群与其他肌群相比肌力稍弱,外展肌群位于臀部附着在大粗隆上,由于内收肌的作用,骨折远端常有向内收移位的倾向,已对位的骨折常有向外弓的倾向,这种移位和成角倾向,在骨折治疗中应注意纠正和防止。

一般股骨上1/3骨折时,其移位方向比较规律,骨折近端因受外展、外旋肌群和髂腰肌的作用而出现外展、外旋和屈曲等向前、外成角突起移位,骨折远端则向内、向后、向上重叠移位。股骨中1/3骨折时,除原骨折端向上重叠外,移位多随暴力方向而异,一般远折端多向后向内移位。股骨下1/3骨折时,近折端因受内收肌的牵拉而向后倾斜成角突起移位,有损伤腘窝部动、静脉及神经的危险。

3.病因与分类

(1)病因:多数骨折由强大的直接暴力所致,如撞击、挤压等;一部分骨折由间接暴力所致,如杠杆作用、扭转作用、由高处跌落等。正常股骨干在遭受强大外力才发生骨折。多数原因是车祸、行人相撞、摩托车车祸、坠落伤与枪弹伤等高能量损伤。

(2)分类:股骨干骨折由于部位不同可分为上1/3骨折,中1/3骨折和下1/3骨折,以中下1/3交界处骨折最为多见。

4.临床表现

（1）症状：受伤后患肢疼痛、肿胀，远端肢体异常扭曲，不能站立和行走。

（2）体征：患肢明显畸形，可出现反常活动、骨擦音。单一股骨干骨折因失血较多，可能出现休克前期表现；若合并多处骨折，或双侧股骨干骨折，发生休克的可能性很大，甚至可以出现休克表现。若骨折损伤腘动脉、腘静脉、胫神经或腓总神经，可出现远端肢体相应的血液循环、感觉和运动障碍。

5.辅助检查

X线正、侧位拍片可明确骨折部位、类型和移位情况。

6.治疗原则

（1）非手术治疗：①牵引法。皮牵引适用于3岁以下儿童，骨牵引适于成人各类型股骨骨折。由于需长期卧床、住院时间长、并发症多，目前已逐渐少用。牵引现在更多的是作为常规的术前准备或其他治疗前使用。②石膏支具。离床治疗和防止髋人字石膏引起膝关节、髋关节挛缩导致石膏支具的发展。石膏支具在理论上有许多特点，它允许逐渐负重，可以改善肌肉和关节的功能，增加骨骼的应力刺激，促进骨折愈合。

（2）手术治疗：采用切开复位内固定。由于内固定器械的改进，手术技术的提高以及人们对骨折治疗观念的改变，股骨干骨折多趋向于手术治疗。内固定的选择应考虑到患者的全身情况、软组织情况及骨折损伤类型。内固定材料包括钢板螺钉固定和髓内钉固定。

（二）护理评估

1.一般评估

（1）健康史。①一般情况：了解患者的年龄、职业特点、运动爱好、日常饮食结构、有无酗酒等。②受伤情况：了解患者受伤的原因、部位和时间，受伤时的体位和环境，外力作用的方式、方向与性质，骨折轻重程度，急救处理的过程等。③既往史：重点了解与骨折愈合有关的因素，如患者有无骨折史，有无药物滥用、服用特殊药物及药物过敏史，有无手术史等。

（2）生命体征（T、P、R、BP）：密切观察患者的生命体征及神志，警惕休克发生。

（3）患者主诉：受伤的原因、时间、外力方式与性质，骨折轻重程度及有无合并血管神经损伤、受伤时的体位和环境、急救处理的过程等。

（4）相关记录：外伤情况及既往史；X线拍片及实验室检查等结果记录。

2.身体评估

（1）术前评估。①视诊：肢体肿胀，缩短，由于肌肉痉挛，常有明显的扭曲畸形。②触诊：局部皮温可偏高，明显压痛。完全骨折有骨擦音。触诊患肢足背动脉、腘窝动脉搏动情况。③动诊：可见反常活动，膝、髋关节活动受限，不能站立和行走。④量诊：患肢有无短缩、双侧下肢周径大小、关节活动度。

（2）术后评估。①视诊：牵引患者患肢保持外展中立位；外固定清洁、干燥，保持有效固定。②触诊：患肢局部压痛减轻或消退。③动诊：患肢根据愈合情况进行如活动足部、踝关节及小腿。④量诊：患肢无短缩，双侧上肢周径大小相等、关节活动度无差异。

3.心理-社会评估

评估心理状态，了解患者社会背景、致伤经过及家庭支持系统，对疾病的接受程度，是否承受心理负担,能否有效调节角色转换。

4.辅助检查阳性结果评估

X线拍片结果明确骨折具体部位、类型、稳定性及损伤程度。

5.治疗效果的评估

(1)非手术治疗评估要点。①消肿处理效果的评估:观察患肢肿胀变化;使用冷疗技术后效果;末梢感觉异常者避免冻伤。联合药物静脉使用时密切观察穿刺部位,谨防药物外渗引起局部组织损害。②保持有效牵引效果评估:骨牵引穿刺的针眼有无出现感染征,注意观察患者有无足下垂情况,并注意膝关节外侧腓总神经有无受压。小儿悬吊牵引时无故哭闹,仔细查找原因,调整牵引带,经常检查双足的血液循环和感觉有无异常,皮肤有无破损、溃疡。③观察石膏松紧情况,有无松脱、过紧、污染、断裂。长期固定有无出现关节僵硬、肌肉萎缩、肺炎、压疮、泌尿系统感染等并发症。

(2)手术治疗评估要点:①评估术区伤口敷料有无渗血、渗液,评估早期功能锻炼的掌握情况。②观察患肢末梢血液循环、活动、感觉,及早发现术后并发症。

(三)护理诊断(问题)

1.疼痛

疼痛与骨折有关。

2.躯体移动障碍

躯体移动障碍与骨折或牵引有关。

3.潜在并发症

低血容量性休克。

(四)主要护理措施

1.病情观察与并发症预防

(1)病情观察:由于股骨干骨折失血量较大,观察患者有无脉搏增快、皮肤湿冷、血压下降等低血容量性休克表现。因骨折可损伤下肢重要神经或血管,观察患肢血液供应,如足背动脉搏动和毛细血管充盈情况,并与健肢比较,同时观察患肢是否出现感觉和运动障碍等。一旦发生异常,及时报告医师并协助处理。

(2)疼痛护理:及时评估患者疼痛程度,遵医嘱给予止痛药物。

(3)牵引护理:①保持有效牵引,定期测量下肢的长度和力线,以免造成过度牵引和骨端旋转。②注意牵引针是否有移位,若有移位应消毒后调整。③预防腓总神经损伤,在膝外侧腓骨头处垫纱布或棉垫,防止腓总神经受压,经常检查足部背伸运动,询问是否有感觉异常等情况。④长期卧床者,骶尾处皮肤受压易发生压疮,给予睡气垫床,定时按摩受压处皮肤,足跟悬空。

2.饮食

给予患者高热量、高蛋白、高纤维素、高钙、富含维生素及果胶成分饮食,如牛奶、鸡蛋、海米、虾皮、鱼汤、骨头汤、新鲜蔬菜和水果等。

3.用药护理

了解药物不良反应,对症处理用药时观察其用药后效果。根据疼痛程度使用止痛药,并评估不良反应。

4.心理护理

向患者和家属解释骨折的愈合是一个循序渐进的过程,充分固定能为骨折断端连接提供良好的条件。正确的功能锻炼可以促进断端生长愈合和患肢功能恢复。鼓励患者表达自己的思想,减轻患者及其家属的心理负担。

5.健康教育

(1)指导功能锻炼:患肢固定后,可在持续牵引下做股四头肌等长舒缩运动,并活动足部、踝关节和小腿。卧床期间鼓励患者利用牵引架拉手环或使用双肘、健侧下肢三点支撑抬起身体使局部减轻压力。在 X 线拍片证实有牢固的骨折愈合后,才能取消牵引,进行较大范围的运动。有条件时,也可在 8～10 周后,由外固定架保护,早起不负重活动,以后逐渐增加负重。股骨中段以上骨折,下床活动时始终应注意保持患肢的外展体位,以免因负重和内收肌的作用而发生继发性向外成角突起畸形。

(2)复查:告知患者及家属若骨折远端肢体肿胀或疼痛明显加重,肢体感觉麻木、肢端发凉,应立即到医院复查并评估功能恢复情况。

(3)安全指导:指导患者及家属评估家庭环境的安全性,妥善放置可能影响患者活动的障碍物。

(五)护理效果评估

(1)患者是否主诉骨折部位疼痛减轻或消失,感觉舒适。

(2)患侧肢端能否维持正常的组织灌注,皮肤温度和颜色正常,末梢动脉搏动有力。

(3)能否避免低血容量休克等并发症的发生。一旦发生,能否及时发现和处理。

(4)患者在指导下能否按计划进行有效的功能锻炼,患肢功能恢复情况及有无活动障碍。

七、胫腓骨干骨折

(一)疾病概述

1.概念

胫腓骨干骨折指胫骨平台以下至踝以上部分发生的骨折。占全身骨折的 13%～17%。

2.相关病理生理

胫腓骨是长管状骨中最常发生骨折的部位,10 岁以下儿童尤为多见,其中以胫腓骨双骨折最多,胫骨骨折次之,单纯腓骨骨折最少。胫腓骨由于部位的关系,遭受直接暴力打击、压轧的机会较多,又因胫骨前内侧紧贴皮肤,所以开放性骨折较多见。严重外伤、创口面积大、骨折粉碎、污染严重、组织遭受挫裂伤为本病的特点。

3.病因与分类

(1)病因。①直接暴力:多为重物撞击伤、车轮碾轧等直接暴力损伤,可引起胫腓骨同一平面的横形、短斜形或粉碎性骨折。②间接暴力:多为高处坠落后足着地,身体发生扭转所致。可引起胫骨、腓骨螺旋形或斜形骨折,软组织损伤较小,腓骨的骨折线高于胫骨骨折线。儿童胫腓骨干骨折常为青枝骨折。

(2)分类:胫腓骨干骨折可分为胫腓骨干双骨折、单纯胫骨干骨折和单纯腓骨骨折。

4.临床表现

(1)症状:患肢局部疼痛、肿胀,不敢站立和行走。

(2)体征:患肢可有反常活动和明显畸形。由于胫腓骨表浅,骨折常合并软组织损伤,形成开放性骨折,可见骨折端外露。胫骨上 1/3 骨折可致胫后动脉损伤,引起下肢严重缺血甚至坏死。胫骨中 1/3 骨折可引起骨筋膜室压力升高,胫前区和腓肠肌区可有张力增加。胫骨下 1/3 骨折由于血运差,软组织覆盖少,容易发生延迟愈合或不愈合。腓骨颈有移位的骨折可损伤腓总神经,可出现相应感觉和运动功能障碍。骨折后期,若骨折对位对线不良,使关节面失去平行,改变了关节的受力面,易发生创伤性关节。小儿青枝骨折表现为不敢负重和局部压痛。

5.辅助检查

X 线检查应包括膝关节和踝关节,可确定骨折的部位、类型和移位情况。

6.治疗原则

(1)非手术治疗。①手法复位外固定:稳定的胫腓骨骨干横形骨折或短斜形骨折可在手法复位后用小夹板或长腿石膏固定,6～8 周可扶拐负重行走。单纯胫骨干骨折由于有完整腓骨的支撑,石膏固定 6～8 周后可下地活动。单纯胫骨干骨折若不伴有胫腓上、下关节分离,也无须特殊治疗。为减少下地活动时疼痛,用石膏固定 3～4 周。②牵引复位:不稳定的胫腓骨干双骨折可采用腿骨结节牵引,纠正缩短畸形后手法复位,小夹板固定。6 周后去除牵引,改用小腿功能支架固定,或行长腿石膏固定,可下地负重行走。

(2)手术治疗:手法复位失败、损伤严重或开放性骨折者应切开复位,选择钢板螺钉或髓内针固定。若固定牢固,手术 4～6 周后可负重行走。

(二)护理评估

1.一般评估

(1)健康史。①一般情况:了解患者的年龄、职业特点、运动爱好、日常饮食结构、有无酗酒等。②受伤情况:了解患者受伤的原因、部位和时间,受伤时的体位和环境,外力作用的方式、方向与性质,骨折轻重程度,急救处理的过程等。③既往史:重点了解与骨折愈合有关的因素,如患者有无骨折史,有无药物滥用、服用特殊药物及药物过敏史,有无手术史等。

(2)生命体征(T、P、R、BP)。①发热:骨折患者体温一般在正常范围。损伤严重或因血肿吸收,可出现低热但一般不超过 38 ℃。开放性骨折出现高热,多由感染引起。②休克:因骨折部位大量出血、剧烈疼痛或合并内脏损伤引起失血性或创伤性休克,多见于严重的开放性骨折。

(3)患者主诉:受伤的原因、时间、外力方式与性质,骨折轻重程度及有无合并血管神经损伤、受伤时的体位和环境、急救处理的过程等。

(4)相关记录:外伤情况及既往史;X 线拍片及实验室检查等结果记录。

2.身体评估

(1)术前评估。①视诊:肢体肿胀,有明显畸形。②触诊:局部皮温可偏高,明显压痛;有骨擦音。③动诊:可见反常活动,不能站立和行走。④量诊:患肢有无短缩、双侧下肢周径大小、关节活动度。

(2)术后评估。①视诊:牵引患者患肢保持外展中立位;外固定清洁、干燥,保持有效固定。②触诊:患肢局部压痛减轻或消退。③动诊:患肢根据愈合情况进行如活动足部、踝关节及小腿。④量诊:患肢无短缩,双侧上肢周径大小相等、关节活动度无差异。

3.心理-社会评估

评估心理状态,了解患者社会背景,致伤经过及家庭支持系统,对疾病的接受程度,是否承受心理负担,能否有效调节角色转换。

4.辅助检查阳性结果评估

X线拍片结果明确骨折具体部位、类型、稳定性及损伤程度。

5.治疗效果的评估

(1)局部无压痛及叩击痛。

(2)局部无反常活动。

(3)内固定治疗者,X线拍片显示骨折处有连续骨痂通过,骨折线已模糊。

(4)X线拍片证实骨折愈合后可正常行走或负重行走。

(5)连续观察2周骨折处不变形。

(三)护理诊断(问题)

1.疼痛

疼痛与骨折、软组织损伤、肌痉挛和水肿有关。

2.外周神经血管功能障碍的危险

外周神经血管功能障碍的危险与骨和软组织损伤、外固定不当有关。

3.潜在并发症

肌萎缩、关节僵硬。

(四)主要护理措施

1.病情观察与并发症预防

(1)病情观察:因骨折可损伤下肢重要神经或血管,观察患肢血液供应,如足背动脉搏动和毛细血管充盈情况,并与健肢比较,同时观察患肢是否出现感觉和运动障碍等。一旦发生异常,及时报告医师并协助处理。

(2)疼痛护理:及时评估患者疼痛程度,遵医嘱给予止痛药物。

(3)牵引护理:①保持有效牵引,定期测量下肢的长度和力线,以免造成过度牵引和骨端旋转。②注意牵引针是否有移位,若有移位应消毒后调整。③预防腓总神经损伤,经常检查足部背伸运动,询问是否有感觉异常等情况。④长期卧床者,骶尾处皮肤受压易发生压疮,给予睡气垫床,定时按摩受压处皮肤,足跟悬空。

2.饮食

给予患者高热量、高蛋白、高纤维素、高钙、富含维生素及果胶成分饮食,如牛奶、鸡蛋、海米、虾皮、鱼汤、骨头汤、新鲜蔬菜和水果等。

3.用药护理

了解药物不良反应,对症处理用药时观察其用药后效果。根据疼痛程度使用止痛药,并评估不良反应。

4.心理护理

向患者和家属解释骨折的愈合是一个循序渐进的过程,充分固定能为骨折断端连接提供良好的条件。正确的功能锻炼可以促进断端生长愈合和患肢功能恢复。鼓励患者表达自己的思想,减轻患者及其家属的心理负担。

5.健康教育

(1)指导功能锻炼:复位固定后尽早开始趾间和足部关节的屈伸活动,做四头肌等长舒缩运动以及髌骨的被动运动。有夹板外固定者可进行踝关节和膝关节活动,但禁止在膝关节伸直情况下旋转大腿,以防发生骨不连。去除牵引或外固定后遵医嘱进行膝关节和踝关节的屈伸练习和髋关节各种运动,逐渐下地行走。

(2)复查:告知患者及家属若骨折远端肢体肿胀或疼痛明显加重,肢体感觉麻木、肢端发凉,应立即到医院复查并评估功能恢复情况。

(3)安全指导:指导患者及家属评估家庭环境的安全性,妥善放置可能影响患者活动的障碍物。

(五)护理效果评估

(1)患者是否主诉骨折部位疼痛减轻或消失,感觉舒适。

(2)患侧肢端能否维持正常的组织灌注,皮肤温度和颜色正常,末梢动脉搏动有力。

(3)能否避免低血容量休克等并发症的发生。一旦发生,能否及时发现和处理。

(4)患者在指导下能否按计划进行有效的功能锻炼,患肢功能恢复情况及有无活动障碍。

第四节 脊柱骨折

一、疾病概述

(一)概念

脊柱骨折占全身各类骨折的 $5\%\sim6\%$,可以并发脊髓或马尾神经损伤,特别是颈椎骨折-脱位合并有脊髓损伤时能严重致残甚至丧失生命。

(二)相关病理生理

脊柱分为前、中、后 3 柱。中柱和后柱包裹了脊髓和马尾神经,该区的损伤可以累及神经系统,特别是中柱损伤,碎骨片和髓核组织可以突入椎管的前半部而损伤脊髓。胸腰段脊柱($T_{10}\sim L_2$)处于两个生理弧度的交汇处,是应力集中之处,也是常见骨折之处。

(三)病因与诱因

主要原因是暴力,多数由间接暴力引起,少数因直接暴力所致。当从高处坠落时,头、肩、臀部或足部着地,地面对身体的阻挡,使身体猛烈屈曲,所产生的垂直分力可导致椎体压缩性骨折,水平分力较大时,可同时发生脊椎脱位。直接暴力所致的脊椎骨折多见于战伤、爆炸伤、直接撞伤等。

1.病理和分类

暴力的方向可以通过 X、Y、Z 轴,牵拉和旋转;在 X 轴上有屈、伸和侧方移动;在 Z 轴上则有侧屈和前后方向移动。因此,胸腰椎骨折和颈椎骨折分别可以有六种类型损伤。

2.胸、腰椎骨折的分类

(1)单纯性楔形压缩性骨折:脊柱前柱损伤,椎体成楔形,脊柱仍保持稳定。

(2)稳定性爆破型:前柱、中柱损伤。通常是高处坠落时,脊柱保持正直,胸腰段脊柱的椎体因受力、挤压而破碎;后柱不损伤,脊柱稳定。但破碎的椎体与椎间盘可突出于椎管前方,损伤脊髓而产生神经症状。

(3)不稳定性爆破型:前柱、中柱、后柱同时损伤。由于脊柱不稳定,可出现创伤后脊柱后突和进行性神经症状。

(4)Chance 骨折:椎体水平状撕裂性损伤。如从高空仰面落下,背部被物体阻挡,脊柱过伸,椎体横形裂开;脊柱不稳定。

(5)屈曲-牵拉型:前柱部分因受压缩力而损伤,而中柱、后柱同时因牵拉的引力而损伤,造成后纵韧带断裂、脊椎关节囊破裂、关节突脱位、半脱位或骨折,是潜在性不稳定型骨折。

(6)脊柱骨折-脱位:又名移动性损伤。脊柱沿横面移位,脱位程度重于骨折。此类损伤较严重,伴脊髓损伤,预后差。

3.颈椎骨折的分类

(1)屈曲型损伤:前柱因受压缩力而损伤,而后柱因牵拉的张力而损伤。①前方半脱位(过屈型扭伤):后柱韧带完全或不完全性破裂。完全性者可有棘突上韧带、棘间韧带、脊椎关节囊破裂和横韧带撕裂。不完全性者仅有棘上韧带和部分棘间韧带撕裂。②双侧脊椎间关节脱位:因过度屈曲,中后柱韧带断裂,脱位的关节突超越至下一个节段小关节的前方与上方。大多数患者伴有脊髓损伤。③单纯椎体楔形(压缩性)骨折:较常见,除椎体压缩性骨折外,还有不同程度的后方韧带结构破裂。

(2)垂直压缩损伤:多数发生在高空坠落或高台跳水者。①第一颈椎双侧前、后弓骨折:也称 Jefferson 骨折。②爆破型骨折:颈椎椎体粉碎性骨折,多见于第 5、6 颈椎椎体。破碎的骨折片可凸向椎管内,瘫痪发生率高达 80%。

(3)过伸损伤。①过伸性脱位:前纵韧带破裂,椎体横行裂开,椎体向后脱位。②损伤性枢椎椎弓骨折:暴力来自颏部,使颈椎过度仰伸,枢椎椎弓垂直状骨折。

(4)齿状突骨折:机制不清,暴力可能来自水平方向,从前向后经颅骨至齿状突。

(四)临床表现

(1)有严重的外伤史,如高空坠落,重物撞击腰背部,塌方事件被泥土、矿石掩埋等。

(2)胸腰椎损伤后,主要症状为局部疼痛,站立及翻身困难。腹膜后血肿刺激了腹腔神经节,合并肠蠕动减慢,常出现腹痛、腹胀甚至肠麻痹症状。

(3)检查时要详细询问病史、受伤方式、受伤时姿势、伤后有无感觉及运动障碍。

(4)注意多发伤:多发伤患者往往合并有颅脑、胸、腹脏器的损伤。要先处理紧急情况,抢救生命。

(5)检查脊柱时暴露面应足够,必须用手指从上至下逐个按压棘突,如发现位于中线部位局部肿胀和明显的局部压痛,提示后柱已有损伤;胸腰段脊柱骨折常可摸到后凸畸形。

(五)辅助检查

1.影像学检查

(1)X 线检查:有助于明确脊椎骨折的部位、类型和移位情况。

(2)CT 检查:用于检查椎体的骨折情况,椎管内有无出血及碎骨片。

(3)MRI检查:有助于观察及确定脊髓损伤的程度和范围。

2.肌电图

测量肌肉的电传导情况,鉴别脊髓完整性的水平。

3.实验室检查

除常规检查外,血气分析检查可判断有通气不足危险患者的呼吸状况。

(六)治疗原则

1.抢救生命

脊柱损伤患者伴有颅脑、胸、腹脏器损伤或并发休克时,首先处理紧急问题,抢救生命。

2.卧硬板床

胸腰椎骨折和脱位,单纯压缩骨折椎体压缩不超过1/3者,可仰卧于木板床,在骨折部加枕垫,使脊柱过伸。

3.复位固定

较轻的颈椎骨折和脱位者用枕颌带做卧位牵引复位;明显压缩移位者做持续颅骨牵引复位。牵引重量3～5 kg,复位后用头颈胸支具固定3个月。胸腰椎复位后用腰围支具固定。也可用两桌法或双踝悬吊法复位,复位后不稳定或关节交锁者,可手术治疗,做植骨和内固定。

4.腰背肌锻炼

胸腰椎单纯压缩骨折,椎体压缩不超过1/3者,在受伤后1～2天开始进行,利用背伸肌的肌力及背伸姿势,使脊柱过伸,借椎体前方的前纵韧带和椎间盘纤维环的张力,使压缩的椎体自行复位,恢复原形状。严重的胸、腰椎骨折和骨折脱位,可通过腰背肌功能锻炼,使骨折获一定程度的复位。

二、护理评估

(一)一般评估

1.健康史

(1)一般情况:了解患者的年龄、职业特点、运动爱好、日常饮食结构、有无酗酒等。

(2)受伤情况:了解患者受伤的原因、部位和时间,受伤时的体位、症状和体征,搬运方式、现场及急诊室急救情况,有无昏迷史和其他部位复合伤等。

(3)既往史与服药史:有无脊柱受伤或手术史。

2.生命体征(T、P、R、BP)与意识

评估患者的呼吸、血压、脉搏、体温及意识情况。其包括呼吸形态、节律、频率、深浅、呼吸道是否通畅、患者能否有效咳嗽和排除分泌物;有无心动过缓和低血压;有无出汗,患者皮肤的颜色、温度;有无体温调节障碍。对伴有颅脑损伤的患者,可用格拉斯昏迷量表评估患者的意识情况。排尿和排便情况:患者有无尿潴留或充盈性尿失禁;尿液颜色、量和比重;有无便秘或大便失禁。

3.患者主诉

受伤的时间、原因和部位,受伤时的体位、症状和体征,搬运方式,现场及急诊室急救的情况,有无昏迷史和其他部位的合并伤。患者既往健康情况,有无脊柱受伤或手术史,近期有无因其他疾病而服用药物,应用剂量、时间和疗程。

4.相关记录

疼痛评分、全身皮肤及其他外伤情况。

(二)身体评估

1.视诊

受伤部位有无皮肤组织破损,局部肤色和温度,有无活动性出血及其他复合性损伤的迹象。

2.触诊

评估感觉和运动情况:患者的痛、温、触及位置觉的丧失平面及程度。

3.叩诊

患肢神经反射是否正常。

4.动诊

肢体感觉,活动和肌力的变化,双侧有无差异,有无腹胀和麻痹性肠梗阻征象。

(三)心理-社会评估

评估患者有无恐惧、紧张心理;评估患者和亲属对疾病的心理承受能力和对相关康复知识的认知程度,家庭及社会支持情况。

(四)辅助检查阳性结果评估

评估患者的影像学检查和实验室检查结果有无异常,以帮助判断病情和预后。

(五)治疗效果的评估

手术治疗评估要点。

1.术前评估要点

(1)术前实验室检查结果评估:血常规及血生化、腰椎片、心电图等。

(2)术前术区皮肤、饮食、肠道、用药准备情况。

(3)患者准备:评估患者对手术过程的了解程度,有无过度焦虑或者担忧;对预后的期望值等。

2.术后评估要点

(1)生命体征的评估:术后 24 小时内,密切观察生命体征的变化,进行床边心电监护,每 0.5~1 小时记录 1 次,观察有无因术中出血、麻醉等引起血压下降。

(2)体位评估:是否采取正确的体位,以保持脊柱功能位及舒适为标准。

(3)术后感觉、运动和各项功能恢复情况。

(4)功能锻炼情况,如患者是否按计划进行功能锻炼及有无活动障碍引起的并发症出现。

三、护理诊断(问题)

(一)有皮肤完整性受损的危险

有皮肤完整性受损的危险与活动障碍和长期卧床有关。

(二)潜在并发症

脊髓损伤。

(三)有失用综合征的危险

有失用综合征的危险与脊柱骨折长期卧床有关。

四、主要护理措施

（一）病情观察与并发症预防

1.脊髓损伤的观察和预防

观察患者肢体感觉、运动、反射和括约肌功能是否随着病情发展而变化，及时发现脊髓损伤征象，报告医师并协助处理。尽量减少搬动患者，搬运时保持患者的脊柱中立位，以免造成或加重脊髓损伤。对已发生脊髓损伤者做好相应护理。

2.疼痛护理

及时评估患者疼痛程度，遵医嘱给予止痛药物。

3.预防压疮

（1）定时翻身：间歇性解除压迫是有效预防压疮的关键，故在卧床期间应每2～3小时翻身1次。翻身时采用轴线翻身法：胸腰段骨折者双臂交叉放于胸前，两护士分别托扶患者肩背部和腰腿部翻至侧卧位；颈段骨折者还需一人托扶头部，使其与肩同时翻动。患者自行翻身时，应先挺直腰背部再翻身，以利用绷紧的躯干肌肉形成天然内固定夹板。侧卧时，患者背后从肩到臀用枕头抵住以免腰胸部脊柱扭转，上腿屈髋屈膝而下腿伸直。两腿间垫枕以防髋内收。颈椎骨折患者不可随意低头、抬头或转动颈部，遵医嘱决定是否垫枕及枕头放置位置。避免在床上拖拽患者，以减少局部皮肤剪切力。

（2）合适的床铺：床单清洁干燥和舒适，有条件的可使用特制翻身床、明胶床垫、充气床垫、波纹气垫等。注意保护骨突出部位，使用气垫或棉圈等使骨突部位悬空，定时对受压的骨突部位进行按摩。保持个人清洁卫生和床单清洁干燥。

（3）增加营养：保证足够的营养摄入，提高机体抵抗力。

4.牵引护理

（1）颅骨牵引时，每班检查牵引，并拧紧螺母，防止牵引弓脱落。

（2）牵引重锤保持悬空，不可随意增减或移去牵引重量，定期测量下肢的长度和力线，以免造成过度牵引和骨端旋转。

（3）注意牵引针是否有移位，若有移位应消毒后调整。

（4）保持对抗牵引力：颅骨牵引时，应抬高床头，若身体移位，抵住了床头，及时调整，以免失去反牵引作用。

（5）告知患者和家属牵引期间牵引方向与肢体方向应成直线，以达到有效牵引。

（二）饮食护理

给予患者高热量、高蛋白、高纤维素、高钙、富含维生素及果胶成分饮食，如牛奶、鸡蛋、海米、虾皮、鱼汤、骨头汤、新鲜蔬菜和水果等。

（三）用药护理

了解药物不良反应，对症处理用药时观察其用药后效果。根据疼痛程度使用止痛药，并评估不良反应。

（四）心理护理

向患者和家属解释骨折的愈合是一个循序渐进的过程，充分固定能为骨折断端连接提供良好的条件。正确的功能锻炼可以促进断端生长愈合和患肢功能恢复。鼓励患者表达自己的思想,减轻患者及其家属的心理负担。

(五)健康教育

1.指导功能锻炼

脊柱损伤后长期卧床可导致失用综合征,故应根据骨折部位、程度和康复治疗计划,指导和鼓励患者早期活动和功能锻炼。单纯压缩骨折患者卧床 3 天后开始腰背部肌肉锻炼,开始臀部左右活动,然后要求做背伸动作,使臀部离开床面,随着腰背肌力量的增加,臀部离开床面的高度也逐渐增高。2 个月后骨折基本愈合,第 3 个月可以下地少量活动,但仍以卧床休息为主。3 个月后逐渐增加下地活动时间。除了腰背肌锻炼,还应定时进行全身各个关节的全范围被动或主动活动,每天数次,以促进血液循环,预防关节僵硬和肌萎缩。鼓励患者适当进行日常活动能力的训练,以满足其生活需要。

2.复查

告知患者及家属局部疼痛明显加重或不能活动,应立即到医院复查并评估功能恢复情况。

3.安全指导

指导患者及家属评估家庭环境的安全性,妥善放置可能影响患者活动的障碍物。

五、护理效果评估

(1)患者是否主诉骨折部位疼痛减轻或消失,感觉舒适。

(2)患者皮肤是否保持完整,能否避免压疮发生。

(3)能否避免脊髓损伤等并发症的发生,一旦发生,能否及时发现和处理。

(4)患者在指导下能否按计划进行有效的功能锻炼,能否避免失用综合征的发生。

第五节　骨盆骨折

一、疾病概述

(一)概念

骨盆骨折多由直接暴力挤压骨盆所致,多伴有并发症和多发伤。

(二)相关病理生理

骨盆的血管及静脉丛丰富,内有重要脏器和血管,骨折常合并静脉丛、动脉出血及盆腔内脏器损伤并导致相应的病理生理变化。

(三)病因

常见原因有交通事故、意外摔倒或高处坠落等。年轻人骨盆骨折主要是由于交通事故和高处坠落引起。老年人骨盆骨折最常见的原因是摔倒。

(四)分类

目前国际上常用的骨盆骨折分类为 Young&Burgess 分类,共 4 种类型。

1.分离型(APC)

由前后挤压伤所致,常见耻骨联合分离,严重时造成骶髂前后韧带损伤;根据骨折严重程度不同又分为Ⅰ、Ⅱ、Ⅲ 3 个亚型。

2.压缩型（LC）

由侧方挤压伤所致,常造成骶骨骨折(侧后方挤压)及半侧骨盆内旋(侧前方挤压);也根据骨折严重程度不同又分为Ⅰ、Ⅱ、Ⅲ 3个亚型。

3.垂直型（VS）

剪切外力损伤,由垂直或斜行外力所致,常导致垂直或旋转方向不稳定。

4.混合外力（CM）

侧方挤压伤及剪切外力损伤,导致骨盆前环及前后韧带的损伤占骨盆骨折的14%。

该分类的优点是有助于损伤程度的判断及对合并损伤的估计可以指导抢救判断预后,根据文献统计,分离型骨折合并损伤最严重,病死率也最高,压缩型次之,垂直型较低;而在出血量上的排序依次是分离型、垂直型、混合型、压缩型。

(五)临床表现

1.症状

患者髋部肿胀、疼痛,不敢坐起或站立。有畸形、疼痛、肿胀、瘀斑、活动障碍、休克、后腹膜后血肿、直肠肛管及女性生殖道损伤、尿道膀胱损伤、神经损伤、脏器损伤。

2.体征

(1)骨盆分离试验与挤压试验阳性:检查者双手交叉撑开患者的两髂嵴,使两骶髂关节的关节面更紧贴,而骨折的骨盆前环产生分离,如出现疼痛即为骨盆分离试验阳性。双手挤压患者的两髂嵴,伤处仍出现疼痛为骨盆挤压试验阳性。

(2)肢体长度不对称:用皮尺测量胸骨剑突与两髂前上棘之间的距离,骨盆骨折向上移位的一侧长度较短。也可测量脐孔与两侧内踝尖端的距离。

(3)会阴部瘀斑:是耻骨和坐骨骨折的特有体征。

(六)辅助检查

X线和CT检查能直接反映是否存在骨盆骨折及其类型。

1.X线检查

(1)骨盆正位片:常规、必需的基本检查,90%的骨盆骨折可经正位片检查发现。

(2)骨盆入口位片:拍摄时球管向头端倾斜40°,可以更好地观察骶骨翼骨折、骶髂关节脱位、骨盆前后及旋转移位、耻骨支骨折、耻骨联合分离等。

(3)骨盆出口位片:拍摄时球管向尾端倾斜40°,可以观察骶骨、骶孔是否有骨折,骨盆是否有垂直移位。

2.CT检查

一旦患者的病情平稳,应尽早行CT检查。对于骨盆后方的损伤尤其是骶骨骨折及骶髂关节损伤,CT检查更为准确,伴有髋臼骨折时也应行CT检查,CT三维重建可以更真实地显示骨盆的解剖结构及骨折之间的位置关系,形成清晰逼真的三维立体图像,对于判断骨盆骨折的类型和决定治疗方案均有较高价值。CT还可以同时显示腹膜后及腹腔内出血的情况。

(七)治疗原则

首先处理休克和各种危及生命的并发症,再处理骨折。

1.非手术治疗

(1)卧床休息:骨盆边缘性骨折、骶尾骨骨折应根据损伤程度卧硬板床休息3～4周,以保持骨盆的稳定。髂前上棘骨折患者置于屈髋位;坐骨结节骨折置于伸髋位。

(2)复位与固定:不稳定骨折可用骨盆兜带悬吊牵引、髋人字石膏、骨牵引等方法达到复位与固定的目的。

2.手术治疗

(1)骨外固定架固定术:适用于骨盆环双处骨折患者。

(2)切开复位钢板内固定术:适用于骨盆环两处以上骨折患者,以保持骨盆的稳定。

二、护理评估

(一)一般评估

1.健康史

(1)一般情况:了解患者的年龄、职业特点、运动爱好、日常饮食结构、有无酗酒等。

(2)受伤情况:了解患者受伤的原因、部位和时间,受伤时的体位和环境,外力作用的方式、方向与性质等。

(3)既往史:有无药物滥用、服用特殊药物及药物过敏史,有无手术史等。

2.生命体征(T、P、R、BP)

每1小时监测体温、脉搏、呼吸、血压1次,详细记录,特别是血压情况,以防发生低血容量性休克,为抢救提供有力的依据。

3.患者主诉

有无疼痛,排尿、排便等情况。

4.相关记录

皮肤完整性、排尿及排便情况、双下肢感觉、运动、末梢血运、肿胀、畸形等情况。

(二)身体评估

1.术前评估

(1)视诊:有无活动受限,会阴部、腹股沟、臀部有无淤血、瘀斑,有无骨盆变形、肢体不等长等现象。

(2)触诊:有无按压痛,有无异常活动及骨擦音等。

(3)叩诊:有无叩击痛。

(4)动诊:骨盆分离试验与挤压试验。

(5)量诊:肢体长度是否对称。用皮尺测量胸骨剑突与两髂前上棘之间的距离,向上移位的一侧长度较短,也可测量脐孔与两侧内踝尖端之间的距离。

2.术后评估

(1)视诊:观察患者神志,局部伤口有无红肿热痛,有无渗血、渗液情况,引流液的颜色、量、性质。

(2)触诊:足背及股动脉搏动情况,肢端皮温、颜色、毛细血管充盈情况。

(3)动诊:进行相应的感觉运动检查,有无麻木异样感、部位、程度;观察踝关节及足趾的活动情况。

（4）量诊：肢体长度是否对称。

（三）心理-社会评估

患者在疾病治疗过程中的心理反应与需求,家庭及社会支持情况,引导患者正确配合疾病的治疗与护理。

（四）辅助检查阳性结果评估

（1）骨盆 X 片、CT 等可显示骨折的损伤机制。

（2）血常规检验提示有无血容量不足、肝肾功能、电解质等。

（五）治疗效果的评估

1.非手术治疗评估要点

复位固定好,疼痛减轻,骨折端愈合良好。

2.手术治疗评估要点

对旋转不稳定骨折提供足够的稳定,以促使骨折愈合,并为早期负重提供所需的稳定。

三、护理诊断（问题）

（一）组织灌注量不足

组织灌注量不足与骨盆损伤、出血等有关。

（二）排尿和排便形态异常

排尿和排便形态异常与膀胱、尿道、腹内脏器或直肠损伤有关。

（三）有皮肤完整性受损的危险

有皮肤完整性受损的危险与骨盆骨折和活动障碍有关。

（四）躯体活动障碍

躯体活动障碍与骨盆骨折有关。

（五）疼痛

疼痛与骨折、软组织创伤等有关。

（六）潜在并发症

（1）术后感染：与损伤机制及手术有关。

（2）深静脉血栓：与盆腔静脉的损伤及制动有关。

（3）神经损伤：与骶髂关节脱位时的骶神经受牵拉和骶骨骨折时嵌压损伤有关。

（4）肺部感染：与长期卧床、无法改变体位有关。

（5）泌尿系统感染：与长期卧床、泌尿系统损伤有关。

四、主要护理措施

（一）术前护理

1.急救护理

危及生命时应先抢救生命,对休克患者进行抗休克治疗,然后处理骨折。

（1）观察生命体征：骨盆骨折常合并静脉丛及动脉出血,出现低血容量性休克。应注意观察患者的意识、脉搏、血压和尿量,及时发现和处理血容量不足。

（2）建立静脉输液通路：及时按医嘱输血和补液,纠正血容量不足。

（3）及时止血和处理腹腔内脏器损伤：若经抗休克治疗和护理仍不能维持血压,应及时通知医师,并协助做好手术准备。

2.维持排尿、排便通畅

(1)观察:患者有无排尿困难,尿量及色泽;有无腹胀和便秘。

(2)导尿管护理:对于尿道损伤致排尿困难者,予以导尿管或留置导尿管导尿,并加强尿道口和导尿管的护理;保持导尿管通畅。

3.饮食护理

术前加强饮食营养,宜高蛋白、高维生素、高钙、高铁、粗纤维食物,以补充失血过多导致的营养失调。食物应易消化,且根据受伤程度决定膳食种类,若合并直肠损伤或有腹胀腹痛,则应酌情禁食。必要时静脉高营养治疗。

4.卧位

不影响骨盆环完整的骨折,可取仰卧与侧卧交替,侧卧时健侧在下,严禁坐立,伤后应平卧硬板床,且应减少搬动。必须搬动时则由多人平托,以免引起疼痛,增加出血。

(二)术后护理

1.病情观察

(1)生命体征:术后严密观察生命体征及神志,与麻醉科医师交班,了解患者术中情况,心电监护;留置导尿管,准确记录尿量。

(2)切口护理:观察切口敷料情况及切口愈合情况,有无红肿热痛、渗液。切口感染者,协助其做好分泌物培养,加强换药。

(3)切口引流管护理:妥善固定,变换体位时注意牵拉,保持通畅;观察引流液的量、色、性质。及时记录。

(4)导尿管的护理:观察尿液的量、色、性状。如无膀胱尿道损伤应间歇夹导尿管,训练膀胱功能,尽早停导尿管。如有膀胱尿道损伤,术后需持续开放导尿管,根据医嘱停导尿管。留置导尿管者一天 2 次会阴护理,鼓励患者每天饮水 1 500 mL 以上。

2.皮肤护理

(1)保持个人卫生清洁:注意卧床患者的皮肤护理,保持皮肤清洁、健康和床单平整干燥;按时按摩受压部位;防止发生压疮。

(2)体位:协助患者更换体位,绝对卧床,根据医嘱决定是否可以抬高床头或下床。可适当翻身,骨折愈合后方可向患侧卧位。

3.协助指导患者合理活动

根据骨折的稳定性和治疗方案,与患者一起制订适宜的锻炼计划并指导其实施。部分患者在手术后几天内即可完全负重,行牵引的患者需 12 周以后才能负重。长时间卧床的患者须练习深呼吸、进行肢体肌的等长舒缩,每天多次,每次 5～20 分钟。允许下床后,可使用助行器或拐杖,以使上下肢共同分担体重。

4.疼痛护理

(1)有效控制疼痛,保证足够的睡眠。

(2)宣教·疼痛的评分方法,疼痛引起的原因及减轻疼痛的方法,如正确翻身、放松疗法、转移注意力、药物控制,提高患者疼痛阈值,减轻心理负担。

（3）疼痛＞5分,分析疼痛原因,针对疼痛引起的原因,给予相应的处理。如调整体位,解除局部皮肤卡压。

（4）疼痛原因明确者,按医嘱尽早给予止痛药,30分钟后观察止痛效果。

5.饮食护理

术后6小时可进食,多饮水,多吃水果、蔬菜;高蛋白饮食,保持大便通畅。

6.功能锻炼

（1）不影响骨盆环完整的骨折:①单纯一处骨折,无合并伤,又不需复位者,卧床休息,仰卧与侧卧交替(健侧在下)。早期在床上做上肢伸展运动、下肢肌肉收缩以及足踝活动。②伤后1周后半卧及坐位练习,并做髋关节、膝关节的伸屈运动。③伤后2～3周,如全身情况尚好,可下床站立并缓慢行走,逐渐加大活动量。④伤后3～4周,不限制活动,练习正常行走及下蹲。

（2）影响骨盆环完整的骨折:①伤后无并发症者,卧硬板床休息,并进行上肢活动。②伤后第2周开始半坐位,进行下肢肌肉收缩锻炼,如股四头肌收缩、踝关节背伸和跖屈、足趾伸屈等活动。③伤后第3周在床上进行髋、膝关节的活动,先被动,后主动。④伤后第6～8周(即骨折临床愈合),拆除牵引固定,扶拐行走。⑤伤后第12周逐渐锻炼,并弃拐负重步行。

（三）术后并发症的观察及护理

1.神经损伤

了解有无神经损伤,并观察各神经支配的感觉运动的进展情况。骶骨管骨折脱位可损伤支配括约肌及会阴部的马尾神经。骶骨孔部骨折可损伤坐骨神经根,骶1侧翼骨折可损伤腰5神经,坐骨大切迹部或坐骨骨折可伤及坐骨神经,耻骨支骨折偶可损伤闭孔神经或股神经。髂前上棘撕脱骨折可伤及骨外皮神经。

2.感染

观察生命体征、血常规,观察创面有无红肿热痛、渗液,有局部引流时,观察引流液的量、色、性状,保持局部引流通畅。及早发现处理合并伤,合理适用抗生素。直肠肛管损伤常常是盆腔感染的主要来源,可形成化脓性骨髓炎、骨盆周围脓肿、包括髋关节在内的一侧骨盆、臀部、腹股沟的严重化脓感染;阴道破裂与骨折相同,可引起深部感染。

3.肺栓塞

观察神志、生命体征、氧饱和度、胸闷、胸痛情况。其典型表现为咳嗽、胸痛、呼吸困难、低氧血症、意识改变。但大部分患者缺乏典型症状或以一种症状为主或无症状,不注意时易被忽略。小心搬运,患肢抬高放置,预防感染和防治休克,纠正酸中毒,给氧。如有严重骨折创伤、明显低血氧,又不能用其他原因解释者,有明显的诊断次要指标(如贫血、血小板减少等)可以初步诊断,应及时通知医师,密切观察,立即展开治疗。

4.下肢深静脉血栓形成

观察下肢有无疼痛、肿胀、静脉扩张、腓肠肌压痛等。加强小腿肌肉静态收缩和踝关节的活动、理疗、预防性抗凝治疗。血栓形成后,避免患肢活动,忌做按摩、理疗等,按医嘱予抗凝溶栓治疗,注意观察抗凝药的不良反应。

5.肌肉萎缩、关节僵硬

早期进行肌肉收缩锻炼。根据患者的活动能力,尽早进行股四头肌收缩和踝关节伸屈等活动。

6.压疮

观察患者疼痛的部位,皮牵引或石膏支具对皮肤的卡压情况,注意牵引部位或边缘皮肤有无破损或出现水疱。注意尾骶部皮肤情况。卧床患者定时翻身、抬臀,及时调整皮牵引,皮牵引时可在足跟部预防性贴水胶体敷料。

7.便秘

评估患者的饮食结构、排便习惯、目前的排便情况、活动情况。很多患者不习惯床上排便,怕给别人造成麻烦,应消除患者的心理顾虑,宣教便秘及便秘防治的相关知识,宣教保持大便通畅的重要性;多吃含粗纤维多的蔬菜、水果,多饮水;予手法按摩腹部;必要时给予药物治疗。

(四)心理护理

(1)术前了解患者家庭支持情况,心理、社会、精神状况;患者对疾病的认知程度;患者伤势较重,易产生恐惧心理。应以娴熟的抢救技术控制病情发展,减少患者的恐惧。病情稳定后,可让患者和家属与同种手术成功的患者交谈,从心理上认清接受手术治疗的必要性,对手术要达到的目的及可能发生的并发症与意外事项有一定的心理准备。

(2)术后心理支持,鼓励患者保持良好的心态,正确对待疾病。

(五)健康教育

(1)体位与活动:卧床,按医嘱循序渐进功能锻炼。不同部位的骨折,愈合时间不同,须严格按医嘱,不能自行过早负重。

(2)饮食:鼓励进高热量、高蛋白、富含维生素易消化的饮食。

(3)心理支持:鼓励患者保持良好精神状态。

(4)劝导戒烟。

(5)介绍药物的名称、剂量、用法、作用和不良反应。

(6)出院后继续功能锻炼。

(7)指导患者定时门诊复查,并说明复查的重要性。如出现病情变化,及时来医院就诊。

五、护理效果评估

(1)生命体征平稳,疼痛缓解。

(2)牵引复位或手术固定有效。

(3)合并腹膜后血肿和腹内脏器损伤得到有效处理,无相关并发症出现。

(4)根据指导进行适当有效的功能锻炼。

第六节 关节脱位

一、肩关节脱位

(一)疾病概述

1.概念

肩关节脱位最常见,占全身关节脱位的45%,多发生于青壮年,男性多于女性。肩关节由肩胛骨的关节盂和肱骨头构成,属球窝关节,关节盂面积小而浅,肱骨头相对大而呈球形,其面积为关节盂的 4 倍,关节囊薄而松弛,周围韧带较薄弱,关节结构不稳定,运动范围大,故易于发生脱位。

2.相关病理生理

创伤性关节脱位后,主要表现为构成关节的骨端移位、关节囊破裂、关节腔周围积血。血肿机化后,形成肉芽组织,继而发展成为纤维组织,与关节周围组织粘连。脱位可伴关节附近韧带、肌和肌腱损伤,也可伴撕脱性骨折及周围血管、神经损伤。

3.病因和分类

(1)病因:创伤是肩关节脱位的主要原因,多由间接暴力引起。当身体侧位跌倒时,手掌撑地,肩关节呈外展外旋位,肱骨头在外力作用下突破关节囊前壁,滑出肩胛盂而致脱位;也可由于上臂过度外展外旋后伸时,肱骨颈或肱骨大结节抵触于肩峰时构成杠杆支点,使肱骨头向盂下滑出发生脱位。直接暴力可致肩关节后方直接受到撞伤,使肱骨头向前脱位。

(2)分类:肩关节脱位分为前脱位、后脱位、下脱位和盂上脱位。由于肩关节前下方组织薄弱,因此以前脱位多见。因脱位后肱骨头所在的位置不同,前脱位又分为喙突下脱位、盂下脱位和锁骨下脱位。脱位后常合并肱骨大结节骨折和肩袖的撕裂,严重者可合并肱骨外科颈骨折及臂丛神经损伤。

4.临床表现

(1)症状:肩关节脱位后,患肩肿胀、疼痛、主动和被动活动受限。患肢呈弹性固定于轻度外展内旋位,肘关节屈曲,患肢较对侧长,常以健侧手托住患侧前臂、头和躯干向患侧倾斜。

(2)体征:肩关节脱位后,关节盂空虚,肩峰突出,肩部失去原有圆隆曲线,呈方肩畸形;肩胛盂处有空虚感;在腋窝、喙突下或锁骨下可触及移位的肱骨头;搭肩试验阳性,即肩关节脱位后,患侧手掌搭到健侧肩部时,患肘部不能贴近胸壁,或患侧肘部紧贴胸部时,患侧手掌不能搭到健肩。

5.辅助检查

X 线检查可明确脱位的类型、移位方向、有无合并肱骨大结节撕脱性及肱骨外科颈骨折。对怀疑有肱骨头骨折者可行 CT 扫描。

6.治疗原则

(1)非手术治疗。

1)手法复位:脱位后要尽快复位,选择臂丛神经麻醉或全身麻醉,使肌肉松弛,在无痛下进行复位。常用手牵足蹬法和悬垂法。

2)固定:单纯肩关节前脱位,复位后腋窝处垫棉垫,用三角巾悬吊上肢,保持肘关节屈曲90°;关节囊破损明显或仍有肩关节半脱位者,应将患侧手置于对侧肩上,上肢贴靠胸壁,腋下垫棉垫,用绷带将患肢固定于胸壁前,固定于内收内旋位。肩关节后脱位,复位后用人字石膏或外展架固定在外展、后伸、外旋位。一般固定 3～4 周,合并大结节骨折者适当延长1～2 周;40 岁以上的患者,固定时间可相应缩短,因为年长患者关节制动时间越长,越容易发生关节僵硬。有习惯性脱位病史的年轻人适当延长固定期。

3)功能锻炼:固定期间活动腕部和手指,并做上臂、前臂肩关节肌群的收缩运动;疼痛肿胀缓解后,可指导患者用健侧手缓慢推动患肢外展与内收活动,活动范围以不引起患侧肩部疼痛为限;3周后,指导患者进行弯腰、垂臂、甩肩锻炼。具体方法:患者弯腰90°,患肢自然下垂,以肩为顶点做圆锥形环转,范围由小到大;4周后,指导患者做手指爬墙外展、爬墙上举、滑车带臂上举、举手摸顶锻炼,使肩关节功能完全恢复。

(2)手术治疗:手术切开复位术适用于肩关节新鲜脱位合并肱骨颈、肱骨干骨折,或肩盂骨折块嵌入关节内,或肱二头肌长头嵌于关节间,或合并血管、神经损伤的患者;习惯性肩关节脱位;儿童及青年人的陈旧性脱位等。

(二)护理评估

1.一般评估

(1)健康史:一般情况,如年龄、出生时情况、对运动的喜好等;外伤史,评估患者有无突发外伤史、受伤后的症状和疼痛的特点、受伤后的处理方法;既往史,患者以前有无类似外伤病史、有无关节脱位习惯、既往脱位后的治疗及恢复情况等。

(2)生命体征(T、P、R、BP):创伤性脱位合并血管损伤时,可能导致血压下降等,观察有无休克。

(3)患者主诉:脱位原因、时间;有无外伤史;导致脱位的外力方式、性质;脱位后处理措施;疼痛性质及程度。

(4)相关记录:疼痛评分、全身皮肤及其他部位外伤情况。

2.身体评估

(1)术前评估。①视诊:患者有无被迫性体位;脱位关节有无肿胀、皮下瘀斑、畸形;有无血管及神经受压的表现、皮肤有无受损。②触诊:有无压痛、是否触及脱出的关节头及空虚的关节盂、患肢动脉搏动的情况、有无感觉异常。③叩诊:患肢神经反射是否正常。④动诊:脱位关节活动能力,患肢肌力。⑤量诊:患肢有无短缩、双侧肢体周径大小、关节活动度。⑥特殊检查:Dugas征(肩关节脱位)。⑦术前准备评估:术前实验室检查结果评估,血常规及血生化、胸片、心电图等;术区皮肤、饮食、肠道、用药准备;评估患者对手术过程的了解程度,有无过度焦虑或者担忧;对预后的期望值等。

(2)术后评估:了解麻醉和手术方法、手术经过是否顺利、术中出血情况;了解术后生命体征、切口及引流情况等;观察有无并发血管、神经损伤。①视诊:手术切口有无红肿;术区敷料有无渗血、渗液;患肢的颜色及有无肿胀。②触诊:患肢动脉搏动是否可扪及;患肢感觉有无异常。③动诊:观察患肢关节主动活动及被动活动情况,有无关节僵硬。④量诊:使用疼痛评分尺进行疼痛评分;使用皮尺及量角器分别测量患肢肿胀度及关节活动度。

(3)心理-社会评估:评估患者的心理状况,了解患者及家属对疾病、治疗及预后的认知程度,家庭的经济承受能力,对患者的支持态度及其他社会支持系统情况。

(4)辅助检查阳性结果评估:X线检查结果,确定脱位类型及骨折情况。

(5)治疗效果评估

1)非手术治疗效果评估要点:①评估外固定是否有效,松紧度是否适宜,患肩是否固定于关节功能位,有无相关并发症,如皮肤压疮、关节僵硬等。②评估患肢末梢血运感觉、患肢动脉搏动是否可扪及;肢端活动是否正常;皮温是否正常;有无异常感觉,如麻木等。③评估患者功能锻炼情况,如肌力、关节活动范围等,锻炼进程有无按计划进行。

2)手术治疗效果评估要点。①生命体征的评估:是否能维持生命体征的平稳。②体位评估:是否采取正确的体位,以保持关节功能位及舒适为标准。③手术切口评估:敷料是否干洁、固定,弹性绷带包扎松紧是否适宜。④术肢末梢血运评估:术肢桡动脉搏动是否可扪及;手指活动是否正常;术肢皮温是否正常;有无异常感觉,如麻木等。⑤功能锻炼程度评估:患者是否按计划进行康复训练,效果如何。⑥相关并发症评估:关节僵硬、臂丛神经损伤(肩关节脱位)等。

(三)护理诊断(问题)

1.疼痛

与关节脱位引起局部组织损伤及神经受压有关。

2.躯体活动障碍

与关节脱位、疼痛、制动有关。

3.知识缺乏

与缺乏有关复位后继续治疗及正确功能锻炼的知识有关。

4.焦虑

与担忧预后有关。

5.潜在并发症

(1)关节僵硬:与关节脱位后复位需固定关节有关。

(2)血管、神经受损。

(四)主要护理措施

1.术前护理

(1)休息与体位:急性期患者应适当休息、抬高患肢,促进局部血液回流和减轻肿胀;保持患肩于功能位,以预防关节畸形及病理性脱位;关节脱位复位后外固定时间一般为3~4周,合并骨折者适当延长外固定时间。

(2)饮食:易消化食物,多进含蛋白质、维生素、钙、铁丰富的食物;预防便秘者选用富含植物纤维食物,如粗粮、蔬菜、水果等;多饮水,每天饮水量大于3 000 mL,防止粪便干燥;多食酸奶,以促进肠蠕动;避免食用刺激性食物,如辣椒等。

(3)用药护理:遵医嘱及时用药,观察药效及不良反应,及时记录及处理。

(4)专科护理。①疼痛的护理:评估患者疼痛程度,及时合理给予非药物止痛,如早期局部冷疗、心理疗法等,疼痛评分为4分以上者,按需予药物止痛。及时评估用药后的疼痛缓解情况。②肿胀的护理:早期冷敷,减轻损伤部位的出血和水肿;24小时后热敷,以减轻肌肉的痉挛;后期理疗,改善血液循环,促进渗出液的吸收。③外固定的护理:密切观察固定位置有无移动,保持有效固定;有无局部压迫症状及皮肤情况;让患者了解固定时限。④患肢末梢血运观察:注意观察肢端末梢血运、运动、感觉情况。如发现肢体远端苍白、厥冷、发绀、疼痛、感觉减退及麻木等异常情况,应及时通知医师妥善处理。

2.术后护理

(1)生命体征的测量:术后24小时内,密切观察生命体征的变化,进行床边心电监护,每

30 分钟～1 小时记录 1 次,观察有无因术中出血、麻醉等引起血压下降。

(2)体位的护理:全身麻醉术后应去枕平卧 6 小时,6 小时后可予适当摇高床头或取半卧位,术后 1～2 天可根据患者情况考虑起床活动;术后患肢用三角巾悬吊于胸前,保持肘关节屈曲 90°。

(3)切口的观察:保持切口敷料清洁干燥,一旦被血液渗透应及时更换,以防止切口感染。

(4)患肢肢端血液循环的观察:密切观察患肢桡动脉搏动及手指的感觉活动情况,注意有无血管神经的损伤,出现异常时及时通知医师处理。

3.术后并发症护理

(1)肩关节僵硬的护理:循序渐进进行康复训练。固定期间行肌肉等长缩,如前臂肌肉收缩、股四头肌收缩训练;远端关节早期活动,如手指抓捏、握拳活动、前臂伸展运动等,促进血液循环;去除外固定后,练习脱位关节的活动及关节周围肌力训练,以主动锻炼为主,以不引起剧烈疼痛为度,切忌粗暴进行被动活动。

(2)血管、神经受损的护理:肩关节脱位或术后发生神经损伤并不多见,但如果出现患肢无力,肩外展功能丧失,要考虑有臂丛神经损伤,应及时通知医师,予神经营养药物,局部理疗,加强手指各关节及腕关节的主、被动活动,防止肌肉萎缩和关节僵硬。一般采用非手术治疗可恢复,观察 3 个月,如无恢复迹象应行手术探查。

4.心理护理

关节脱位多由意外事故造成,患者常焦虑、恐惧以及自信心不足等,在生活上给予帮助,加强沟通,耐心开导,使之心情舒畅,从而愉快地接受配合治疗及康复。

5.健康教育

向患者及家属讲解肩关节脱位治疗和康复的知识。说明复位后固定的目的、方法、重要意义及注意事项,使其充分了解固定的重要性、必要性及复位后必须固定的时限。讲述功能锻炼的重要性和必要性,并指导其进行康复锻炼,使患者能自觉按计划实施。固定期间进行肌肉舒缩活动及邻近关节主动活动,切忌被动运动;固定拆除后,逐步进行肢体的全范围功能锻炼,防止关节粘连和肌萎缩。习惯性反复脱位者,须保持有效固定并严格遵医嘱坚持功能锻炼,避免各种导致再脱位的原因。

(五)护理效果评估

(1)患者疼痛是否得到有效控制,疼痛主诉减少。

(2)患者是否掌握关节功能康复训练相关知识,关节功能恢复程度,能否满足日常活动需要。

(3)有无血管、神经损伤或发生时能否及时发现和护理。

(4)手术切口能否保持清洁干燥,有无切口感染的发生。

(5)有无相关并发症发生。

二、髋关节脱位

(一)疾病概述

1.概念

髋关节由股骨头和髋臼构成,是杵臼关节。髋臼为半球形,深而大,周围有坚韧带与肌群,结构相当稳定,故往往只有强大暴力才能导致髋关节脱位;约 50% 髋关节脱位同时合并有骨折。

2.相关病理生理

创伤性关节脱位后,主要表现为构成关节的骨端移位,关节囊破裂,关节腔周围积血。血肿机化后,形成肉芽组织,继而发展成为纤维组织,与关节周围组织粘连。脱位可伴关节附近韧带、肌和肌腱损伤,也可伴撕脱性骨折及周围血管、神经损伤。

3.病因和分类

髋关节脱位根据股骨头的位置可分为以下 3 种脱位。

(1)髋关节后脱位:髋关节于屈曲、内收位时,股骨头顶在髋臼后上缘,若暴力由前向后冲击膝部,并经股骨干纵轴传递到股骨头,使股骨头冲破关节囊后上部分而发生脱位。如撞车、高处坠落或弯腰姿势时重物打击于腰背部时。

(2)髋关节前脱位:髋关节处于过度外展外旋位时,遭到外展暴力使大转子顶端与髋臼上缘相撞击,使股骨头冲破前方关节囊而脱出到闭孔或耻骨处,也称闭孔部脱位或耻骨部脱位。

(3)髋关节中心脱位:当暴力作用于大转子外侧时,使股骨头冲击髋臼底部,引起髋臼底部骨折,如外力继续作用,股骨头连同髋臼骨折片一齐向盆腔内移位时,为中心脱位。

以后脱位最常见,占全部髋关节脱位的 85%～90%。脱位时常造成关节囊撕裂、髋臼后缘或股骨头骨折。有时合并坐骨神经挫伤或牵拉伤。

4.临床表现

(1)症状:患侧髋关节疼痛,主动活动功能丧失,被动活动时引起剧烈疼痛。

(2)体征:①髋关节后脱位时,患肢呈屈曲、内收、内旋或缩短畸形。臀部可触及脱出的股骨头,大粗隆上移。髋部疼痛、关节功能障碍明显,肿胀不明显;可合并坐骨神经损伤,大多为挫伤,主要原因为股骨头压迫。表现为大腿后侧、小腿后侧及外侧和足部全部感觉消失,膝关节的屈肌,小腿和足部全部肌瘫痪,足部出现神经营养性改变。②髋关节前脱位时,患肢呈轻度屈髋、过度外展、外旋畸形。耻骨脱位时患肢极度外旋 90°畸形,髋外侧较平,患肢屈髋 15～20°外展畸形,腹股沟区可触及股骨头;会阴部脱位时在会阴部可触及股骨头。③髋关节中心脱位时,如股骨头移位不多者只有局部疼痛、肿胀及活动障碍,无特殊体位畸形;股骨头移位严重者患肢有轻度缩短畸形,大转子因内移而不易摸到。

5.辅助检查

X 线检查可了解脱位的类型及有无合并髋臼或股骨头骨折。

6.治疗原则

(1)非手术治疗。

1)手法复位:髋关节脱位后宜尽早复位,最好在 24 小时内,超过 24 小时后再复位,十分困难。髋关节前脱位,常用的复位方法为提拉法(Allis)。

2)固定:复位后,用持续皮牵引或穿丁字鞋固定患肢,保持患肢于伸直、外展位,防止髋关节屈曲、内收、内旋,禁止患者坐起。一般固定 2～3 周。

3)功能锻炼:①固定期间患者可进行股四头肌收缩锻炼,患肢距小腿关节的活动及其余未固定关节的活动。②3 周后开始活动关节;4 周后,去除皮牵引,指导患者扶双拐下地活动。

③3个月内,患肢不负重,以免发生股骨头缺血性坏死或因受压而变形。④3个月后,经X线检查证实股骨头血液供应良好者,可尝试去拐步行,进行步态训练。

(2)手术治疗:对手法复位失败者或髋臼后上缘有大块骨片复位不良或不稳者,应选择早期髋关节切开复位内固定术。

(二)护理评估

1.一般评估

(1)健康史:评估患者受伤的原因、时间;受伤的姿势;外力的方式、性质;脱位的轻重程度;评估患者受伤时的身体状况及病情发展情况;了解伤后急救处理措施。

(2)生命体征(T、P、R、BP):评估意识等,观察有无休克。

(3)患者主诉:外伤史及脱位的原因、时间;疼痛的程度。

(4)相关记录:疼痛评分、全身皮肤及其他部位外伤情况。

2.身体评估

(1)术前评估。①视诊:患者有无被迫性体位;患肢有无短缩、屈曲、内收内旋或外展外旋畸形;脱位关节有无肿胀、皮下瘀斑;有无血管及神经受压的表现、皮肤有无受损。②触诊:有无压痛、是否触及脱出的关节头;患肢足背动脉搏动的情况、有无感觉异常。③叩诊:患肢神经反射是否正常。④动诊:脱位关节活动能力,患肢肌力。⑤量诊:患肢有无短缩、双侧肢体周径大小、关节活动度。⑥术前准备评估:术前实验室检查结果评估,如血常规及血生化、胸片、心电图等;术区皮肤、饮食、肠道、用药准备;评估患者对手术过程的了解程度,有无过度焦虑或者担忧;对预后的期望值等。

(2)术后评估:了解麻醉和手术方法、手术经过是否顺利、术中出血情况;了解术后生命体征、切口及引流情况等;观察有无并发血管神经损伤。①视诊:手术切口有无红肿;术区敷料有无渗血、渗液;患肢的颜色及有无肿胀。②触诊:患肢动脉搏动是否可扪及;患肢感觉有无异常。③动诊:观察患肢关节主动活动及被动活动情况,有无关节僵硬。④量诊:使用疼痛评分尺进行疼痛评分;使用皮尺及量角器分别测量患肢肿胀度及关节活动度。

3.心理-社会评估

评估患者的心理状况,了解患者及家属对疾病、治疗及预后的认知程度,家庭的经济承受能力,对患者的支持态度及其他社会支持系统情况。

4.辅助检查阳性结果评估

X线检查结果,确定脱位类型及骨折情况,并与股骨颈骨折鉴别。

5.治疗效果评估

(1)非手术治疗效果评估要点。①评估外固定是否有效,松紧度是否适宜,患髋是否固定于关节功能位,有无相关并发症,如皮肤压疮、下肢深静脉血栓形成等。②评估患肢末梢血运感觉,患肢动脉搏动是否可扪及;肢端活动是否正常;皮温是否正常;有无异常感觉,如麻木、感觉消退等。③评估患者功能锻炼情况,如肌力、关节活动范围等,锻炼进程有无按计划进行。

(2)手术治疗效果评估要点。①生命体征的评估:是否能维持生命体征的平稳,有无发生出血性休克等。②体位评估:是否采取正确的体位,以保持关节功能位及舒适为标准。③手术切口评估:敷料是否干净固定,弹性绷带包扎松紧是否适宜。④术肢末梢血运评估:术肢桡动脉搏动是否可扣及；足趾活动是否正常；术肢有无肿胀，皮温是否正常；有无异常感觉，如麻木、感觉消退等。⑤功能锻炼程度评估：患者是否按计划进行康复训练，效果如何。⑥相关并发症评估：便秘、压疮、下肢深静脉血栓形成、坠积性肺炎等。

（三）护理诊断（问题）

1.疼痛

与关节脱位引起局部组织损伤及神经受压有关。

2.身体活动障碍

与关节脱位、疼痛、制动有关。

3.知识缺乏

与缺乏有关复位后继续治疗及正确功能锻炼的知识有关。

4.焦虑

与担忧预后有关。

5.潜在并发症

便秘、压疮、下肢深静脉血栓形成、坠积性肺炎、血管神经受损。

（四）主要护理措施

1.术前护理

（1）体位：髋关节后脱位患者固定于轻度外展，前脱位固定于内收、内旋、伸直位，中心脱位固定于外展位。抬高患肢并保持患肢于关节功能位，以利静脉回流，减轻肿胀。

（2）缓解疼痛：①局部冷热敷：受伤 24 小时内局部冷敷，达到消肿止痛的目的；受伤 24 小时后，局部热敷以减轻肌肉痉挛引起的疼痛。②避免加重疼痛的因素：进行护理操作或移动患者时，托住患肢，动作轻柔，避免不适活动加重疼痛。③镇痛：应用心理暗示、转移注意力或松弛疗法等非药物镇痛方法缓解疼痛，必要时遵医嘱应用镇痛剂。

（3）外固定护理：使用石膏固定或牵引的患者，密切观察固定是否有效，固定物压迫处皮肤有无受损；患肢末梢血运感觉情况。

（4）皮肤护理：髋关节脱位固定后需长期卧床的患者，鼓励其经常更换体位，保持床单整洁，预防压疮产生。对于皮肤感觉功能障碍的肢体，防止烫伤和冻伤。

2.术后护理

（1）生命体征的测量：术后 24 小时内，密切观察生命体征的变化，进行床边心电监护，每 30 分钟～1 小时记录 1 次，观察有无因术中出血、麻醉等引起血压下降。

（2）体位的护理：全身麻醉术后应去枕平卧 6 小时，6 小时后可予适当摇高床头或取半卧位，保持患肢外展中立位。

（3）切口的观察：保持切口敷料清洁干燥，一旦被血液渗透应及时更换，以防止切口感染。

（4）患肢肢端血液循环的观察：密切观察患肢足背动脉搏动及足趾的感觉活动情况，注意有无血管神经的损伤，出现异常时及时通知医师处理。

3.术后并发症护理

（1）便秘：重建正常排便形态，定时排便，注意便意，食用促进排泄的食物，如粗粮、蔬菜、水果、豆类及其他粗糙食物；摄取充足水分，进行力所能及的活动等；必要时使用甘油栓、开塞露等塞肛或进行灌肠。

(2)压疮。①预防压疮:原则是防止组织长时间受压,改善营养及血液循环情况;重视局部护理;加强观察,对发生压疮危险度高的患者进行预防。②护理措施:采用 Braden 评分法来评估发生压疮的危险程度,评分值越小,说明器官功能越差,发生压疮的危险性越高;间歇性解除压迫,卧床患者每 2~3 小时翻身 1 次,有条件者可使用减压贴、气垫床等;保持皮肤清洁和完整;加强营养,补充丰富蛋白质、足量热量、维生素 C 和维生素 A 及矿物质。③发生压疮后,评估压疮分期,进行对应处理。

(3)下肢深静脉血栓。①评估危险因素:手术种类、创伤程度、手术时间及术后卧床时间;年龄越大,发病率明显升高;制动时间,固定姿势;既往史,既往有静脉血栓形成史者的发病率为无既往史者的 5 倍;恶性肿瘤;其他,如肥胖、血管内插管等。②预防措施:活动,卧床者至少每 2~3 小时翻身 1 次;手术患者术后抬高患肢高于心脏水平,利于静脉回流;鼓励尽早床上行踝泵运动、股四头肌舒缩运动等;鼓励早期下床活动;穿弹力长袜或弹性绷带包扎,可减少静脉淤滞和增加回流,降低末端腓肠静脉血栓;使用间歇外部回压装置,增加血流速度;尽量避免下肢血管穿刺;遵医嘱使用抗凝药物,如低分子肝素钙、利伐沙班片等。③下肢深静脉血栓形成后处理:绝对卧床休息,抬高患肢 20°~30°;床上活动时避免动作过大,禁止患肢按摩,避免用力排便,以防血栓脱落而致肺栓塞;观察患肢肿胀程度、末梢循环等变化;遵医嘱使用抗凝、溶栓药物,并观察有无出血倾向,监测凝血功能;警惕肺栓塞的形成,临床无症状肺栓塞多见,一般在血栓形成 1~2 周内发生,且多发生在久卧开始活动时,当下肢深静脉血栓患者出现气促、咳嗽、呼吸困难、咯血样泡沫痰等症状时应及时处理。

(4)坠积性肺炎:鼓励患者有效咳嗽及咳痰;翻身叩击背部每 2 小时 1 次;痰液黏稠不易咯出时行雾化吸入,以稀释痰液,利于引流;指导行深呼吸训练等。

4.心理护理

关节脱位多由意外事故造成,患者常焦虑、恐惧以及自信心不足等,在生活上给予帮助,加强沟通,耐心开导,使之心情舒畅,从而愉快地接受配合治疗及康复。

5.健康教育

向患者及家属讲解髋关节脱位治疗和康复的知识。说明复位后固定的目的、方法、重要意义及注意事项,使其充分了解固定的重要性、必要性及复位后必须固定的时限。讲述功能锻炼的重要性和必要性,并指导其进行康复锻炼,使患者能自觉按计划实施。固定期间进行肌肉舒缩活动及邻近关节主动活动,切忌被动运动;固定拆除后,逐步进行肢体的全范围功能锻炼,防止关节粘连和肌肉萎缩。

(五)护理效果评价

(1)患者疼痛是否得到有效控制,疼痛主诉减少。

(2)患者是否掌握关节功能康复训练相关知识,关节功能恢复程度,能否满足日常活动需要。

(3)患者有无发生血管神经损伤,能否得到及时发现及处理。

(4)手术切口能否保持清洁干燥,有无感染的发生。

(5)有无发生相关并发症。

三、肘关节脱位

(一)疾病概述

1.概念

肘关节脱位发病率仅次于肩关节,多发生于 10～20 岁青少年,男性多于女性,多为运动损伤。

2.相关病理生理

脱位后局部肿胀明显,如不及时复位,易导致前臂缺血性痉挛。

3.病因和分类

多由间接暴力引起。根据脱位的方向可分为后脱位、前脱位、侧方脱位。后脱位为最常见的肘关节脱位,当肘关节处于伸直位,前臂旋后位跌倒时,暴力经前臂传递至尺、桡骨上端,在尺骨鹰嘴处产生杠杆作用,导致前方关节囊撕裂,使尺、桡骨近端同时脱向肱骨远端的后方,发生肘关节后脱位;当肘关节处于内翻或外翻位时遭受暴力,可发生尺侧或桡侧侧方脱位;当肘关节处于屈曲位时,肘后方受到直接暴力作用,可产生尺骨鹰嘴骨折和肘关节前脱位,此类相对少见。

4.临床表现

(1)症状:肘关节局部疼痛、肿胀、弹性固定,功能受限。肘关节处于半屈近于伸直位,患者以健手支托患肢前臂。

(2)体征:脱位后,肘部变粗后突,前臂短缩,肘后凹陷,鹰嘴后突显著,肘后三角关系失常。鹰嘴突高出内外踝,可触及肱骨下端。若局部肿胀明显,则可能出现正中神经或尺神经损伤,亦可出现动脉受压的临床表现。

(3)后脱位时,可合并正中神经或尺神经损伤,偶尔可损伤肱动脉。①正中神经损伤表现为拇指、示指、中指的感觉迟钝或消失,不能屈曲,拇指不能外展和对掌,形成典型的"猿手"畸形。②尺神经损伤主要表现为手部尺侧皮肤感觉消失、小鱼际肌及骨间肌萎缩、掌指关节过伸、拇指不能内收、其他四指不能外展及内收、呈"爪状手"畸形。③动脉受压可出现患肢血液循环障碍,主要表现为患肢苍白、发冷、大动脉搏动减弱或消失等。

5.辅助检查

X线检查可明确脱位的类型、移位情况及有无合并骨折。对于陈旧性关节脱位,能明确有无骨化性肌炎或缺血性骨坏死。

6.治疗原则

(1)非手术治疗方法。①复位:一般情况下,通过闭合方法可完成脱位关节的复位。复位方法:助手配合沿畸形关节方向行前臂和上臂牵引和反牵引,术者从肘后用双手握住肘关节,以指推压尺骨鹰嘴向前下,同时矫正侧方移位,助手在复位过程中维持牵引并逐渐屈肘,出现弹跳感表示复位成功。②固定:复位后,用超过关节夹板或长臂石膏托固定于屈肘90°位,再用三角巾悬吊于胸前,一般固定2～3周。③功能锻炼:固定期间,可做伸掌、握拳、手指屈伸等活动,同时在外固定保护下做肩、腕关节、手指活动。去除固定后,练习肘关节的屈伸、前臂旋转活动及锻炼肘关节周围肌力,通常需要 3～6 个月方可恢复。

(2)手术治疗方法:手法复位失败时,不可强行复位,应采取手术复位。合并有神经损伤者,手术时先探查神经,在保护神经的前提下进行手术复位。

(二)护理评估

1.一般评估

(1)健康史:评估患者的一般情况,如年龄、性别;评估患者受伤的原因、时间;受伤的姿势;外力方式、性质;评估患者受伤时的身体状况及病情发展情况;了解伤后急救处理措施。

(2)生命体征(T、P、R、BP):创伤性脱位合并血管损伤时,可能导致血压下降等,观察有无休克。

(3)患者主诉:脱位原因、时间;有无外伤史;导致脱位的外力方式、性质;脱位后处理措施;疼痛性质及程度。

(4)相关记录:疼痛评分、全身皮肤及其他外伤情况。

2.身体评估

(1)术前评估。①视诊:患肢局部情况,脱位关节有无肿胀、皮下瘀斑、畸形。②触诊:有无压痛、是否触及脱出的关节头及空虚的关节盂、患肢动脉搏动的情况、有无感觉异常。③叩诊:患肢神经反射是否正常。④动诊:脱位关节活动能力,患肢肌力。⑤量诊:患肢有无短缩、双侧肢体周径大小、关节活动度。⑥术前准备评估:术前实验室检查结果评估,如血常规及血生化、胸片、心电图等;术前术区皮肤、饮食、肠道、用药准备,评估患者对手术过程的了解程度,有无过度焦虑或者担忧;对预后的期望值等。

(2)术后评估:了解麻醉和手术方法、手术经过是否顺利、术中出血情况;了解术后生命体征、切口及引流情况等;观察有无并发血管神经损伤。①视诊:手术切口有无红肿;术区敷料有无渗血、渗液;患肢的颜色及有无肿胀。②触诊:患肢动脉搏动是否可扪及;患肢感觉有无异常。③动诊:观察患肢关节主动活动及被动活动情况,有无关节僵硬。④量诊:使用疼痛评分尺进行疼痛评分;使用皮尺及量角器分别测量患肢肿胀度及关节活动度。

3.心理-社会评估

评估患者有无恐惧、紧张心理;家庭及社会支持情况;患者对预后的认知程度等,引导患者正确配合疾病的治疗与护理。

4.辅助检查阳性结果评估

X线检查结果,确定脱位类型及骨折情况。

5.治疗效果的评估

(1)非手术治疗效果评估要点。①评估外固定(夹板、石膏)是否有效,松紧度是否适宜,有无相关并发症,如皮肤压疮、前臂缺血性坏死、关节僵硬等。②评估患肢末梢血运感觉,患肢桡动脉搏动是否可扪及;肢端活动是否正常;皮温是否正常;有无异常感觉,如麻木等。③评估患者功能锻炼情况,如肌力、关节活动范围等,锻炼进程有无按计划进行。

(2)手术治疗评估要点。①生命体征的评估:能否维持生命体征平稳。②术区切口评估:敷料是否干燥清洁且固定,弹性绷带包扎松紧是否适宜。③术肢末梢血运评估:术肢桡动脉搏动是否可扪及;手指活动是否正常;术肢皮温是否正常;有无异常感觉,如麻木等。④体位评估:是否采取正确的体位,以保持关节功能位及舒适为标准。⑤功能锻炼程度评估:患者是否按计划进行康复训练,效果如何。⑥相关并发症评估:关节僵硬、前臂缺血性坏死等。

(三)护理诊断(问题)

1.疼痛

与关节脱位引起局部组织损伤及神经受压有关。

2.躯体活动障碍

与关节脱位、疼痛及制动有关。

3.知识缺乏

与缺乏有关复位后继续治疗及正确功能锻炼的知识有关。

4.焦虑

与担忧预后有关。

5.潜在并发症

(1)前臂缺血性坏死：与肘关节脱位外固定装置压迫血管、神经等有关。

(2)关节僵硬：与关节脱位后复位需固定关节有关。

(四)主要护理措施

1.术前护理

(1)休息：急性期患者应适当休息、抬高患肢,促进局部血液回流和减轻肿胀;保持患肢于功能位,以预防关节畸形及病理性脱位。

(2)饮食：易消化食物,多进含蛋白质、维生素、钙、铁丰富的食物。

(3)体位：肘关节脱位复位后肘关节固定于90°,前臂固定于旋前、旋后中间位,用三角巾或前臂吊带固定患侧肩,避免前臂下垂。

(4)用药护理：遵医嘱及时用药,观察药效及不良反应,及时记录及处理。

(5)专科护理。①疼痛的护理：评估患者疼痛程度,及时合理给予非药物止痛如早期局部冷疗、心理疗法等,疼痛评分为4分以上者,按需予药物止痛。及时评估用药后的疼痛缓解情况。②肿胀的护理：早期冷敷,减轻损伤部位的出血和水肿;24小时后热敷,以减轻肌肉的痉挛;后期理疗,改善血液循环,促进渗出液的吸收。③外固定的护理：根据外固定方式(夹板、石膏等)进行对应护理;密切观察固定位置有无移动,保持有效固定;有无局部压迫症状及皮肤情况;让患者了解固定时限(一般为4周,如合并骨折可适当延长时间),若固定时间过长易发生关节僵硬,过短,损伤的关节囊、韧带得不到充分修复,易发生再脱位。④患肢末梢血运观察：注意观察肢端末梢血运、运动、感觉情况。如发现肢体远端苍白、厥冷、发绀、疼痛、感觉减退及麻木等异常情况,应及时通知医师妥善处理。

2.术后护理

(1)生命体征的测量：术后24小时内,密切观察生命体征的变化,进行床边心电监护,每30分钟～1小时记录1次,观察有无因术中出血、麻醉等引起血压下降。

(2)体位的护理：全身麻醉术后应去枕平卧6小时,6小时后可予适当摇高床头或取半卧位,保持患肢抬高位,利于血液回流,减轻肿胀。

(3)切口的观察：保持切口敷料清洁干燥,一旦被血液渗透予及时更换,以防止切口感染。

(4)患肢肢端血液循环的观察：密切观察患肢桡动脉搏动及手指的感觉活动情况,注意有无血管神经的损伤,出现异常时及时通知医师处理。

3.术后并发症护理

(1)前臂缺血性坏死的护理:密切观察外固定装置的松紧度,随时调整,避免前臂血管、神经受压;密切观察手的感觉、运动和循环情况,出现麻木、疼痛、皮温凉时,及时报告医师处理。

(2)关节僵硬的护理:循序渐进进行康复训练。固定期间行肌肉等长收缩,如前臂肌肉收缩;远端关节早期活动,如手指抓捏、握拳活动、前臂伸展运动等,促进血液循环;去除外固定后,练习脱位关节的活动及关节周围肌力训练,以主动锻炼为主,以不引起剧烈疼痛为度,切忌粗暴进行被动活动,以免引起骨化性肌炎而加重肘关节僵硬。

4.心理护理

关节脱位多由意外事故造成,患者常焦虑、恐惧以及自信心不足等,在生活上给予帮助,加强沟通,耐心开导,使之心情舒畅,从而愉快地接受配合治疗及康复。

5.健康教育

向患者及家属讲解肘关节脱位治疗和康复的知识。说明复位后固定的目的、方法、重要意义及注意事项,使其充分了解固定的重要性、必要性及复位后必须固定的时限。讲述功能锻炼的重要性和必要性,并指导其进行康复锻炼,使患者能自觉按计划实施。固定期间进行肌肉舒缩活动及邻近关节主动活动,切忌被动运动;固定拆除后,逐步进行肢体的全范围功能锻炼,防止关节粘连和肌萎缩。

第七节　肩关节周围炎

一、概述

肩关节周围炎是肩关节周围肌肉、肌腱滑液囊及关节囊的慢性损伤性炎症,以肩部疼痛,肩关节活动受限或僵硬等为临床特征。肩周炎的发生与发展大致可分为急性期、粘连期、缓解期。①急性期:病程约 1 个月,主要表现为肩部疼痛,肩关节活动受限,但有一定的活动度。②粘连期:病程 2～3 个月,本期患者疼痛症状已明显减轻,主要表现为肩关节活动严重受限,肩关节因肩周软组织广泛性粘连,活动范围极小,以外展及前屈运动时,肩胛骨随之摆动而出现耸肩现象。③缓解期:病程 2～3 个月,患者疼痛减轻,肩关节粘连逐渐消除而恢复正常功能。

二、治疗原则

主要采取非手术治疗,如推拿、中药熏洗、封闭、理疗、小针刀、针灸、药物治疗、功能锻炼。

三、护理措施

(一)心理护理

肩周炎因病程长,患者畏痛而不敢活动,首先护理人员以亲切的语言同患者交谈,介绍肩周炎的发生发展及形成机制,使患者对自己的病情有所了解,鼓励患者树立战胜疾病的信心,积极配合治疗护理。

(二)侵入性治疗的护理

环境宜保持温暖,防止局部暴露受凉,同时要严格消毒,防止感染,注意观察患者面色、神志,防止晕针。封闭、针刺后 24 小时以内不宜熏洗,小针刀治疗 1 周内局部保持干燥。熏洗时,按中药熏洗护理常规护理。

四、功能锻炼

护士亲自示范讲解,教会患者主动行肩关节功能锻炼的方法,与患者一起制订锻炼计划和工作量。

(一)手指爬墙

双足分开与肩同宽面向墙壁或侧向墙壁站立,在墙壁画一高度标志,用患手指沿墙徐徐上爬。使上肢抬举到最大限度,然后沿墙回位,反复进行。每天 2～3 次,每次 10～15 分钟。

(二)手拉滑车

患者坐位或站立,双手拉住滑轮上绳子的把手,以健肢带动患肢,慢慢拉动绳子一高一低,两手轮换进行,逐渐加力,反复运动 5～10 分钟。

(三)弯腰划圈

两足分开与肩同宽站立,向前弯腰,上肢伸直下垂做顺逆时针方向划圈,幅度由小到大,速度由慢到快,每天 2 次,每次 5～10 分钟。

(四)其他

梳头,摸耳,内收探肩,后伸揉背,外展指路。

五、出院指导

(1)继续肩部功能锻炼,预防关节粘连,防止肌肉萎缩。

(2)日常生活中注意颈肩部保暖防寒,夏季防止肩部持续吹风,避免受凉,在阴凉处过久暴露。防止过猛过快,单调重复的肩部活动,提重物,承受应力时要有思想准备,防止肩损伤。

(3)加强营养,积极锻炼身体,多晒太阳,打太极拳。做好预防保健。

第八节　肩袖损伤

一、概述

肩袖为包绕于肩关节周围的冈上肌、冈下肌、小圆肌和肩胛下肌 4 块肌肉的总称,肩袖损伤指此 4 块肌肉损伤。肩袖的作用主要为参与肩关节外展、内收、上举等活动。肩袖损伤后,患者出现肩关节功能障碍,外展上举困难,出现疼痛弧。肩部疼痛或酸困不适,夜间疼痛尤甚,姿势不对时疼痛加重不能入睡,常放射至三角肌止点、大结节处及上臂中段外侧,肱二头肌肌间沟压痛。多发生于创伤后,并发有骨折或脱位。

二、治疗原则

(一)非手术治疗

肩袖不完全损伤,采用保守治疗,外展架或石膏固定于外展位,采用理疗,口服非甾体抗炎药、活血药等,1 个月后进行肩关节功能锻炼;关节镜治疗只对一些小撕裂、不全层撕裂有效。

(二)手术治疗

肩袖撕裂较重或肩袖全层断裂,或陈旧性肩袖损伤患者,采用手术切开肩袖修补术。

三、护理措施

(一)入院评估

患者入院后,认真观察患者疼痛性质、部位及肢体感觉、运动情况。

(二)心理护理

加强心理护理,了解心理所需,解除心理障碍。

(三)半卧位训练

入院后即给予患肢外展架固定,床头抬高半卧位训练,每天2次,1次30～120分钟,以适应术后体位。

(四)中药熏洗

术前4～7天给予中药熏洗,将中药加水2 000 mL煮沸,煎30分钟后,取药汁放入中药熏洗机中,打开电源继续加热保持温度在70 ℃左右。让患者仰卧在熏洗床上并充分暴露患肩,肩部用双层治疗巾覆盖,保持药液的蒸汽能充分蒸到患者的肩部。每次熏蒸30分钟,每天2次。熏蒸30分钟后关闭电源停止加热,待药液温度在40～45 ℃时,给患者洗患肩,在熏洗的过程中配合关节功能锻炼,活动肩关节,主动询问患者的适应程度,熏蒸时注意保持药液温度,不可过热防止烫伤皮肤,也不可过凉影响治疗效果。

(五)饮食护理

手术前尊重患者的生活习惯,建议进食高蛋白、高维生素、高纤维等易消化饮食,每天饮鲜牛奶250～500 mL,手术当天根据麻醉方式选择进食时间,术前4～6小时禁食,术后第2天根据患者饮食习惯,宜食高维生素、清淡可口易消化食物,如新鲜蔬菜、香蕉、米粥、面条等;忌食生冷、辛辣、油腻、煎炸、腥发之物,如辣椒、鱼、牛羊肉等。以后根据患者食欲及习惯进食高蛋白、高营养之饮食,如牛奶、鸡蛋、水果新鲜蔬菜等,中后期多食滋补肝肾之品,如动物肝脏、排骨汤、鸡汤等,注意饮食节制。

(六)体位护理

手术前3天指导患者进行抬肩练习,每天2次,每次10～15分钟,可在患者平卧时于患肢下垫棉垫或软枕。手术后患者取半卧位,患肢置于外展60°,前屈30°,保持床铺清洁、平整,防止压伤(石膏固定者按石膏固定的护理措施)术后第2天下床时(石膏干后),先坐起30分钟,站立2分钟,再活动,防止因手术后体质虚弱或直立性低血压而致晕倒。

(七)病情观察

手术及石膏、外展架固定后,如发现指端严重肿胀、发绀、麻木、剧痛、发凉、桡动脉搏动异常,及时报告医师处理。观察手术部位有无渗血情况,对于术后采用管型肩胸石膏固定的患者,观察石膏上血迹的范围是否扩大或渗血是否从石膏的边际流出。

四、功能锻炼

手术当天麻醉消失后,做伸屈手指、握拳及腕关节功能锻炼。术后第2天可主动收缩肱二头肌及前臂肌肉,做握拳、伸指、伸掌等活动。术后第3天开始,做掌屈背伸、上翘下钩、五指增力、左右摆掌等,活动要循序渐进,每天2～3次,每次5～10分钟。6～8周石膏及外展架固定拆除后,进行肩、肘关节全方位功能锻炼,加大活动强度,如屈肘耸肩,托手屈肘,肘关节的屈伸活动,也可做弯腰划圈、后伸探肩等,逐渐做提重物等活动。活动要循序渐进,逐渐增加次数,以不疲劳为度。必要时做后伸探背,手指爬墙,肩关节的外展、内收、上举。

五、出院指导

(1)嘱患者加强营养,增强机体抵抗力,多食胡桃、瘦肉、骨头汤、山芋肉、黑芝麻等补肝肾强筋骨之品。

(2)肩袖损伤保守治疗外展架固定最少 4 周,术后固定最少 6 周,固定期间勿随意调节松紧、高度,勿随意拆除。

(3)继续进行手、腕、肘部功能锻炼,持之以恒,忌盲目粗暴活动。

(4)慎起居,避风寒,保持心情愉快,生活有规律,按时用药。

(5)出院 1 周后门诊复查,不适时来诊。

(6)3 个月可恢复正常活动,并逐渐恢复工作。

第九节　脊髓损伤

一、疾病概述

(一)概念

脊髓损伤是脊柱骨折最严重的并发症,由于椎体的移位或碎骨片突出于椎管内,使脊髓或马尾神经产生不同程度的损伤,多发生于颈椎下部和胸腰段。

(二)相关病理生理

按脊髓损伤和马尾损伤的程度可有不同的病理生理变化。

1.脊髓震荡

脊髓震荡属最轻微的脊髓损伤,损伤后脊髓有暂时性功能抑制,呈弛缓性瘫痪,损伤平面以下的感觉、运动、反射及括约肌功能全部丧失,常在数分钟或数小时内逐渐恢复,最后可完全恢复。无组织形态学病理变化。

2.脊髓挫伤和出血

脊髓挫伤和出血为脊髓的实质性破坏,脊髓外观完整,但内部可有出血、水肿、神经细胞破坏和神经传导纤维束的中断。脊髓挫伤的程度很大,轻者少量点状出血、水肿,重者有成片脊髓挫伤和出血,导致脊髓软化及瘢痕形成,预后差。

3.脊髓断裂

脊髓的连续性中断可为完全性或不完全性。不完全性常伴挫伤又称挫裂伤,脊髓断裂者预后极差。

4.脊髓受压

骨折移位或破碎的椎间盘和碎骨片挤入椎管可直接压迫脊髓,而后方皱褶的黄韧带与血肿便可压迫脊髓,产生一系列病理变化,若能及时解除脊髓压迫,脊髓功能可望得到部分或完全恢复;若压迫时间过久可发生脊髓软化,萎缩或瘢痕形成,瘫痪难以恢复。

5.马尾神经损伤

马尾神经起自第 2 腰椎的骶脊髓,一般终止于第 1 骶椎下缘。第 2 腰椎以下的骨折脱位可引起马尾神经损伤,受伤平面以下出现弛缓性瘫痪。

除上述各种病理生理变化外,在各种较重的脊髓损伤后均可立即发生损伤平面以下的弛缓性瘫痪,属失去高级中枢控制的一种病理生理现象,称之为脊髓休克。2～4周后,随脊髓实质性损伤程度不同而发生损伤平面以下不同程度的痉挛性瘫痪。

(三)病因与诱因

常见于各种外伤(交通事故、高空坠落等)所致的椎体移位或碎骨片突出于椎管内,使脊髓或马尾神经产生不同程度的损伤。

(四)临床表现

脊髓损伤可因损伤部位和程度不同而有不同表现。

1.脊髓损伤

其主要表现为受伤平面以下单侧或双侧感觉、运动、反射的全部或部分丧失,可出现随意运动功能丧失。因膀胱平滑肌麻痹和排尿反射消失,可有尿潴留或充盈性尿失禁。C_8 以上水平损伤者可出现四肢瘫,C_8 以下水平损伤可出现截瘫。弛缓性瘫痪患者为肌张力降低和反射减弱;痉挛性瘫痪患者为肌张力增强和反射亢进,瘫痪的早期呈弛缓性瘫痪,胸髓及颈髓损伤患者常在伤后 3～6 周逐渐转变为痉挛性瘫痪。

2.脊髓半横切损伤时

损伤平面以下同侧肢体的运动和深感觉消失,对侧肢体的痛觉和温觉消失;称脊髓半切征。

3.脊髓圆锥损伤

第 1 腰椎骨折可造成脊髓圆锥损伤,表现为会阴部皮肤鞍状感觉缺失、括约肌功能丧失、大小便不能控制和性功能障碍。两下肢的感觉、运动功能正常。

4.马尾神经损伤

第 2 腰椎以下骨折脱位可造成马尾神经损伤,表现为受伤平面以下弛缓性瘫痪、感觉和运动障碍、括约肌功能丧失和腱反射消失。

(五)辅助检查

参见本章第四节脊柱骨折部分相关内容。

(六)治疗原则

1.非手术治疗

(1)固定和制动:一般先采用枕颌带牵引或持续颅骨牵引,以防因损伤部位移位而产生脊髓再损伤。

(2)减轻脊髓水肿和继发性损害。①激素治疗:地塞米松 10～20 mg 静脉滴注,连续 5～7 天后,改为口服,每次 0.75 mg,每天 3 次,维持 2 周左右。②脱水:20％甘露醇 250 mL 静脉滴注,每天 2 次,连续 5～7 天。③甲泼尼龙冲击治疗:只适用于受伤 8 小时内者。每公斤体重 30 mg 剂量 1 次给药,15 分钟内静脉注射完毕,休息 45 分钟,在以后 23 小时内以 5.4 mg/(kg·h)剂量持续静脉滴注。④高压氧治疗:一般在伤后 4～6 小时内应用。

2.手术治疗

目前在于尽早解除对脊髓的压迫和稳定脊柱,手术方式和途径需视骨折的类型和受压部位而定。手术指征包括以下 4 种:①脊柱骨折-脱位有关节交锁者;②脊柱骨折复位后不满意或仍有不稳定因素存在者;③影像学显示有碎骨片突至椎管内压迫脊髓者;④截瘫平面不断上升,提示椎管内有活动性出血者。

二、护理评估

(一)一般评估

1.健康史

(1)一般情况:了解患者的年龄、职业特点、运动爱好、日常饮食结构、有无酗酒等。

(2)受伤情况:了解患者受伤的原因、部位和时间,受伤时的体位、症状和体征,搬运方式、现场及急诊室急救情况,有无昏迷史和其他部位复合伤等。

(3)既往史与服药史:有无脊柱受伤或手术史,近期是否因其他疾病而服用激素类药物,以及应用的剂量、时间和疗程。

2.生命体征(T、P、R、BP)与意识

评估患者的呼吸、血压、脉搏、体温及意识情况。其包括呼吸形态、节律、频率、深浅,呼吸道是否通畅,患者能否有效咳嗽和排除分泌物;有无心动过缓和低血压;有无出汗,患者皮肤的颜色、温度;有无体温调节障碍。对伴有颅脑损伤的患者,可用格拉斯哥昏迷量表评估患者的意识情况。排尿和排便情况:患者有无尿潴留或充盈性尿失禁;尿液颜色、量和比重;有无便秘或大便失禁。

3.患者主诉

受伤的时间、原因和部位,受伤时的体位、症状和体征、搬运方式、现场及急诊室急救的情况,有无昏迷史和其他部位的合并伤。

4.相关记录

疼痛评分、全身皮肤及其他外伤情况。

(二)身体评估

1.视诊

受伤部位有无皮肤组织破损,局部肤色和温度,有无活动性出血及其他复合性损伤的迹象。

2.触诊

评估感觉和运动情况:患者的痛、温、触及位置觉的丧失平面及程度。

3.叩诊

患肢神经反射是否正常。

4.动诊

肢体感觉,活动和肌力的变化,双侧有无差异,有无腹胀和麻痹性肠梗阻征象。

5.神经系统检查

躯体痛觉、温度觉、触觉及位置觉的丧失平面及程度,肢体运动、反射和括约肌功能损伤情况。

脊髓功能丧失程度评估:可以用截瘫指数来表示。"0"代表功能完全或接近正常;"1"代表功能部分丧失;"2"代表完全或者接近完全瘫痪。一般记录肢体的自主运动、感觉及两便的三项功能情况,相加即为该患者的截瘫指数,范围在 0～6。

(三)心理-社会评估

评估患者有无恐惧、紧张心理;评估患者和亲属对疾病的心理承受能力和对相关康复知识的认知程度,家庭及社会支持情况。

(四)辅助检查阳性结果评估

评估患者的影像学检查和实验室检查结果有无异常,以帮助判断病情和预后。

(五)治疗效果的评估

(1)患者躯体感觉、运动和各项生理功能康复情况。

(2)患者有无呼吸系统或泌尿系统功能障碍、压疮等并发症发生。

(3)患者是否按计划进行功能锻炼,有无活动障碍引起的并发症。

三、护理诊断(问题)

(一)低效性呼吸形态

与脊髓损伤、呼吸肌无力、呼吸道分泌物存留有关。

(二)体温过高或体温过低

与脊髓损伤、自主神经系统功能紊乱有关。

(三)尿潴留

与脊髓损伤、逼尿肌无力有关。

(四)便秘

与脊髓神经损伤、液体摄入不足、饮食和活动受限有关。

(五)有皮肤完整性受损的危险

与肢体感觉及活动障碍有关。

(六)体象紊乱

与受伤后躯体运动障碍或肢体萎缩变形有关。

四、主要护理措施

(一)甲泼尼龙冲击治疗的护理

1.适应证

只适用于受伤 8 小时内者。

2.用法及用量

每千克体重 30 mg 剂量,1 次给药,15 分钟内静脉注射完毕,休息 45 分钟,在以后 23 小时内以 5.4 mg/(kg·h)剂量持续静脉滴注。

3.注意事项

严格遵医嘱按要求输液,同时必须使用心电监护仪和输液泵,密切观察患者的生命体征变化,同时观察患者有无消化道出血、心律失常等并发症。

(二)术后护理

1.体位

瘫痪肢体保持关节于功能位,防止关节屈曲、过伸或过展。用矫正鞋或支足板固定足部,以防足下垂。

2.观察感觉与运动功能

脊髓受手术刺激易出现水肿反应,术后严密观察躯体及肢体感觉、运动情况,当出现瘫痪平面上升、肢体麻木、肌力减弱或不能活动时,应立即通知医师,及时处理。

3.引流管护理

观察引流量与引流液颜色,保持引流通畅,以防积血压迫脊髓。

4.活动

对于瘫痪肢体每天被动的全范围关节活动和肌肉按摩,以防止肌萎缩和关节僵硬,减少截瘫后并发症。对于未瘫痪部位,可以通过举哑铃和拉拉力器等方法增强上肢力量,通过挺胸和俯卧撑等增加背部力量,为今后的自理活动准备,增强患者的信心和对生活的热爱。

(三)并发症的预防与护理

1.呼吸衰竭与呼吸道感染

(1)病情观察:观察患者的呼吸功能,如呼吸频率、节律、深浅,有无异常呼吸音、呼吸困难等。若患者呼吸>22次/分、鼻翼翕动、摇头挣扎、嘴唇发绀等,则立即吸氧,寻找和解除原因,必要时协助医师气管插管、气管切开或呼吸机辅助呼吸等。

(2)给氧:给予氧气吸入,根据血气分析结果调整给氧浓度、流量和持续时间,改善机体的缺氧状态。及时处理肠胀气、便秘,不用沉棉被压盖胸腹,以免影响患者呼吸。

(3)减轻脊髓水肿:遵医嘱给予地塞米松、甘露醇、甲泼尼龙等治疗,以避免因进一步脊髓损伤而抑制呼吸功能。

(4)保持呼吸道通畅:预防因气道分泌物阻塞而并发坠积性肺炎和肺不张。指导患者深呼吸和咳嗽咳痰,每2小时协助翻身叩背1次,遵医嘱雾化吸入,经常做深呼吸和上肢外展运动,以促进肺膨胀和有效排痰。对不能自行咳嗽咳痰或有肺不张者及时吸痰。对气管插管或气管切开者做好相应护理。

(5)控制感染:已经发生肺部感染者应遵医嘱选用合适的抗生素,注意保暖。

2.高热和低温

颈脊髓损伤后,自主神经系统功能紊乱,受伤平面以下毛细血管网舒张而无法收缩,皮肤不能出汗,对气温的变化丧失了调解和适应能力。室温>32 ℃时,闭汗使患者容易出现高热(>40 ℃);若未有效保暖,大量散热也可使患者出现低温(<35 ℃),这些都是病情危险的征兆。

患者体温升高时,以物理降温为主,如冰敷、乙醇或温水擦浴、冰盐水灌肠等,必要时予输液和冬眠药物。夏季将患者安置在阴凉或设有空调的房间。对低温患者以物理复温为主,如使用电热毯、热水袋或电烤架等逐渐复温,但要防止烫伤,同时注意保暖。

3.泌尿系统感染和结石

(1)留置导尿管或间歇导尿管:在脊髓休克期间应留置导尿管,持续引流尿液并记录尿量,以防膀胱过度膨胀。2~3周后改为每4~6小时开放1次导尿管,或白天每4小时导尿1次,晚间6小时导尿1次,以防膀胱萎缩。

（2）排尿训练：根据脊髓损伤部位和程度不同，3周后部分患者排尿功能可逐渐恢复，但是脊髓完全损伤者则需要进行排尿功能训练。当膀胱胀满时，鼓励患者增加腹压，用右手由外向内按摩下腹部，待膀胱缩成球状，紧按膀胱底向前下方挤压，在膀胱排尿后用左手按在右手背上加压，待尿不再排出时，可松手再加压1次，待尿排尽，训练自主性膀胱排尿，争取早日拔去导尿管，这种方法对马尾神经损伤者特别有效。同时，根据患者病情训练膀胱的反射排尿功能。

（3）预防感染：鼓励患者每天饮水量最好达3 000 mL以上，以稀释尿液；尽量排尽尿液，减少残余尿；每天清洁会阴部；根据需要更换尿袋及导尿管；必要时做膀胱冲洗，以冲出膀胱中积存的沉渣；定期检查残余尿量、尿常规和中段尿培养，及时发现泌尿系统感染征象。一旦发生感染，抬高床头，增加饮水或输液量，持续开放导尿管，遵医嘱使用广谱抗生素。需长期留置导尿管而又无法控制泌尿系统感染者，教会患者遵循无菌操作方法进行间歇导尿管，也可做永久性耻骨上膀胱造瘘术。

4.便秘

指导患者多食富含膳食纤维的食物、新鲜水果和蔬菜，多饮水。在餐后30分钟做腹部按摩，从左到右，沿大肠行走的方向，以刺激肠蠕动。对顽固性便秘者可遵医嘱给予灌肠或缓泻剂。部分患者通过持续的训练可逐渐建立起反射性排便，方法为用手指按压肛门周围或者扩张肛门，刺激括约肌，反射性引起肠蠕动。当反射建立后用手指按压肛门时即可有大便排出。

5.压疮预防

参见本章第四节脊柱骨折的相关内容。

（四）心理护理

帮助患者掌握正确的应对技巧，提高其自我护理能力，发挥其最大潜能。家庭成员和医护人员相信并认真倾听患者的诉说。可让患者和家属参与制订护理计划，帮助患者建立有效的社会支持系统，包括家庭成员、亲属、朋友、医护人员和同事等。

（五）健康教育

（1）指导患者出院后继续康复锻炼，并预防并发症的发生。

（2）指导患者练习床上坐起，使用轮椅、拐杖或助行器等移动工具，练习上下床和行走方法。

（3）指导患者和家属应用清洁导尿管术进行间歇导尿管，预防长期留置导尿管而引起泌尿系统感染。

（4）告知患者需定期返院检查，进行理疗有助于刺激肌肉收缩和功能恢复。

五、护理效果评估

（1）患者能否保持呼吸道通畅，维持正常呼吸功能。

（2）患者的体温能否维持在正常范围。

（3）患者是否能有效排尿或建立膀胱的反射性排尿功能。

（4）患者是否能有效排便。

(5)患者的皮肤是否清洁、完整,未发生压疮。

(6)患者是否能接受身体及生活改变的现实。

第十节　颈椎病

一、疾病概述

(一)概念

颈椎病指因颈椎间盘退行性变及其继发性改变,刺激或压迫相邻脊髓、神经、血管和食管组织,并引起相应症状和体征。颈椎病是 50 岁以上人群的常见病,男性居多,好发部位依次为 $C_{5\sim6}$,$C_{6\sim7}$。

(二)相关病理生理

颈椎病的发生和发展必须具备以下条件:一是以颈椎间盘为主的退行性变;二是退变的组织和结构必须对颈部脊髓或血管或神经或气管等器官或组织构成压迫或刺激,从而引起临床症状。椎间盘是无血运的组织,由于软骨板营养代谢的改变,致使髓核、纤维环发生退变。一方面退变的髓核后突,穿过破裂的纤维环直接压迫脊髓;另一方面髓核脱水使椎间隙高度降低,椎体间松动,刺激椎体后缘骨赘形成;而且椎节的松动还使钩椎关节、后方小关节突以及黄韧带增生。

从病理角度看,颈椎病是一个连续的病理反应过程,可将其分为 3 个阶段:椎间盘变性阶段、骨刺形成阶段和脊髓损害阶段。

(三)病因与分类

1.病因

(1)颈椎间盘退行性变:是颈椎病发生和发展的最基本原因。颈椎活动度大,随年龄增长,椎间盘逐渐发生退行性变,使椎间隙狭窄,关节囊、韧带松弛,脊柱活动时稳定性下降,进一步发展引起椎体、椎间关节及其周围韧带发生变性、增生、钙化,最后致相邻脊髓、神经、血管受到刺激或压迫。

(2)先天性颈椎管狭窄:颈椎管的矢状内径对颈椎病的发病有密切关系。椎管矢状内径<正常(14~16 mm)时,即使退行性变比较轻,也可产生临床症状和体征。

(3)损伤:急性损伤可使原已退变的椎体,椎间盘和椎间关节损害加重而诱发颈椎病;慢性损伤可加速其退行性变的过程。

2.分型

根据受压部位的临床表现不同,一般分为 4 类。但有些患者以某型为主,同时伴有其他型的部分表现,称为复合型颈椎病。

(1)神经根型颈椎病:在颈椎病中发病率最高,占 50%～60%,是由于椎间盘向后外侧突出,致钩椎关节或椎间关节增生、肥大,刺激或压迫单侧或双侧神经根所致。

(2)脊髓型颈椎病:占颈椎病的 10%～15%。由于后突的髓核、椎体后缘的骨赘、增生肥厚的黄韧带及钙化的后纵韧带等压迫或刺激脊髓所致。

· 常见疾病护理规程 ·

（3）椎动脉型颈椎病：由于颈椎横突孔增生狭窄、颈椎稳定性下降、椎间关节活动移位等直接压迫或刺激椎动脉，使椎动脉狭窄或痉挛，造成椎-基底动脉供血不足所致。

（4）交感神经型颈椎病：由于颈椎各种结构病变的刺激或压迫颈椎旁的交感神经节后纤维所致。

（四）临床表现

根据颈椎病的类型可有不同表现。

1.神经根型颈椎病

（1）症状：患者常先有颈痛及颈部僵硬，短期内加重并向肩部及上肢放射。用力咳嗽、打喷嚏及颈部活动时疼痛加剧。皮肤可有麻木、过敏等感觉改变；上肢肌力减退、肌萎缩，以大小鱼际肌和骨间肌最为明显，手指动作不灵活。

（2）体征：颈部肌痉挛，颈肩部有压痛，颈部和肩关节活动有不同程度受限。上肢肌腱反射减弱或消失，上肢牵拉试验阳性。

2.脊髓型颈椎病

（1）症状：手部麻木，运动不灵活，特别是精细活动失调、握力减退、下肢无力、步态不稳、有踩棉花样的感觉、躯干有紧束感等；后期出现大小便功能障碍，表现为尿频或排尿、排便困难。

（2）体征：肌力减退，四肢腱反射活跃或亢进，腹部反射、提睾反射和肛门反射减弱或消失。Hoffmann 征、髌阵挛及 Babinski 征等阳性。

3.椎动脉型颈椎病

（1）症状。①眩晕：最常见，多伴有复视、耳鸣、耳聋、恶心呕吐等症状，头颈部活动或姿势改变可诱发或加重眩晕。②猝倒：本型特有的症状，表现为四肢麻木、软弱无力而跌倒，多在头部突然活动后姿势改变时发生，倒地后再站立起来可继续正常活动。③头痛：表现为发作性胀痛，以枕部、顶部为主，发作时可有恶心、呕吐、出汗、流涎、心慌、憋气以及血压改变等自主神经功能紊乱症状。

（2）体征：颈部疼痛，活动受限。

4.交感神经型颈椎病

表现为一系列交感神经症状。①交感神经兴奋症状：如头痛或偏头痛、视物模糊、眼球胀痛、耳鸣、听力下降、心前区疼痛、心律失常、血压升高等。②交感神经抑制症状，如畏光、流泪、头晕、眼花、血压下降等。

（五）辅助检查

1.影像学检查

（1）X线检查：神经根型颈椎病患者和脊髓型颈椎病患者，X线正侧位摄片可显示颈椎生理前凸减小、消失或反常，椎间隙变窄，椎体后缘骨赘形成，椎间孔狭窄。

（2）脊髓造影、CT、MRI：可显示颈椎间盘突出，颈椎管矢状径变小，脊髓受压情况。

2.实验室检查

脑脊液动力学试验：脊髓型颈椎病患者显示椎管有梗阻现象。

（六）治疗原则

神经根型、椎动脉型和交感型颈椎病以非手术治疗为主；脊髓型颈椎病由于疾病自然史逐渐发展使症状加重,故确诊后应及时行手术治疗。

1.非手术治疗

原则是去除压迫因素,消炎止痛,恢复颈椎稳定性。

(1)颌枕带牵引:取坐位或卧位,头前屈 10°左右,牵引重量 2～6 kg,每天 2 次,每次 1～1.5 小时,也可做持续牵引,每天 6～8 小时,2 周为 1 个疗程。脊髓型颈椎病一般不宜做此牵引。

(2)颈托或颈领:限制颈椎过度活动,如充气型颈托除可固定颈椎,还有牵张作用。

(3)推拿按摩:可减轻肌痉挛,改善局部血液循环。脊髓型颈椎病不宜采用此疗法。

(4)理疗:采用热疗、磁疗、超声疗法等,可改善颈部血液循环,促进局部水肿消退和肌肉松弛。

(5)药物治疗:目前无治疗颈椎病的特效药物,所用药物皆属对症治疗,如非甾体抗炎药、肌松弛剂及镇静剂等。

2.手术治疗

适用于诊断明确,且出现以下情况时考虑手术。

(1)保守治疗半年无效或影响正常生活和工作。

(2)神经根性剧烈疼痛,保守治疗无效。

(3)上肢某些肌肉,尤其手内在肌无力、萎缩,经保守治疗 4～6 周后仍有发展趋势时。

手术的目的是通过切除对脊髓、神经造成压迫的组织、骨赘、椎间盘和韧带,或椎管扩大成形,使脊髓和神经得到充分减压;或通过植骨,内固定行颈椎融合,获得颈椎稳定性。手术可分前路、前外侧和后路手术。常用的术式有颈椎间盘摘除、椎间植骨融合术、前路侧方减压术、颈椎半椎板切除减压或全椎板切除术、椎管成形术等。

二、护理评估

(一)术前评估

1.健康史

(1)一般情况:了解患者的性别、年龄、职业、营养状况、生活自理能力、大小便情况等。

(2)既往史:有无颈肩部急慢性损伤和肩部长期固定史,以往的治疗方法和效果。以往是否有高血压,以及病糖尿病等病史。

(3)家族史:家中有无类似病史。

2.生命体征(T、P、R、BP)

按护理常规监测生命体征。

3.患者主诉

有无颈肩痛,肢体麻木、无力,大、小便障碍等症状。

4.相关记录

疼痛部位及程度,疼痛与活动、体位有无明显关系,有无颈部活动受限,四肢感觉运动情况等。有无眩晕、头痛、视物模糊、耳鸣、心跳加速或猝倒等,导致症状加重或减轻的因素。

(二)身体评估

1.术前评估

(1)视诊:观察步态有无跛行、摇摆步态等;椎旁皮肤有无红肿、破损;脊柱有无畸形。

(2)触诊:棘突、椎旁有无压痛,评估患者躯干、四肢感觉功能。

(3)叩诊:局部有无叩击痛,肢体腱反射。

(4)动诊:颈椎及肢体活动度、肌力、肌张力情况,观察对比双侧有无差异。

(5)特殊试验:臂丛牵拉试验、压颈试验、椎间孔挤压、分离试验,病理征(Hoffmann 征、Babinski 征等)。

2.术后评估

(1)视诊:手术切口、步态。

(2)触诊:评估患者躯干、四肢感觉功能。

(3)叩诊:四肢腱反射。

(4)动诊:肢体肌力、肌张力情况。

(三)心理-社会评估

患者及家属对该病的认识、心理状态,有无焦虑及焦虑的原因,家庭及社会对患者的支持程度。

(四)辅助检查阳性结果评估

X 线片显示颈椎曲度改变、椎间隙变窄、椎间孔狭窄等。CT、MRI 显示椎间盘突出的部位、程度及有无神经根受压。

(五)治疗效果的评估

1.非手术治疗评估要点

(1)病史评估:了解与患者相关的情况,例如职业、有无外伤、发病时间、治疗经过等。

(2)影像资料评估:查看 CT、MRI,了解椎管形态、观察颈椎间盘突出、颈椎管狭窄、脊髓受压情况。

2.手术治疗评估要点

(1)心理评估:向患者介绍与疾病相关的知识,说明手术的重要性,解释手术的方式、术前术后的配合事项及目的,耐心解答问题,消除不良心理,使其增加战胜疾病的信心,积极配合治疗。

(2)既往史:了解患者全身的情况,是否有心脏病、高血压、糖尿病等,如有异常积极治疗,减少术后并发症的发生。

(3)疼痛评估:评估患者疼痛诱发因素、部位、性质、程度和持续时间,并进行疼痛评分。

(4)神经功能评估:严密观察四肢感觉运动及会阴部神经功能情况,并进行术前术后对比,可了解神经受压症状有无改善或加重。

三、护理诊断(问题)

(一)低效型呼吸形态

与颈髓水肿、植骨块脱落或术后颈部水肿有关。

(三)有受伤害的危险

与肢体无力及眩晕有关。

(三)潜在并发症

术后出血、脊髓神经损伤。

(四)躯体活动障碍

与颈肩痛及活动受限有关。

四、主要护理措施

(一)术前护理

1.心理护理

向患者解释病情,告知其治疗的周期较长,术后恢复可能需要数月甚至更长时间,让患者做好充分的思想准备。对患者焦虑的心情表示理解,向患者介绍治疗方案及手术的必要性、手术目的及优点、目前医院的医疗护理情况和技术水平,使其产生安全感,愉快地、充满信心地接受手术。重视社会支持系统的影响,尤其是亲人的关怀和鼓励。

2.术前训练

(1)呼吸功能训练:术前指导患者练习深呼吸、吹气泡或吹气球等训练,以增加肺的通气功能。

(2)气管食管推移训练:适用于颈椎前路手术患者。指导患者用自己的 2～4 指插入切口侧的内脏鞘与血管神经鞘间隙处,持续将气管、食管向非手术侧推移。用力要缓和,如出现头晕、恶心、呕吐等不适,可休息后再继续。

(3)俯卧位训练:适用于后路手术的患者,以适应术中长时间俯卧位并预防呼吸受阻。开始每次 30～40 分钟,每天 3 次;以后逐渐增至每次 3～4 小时,每天 1 次。

3.安全护理

患者存在肌力下降致四肢无力时,应防烫伤和跌倒,指导患者不要自行倒开水,穿防滑鞋,在干燥地面、有人陪同的情况下行走。

(二)术后护理

1.密切监测生命体征

注意呼吸频率、深度的改变,脉搏节律、速率的改变,保持呼吸道通畅,低流量给氧。呼吸困难是前路手术最危急的并发症,多发生在术后 1～3 天内。因此,颈椎手术患者床旁应常规准备气管切开包。

2.体位护理

行内固定植骨融合的患者,加强颈部制动。患者取平卧位,颈部稍前屈,两侧颈肩部置沙袋以固定头部,侧卧位时枕与肩宽同高,在搬动或翻身时,保持头、颈和躯干在同一平面上,维持颈部相对稳定。下床活动时,需行头颈胸支架固定颈部。

3.并发症的观察与护理

(1)术后出血:注意观察生命体征、伤口敷料及引流液。如 24 小时出血量超过 200 mL,检查是否有活动性出血;若引流量多且呈淡红色,考虑脑脊液漏发生,及时报告医师处理。注意观察颈部情况,检查颈部软组织张力。若发现患者颈部明显肿胀,并出现呼吸困难、烦躁、发绀等表现时,报告并协助医师剪开缝线、清除血肿。若血肿清除后,呼吸仍不改善应实施气管切开术。

(2)脊髓神经损伤:手术牵拉和周围血肿压迫均可损伤脊髓及神经,患者出现声嘶、四肢感觉运动障碍以及大小便功能障碍。手术牵拉所致的神经损伤为可逆的,一般在术后1～2天内明显好转或消失;血肿压迫所致的损伤为渐进的,术后应注意观察,以便及时发现问题并处理。

(3)植骨块脱落、移位:多发生在术后5～7天内,系颈椎活动不当时椎体与植骨块间产生界面间的剪切力使骨块移位、脱落。所以,颈椎术后应重视体位护理。

4.功能训练

指导肢体能活动的患者做主动运动,以增强肢体肌肉力量;肢体不能活动者,病情许可时,协助并指导其做各关节的被动运动,以防肌肉萎缩和关节僵硬。一般术后第1天,开始进行各关节的主被动功能锻炼;术后3～5天,引流管拔出后,可戴支架下地活动,坐位和站立位平稳训练及日常生活能力的训练。

(三)健康教育

1.纠正不良姿势

在日常生活、工作、休息时注意纠正不良姿势,保持颈部平直,以保护头、颈、肩部。

2.保持良好睡眠体位

理想的睡眠体位应该是使头颈部保持自然仰伸位、胸部及腰部保持自然曲度、双髋及双膝略呈屈曲,使全身肌肉、韧带及关节获得最大限度的放松和休息。

3.选择合适枕头

以中间低两端高、透气性好、长度超过肩宽10～16 cm、高度以颈部压下一拳头高为宜。

4.避免外伤

行走或劳动时注意避免损伤颈肩部。一旦发生损伤,尽早诊治。

5.加强功能锻炼

长期伏案工作者,宜定期远视,以缓解颈部肌肉的慢性劳损。

五、护理效果评估

(1)患者维持正常、有效的呼吸。

(2)患者安全,未发生眩晕和意外伤害、能陈述预防受伤的方法。

(3)患者术后未发生相关并发症,或并发症发生后得到及时的治疗处理。

(4)患者肢体感觉和活动能力逐渐恢复正常。

第十一节　急性腰扭伤

一、概述

急性腰扭伤是腰部肌肉、筋膜、韧带、椎间小关节及腰骶关节的急性损伤,多系突然遭受间接外力所致。俗称"闪腰""岔气",损伤可使腰部肌肉、筋膜、韧带、关节囊等组织,受到过度牵拉、扭转,甚至撕裂。急性腰扭伤临床常见于急性腰肌筋膜损伤、急性腰部韧带损伤和急性腰椎后关节紊乱等。其临床表现为受伤后腰部立即出现剧烈疼痛,疼痛为持续性,休息后可减轻但不能消除,咳嗽、喷嚏、用力大便时可使疼痛加剧,腰部不能挺直,行走不便;严重者卧床不起,辗转困难,压痛明显,压痛最明显的部位即多为损伤之处。

二、治疗原则

(一)其他治疗

手法治疗、针灸治疗、局部注射治疗。

(二)物理治疗

磁疗、TDP 照射、中药离子导入。

(三)药物治疗

活血化瘀、理气止痛、醋治疗、消炎止痛。

(四)康复治疗

加强腰背肌功能锻炼。

三、护理措施

(一)心理护理

协助患者做好各项生活所需,介绍本病的有关知识、治疗方法及康复的过程,解除思想顾虑,增加患者战胜疾病的信心。

(二)休息

绝对卧硬板床休息1～2周,以减轻疼痛,缓解肌肉痉挛,防止继续损伤。

(三)疼痛

观察患者疼痛的性质、部位、发作时间、发作规律,伴随症状及诱发因素评估疼痛程度,及时正确应用药物,观察用药的反应,消除患者疼痛。

(四)预防感染

局部封闭时,保持针眼处干燥清洁,防止感染。

(五)健康教育

患者掌握正确的劳动姿势,如扛、抬重物时,要尽量让胸部挺直,提重物时,应取半蹲位,使物体尽量贴近身体,在做扛、抬、搬、提等体力劳动时,应佩戴腰围。

(六)加强腰背肌功能锻炼

治疗2周后指导患者做功能锻炼。

1.燕飞式

取俯卧位两手后伸把上身和两腿同时后伸抬起,膝部不能弯曲,尽量在一种姿势下维持一段时间约半分钟,每天2次,每次5～10分钟,不疲劳为度。

2.拱桥式

取仰卧位,以头、双肘、双足为着力点,用力将躯干和下肢离开床面做过伸锻炼,维持1分钟,每天2～3次,每次5～10分钟。

四、出院指导

(1)掌握日常生活中扛、抬、搬、提的正确姿势,保护腰部,减少慢性腰部损伤的发生。

(2)佩戴腰围1个月。

(3)继续腰背肌锻炼。

(4)加强营养,增强机体抵抗力,根据患者不同体质进行饮食调护。一般患者可食核桃、山芋肉、黑芝麻等补肾之品;阳虚者嘱其多食温补之品,如羊肉、狗肉、鳝鱼、桂圆等;肝肾阴虚者可嘱其多食滋补肝肾之品,如山药、鸭肉、牛肉、百合、枸杞等。

第十二节　腰肌劳损

一、概述

腰肌劳损是指腰部肌肉、筋膜、韧带等软组织的慢性损伤,有学者称之为功能性腰痛,是由于长期下蹲,弯腰工作,腰背肌经常性的过度负重与疲劳,或工作时姿势不正确,并有腰部解剖特点缺陷等所致,可因腰部急性损伤治疗不及时或治疗不当,反复受伤后,遗留为慢性腰痛。临床表现为腰背疼痛,多为隐痛,时轻时重,反复发作休息后疼痛减轻,劳累后或阴雨天疼痛加重,喜用双手捶腰。

二、治疗原则

一般采用非手术疗法,手法治疗包括揉按、捏拿、理筋,从而达到舒筋活血,解痉止痛的目的。针灸配合艾灸、火罐、封闭疗法、穴位注射疗法、理疗、中药熏洗、药物治疗等。

三、护理措施

(一)休息

急性腰痛患者宜卧硬板床休息,平时可佩戴腰围保护。

(二)观察病情变化

深入病房,观察患者的疼痛性质、部位、规律,缓解或加重的原因,给予心理安慰,必要时口服活血化瘀或通络止痛的药物,观察药物作用及不良反应。

(三)推拿按摩

治疗时让患者排空大小便,稳定情绪,全身放松;在治疗过程中随时观察患者病情,如有不良反应,应停止治疗。

(四)理疗护理

(1)保持室内清洁、安静、空气流通,遮挡患者,保护隐私。

(2)加强巡视,注意倾听患者的主诉,观察患者面色、呼吸等。

(3)注意温热度,以患者舒适为宜,以防烫伤。

(4)根据个体的耐受能力,调节电流强度。

(5)使用电极者,应观察安放电极处皮肤的反应,有无接触性皮炎,治疗完毕后除去电极片,清洁皮肤。

(五)中药熏洗

中药熏洗时,按中药熏洗护理措施护理。

(六)加强腰背部肌锻炼

如拱桥式、燕飞式,每天2～3次,每次5～10分钟,以不疲劳为度。

四、出院指导

（1）继续腰背肌锻炼。

（2）慎起居避风寒，禁止吸烟。

（3）掌握正确搬重物的姿势，弯腰搬重物时，屈髋屈膝。

（4）工作中避免久坐，适当活动。工作一段时间后应站起来活动变换姿势。

（5）长时间站立时，避免将身体的重心放在一侧肢体上。

（6）专业体育运动者，每天剧烈运动前要做充分的准备活动，活动后不宜立即行冷水浴。

（7）睡眠姿势以侧卧为宜，让髋膝处于适当的屈曲位，使腰部肌肉、韧带处于松弛状态，床垫不宜过软。

第八章　泌尿外科护理

第一节　泌尿系统梗阻

尿路上任何部位发生梗阻都可导致肾积水、肾功能损害,重则肾衰竭。泌尿系统梗阻最基本的病理变化是尿路扩张,从代偿到失代偿,诱发肾积水、尿潴留、肾脏滤过率和浓缩能力受损,最终导致肾功能障碍。

一、前列腺增生症

良性前列腺增生症主要是前列腺组织及上皮增生,简称前列腺增生,是老年男性常见病,50岁以后发病,随着年龄增长发病率不断升高。

(一)病因

目前病因不十分清楚,研究认为前列腺增生与体内雄激素及雌激素的平衡失调关系密切,睾酮对细胞的分化、生长产生作用,雌激素对前列腺增生亦有一定影响。

(二)病理

前列腺分两组,外为前列腺组,内为尿道腺组。前列腺增生有两类结节,包括由增生的纤维和平滑肌细胞组成的基质型和由增生的腺组织组成的腺泡型。增生的最初部位多在尿道腺组,增生的结节挤压腺体形成外科包膜,是前列腺摘除术的标志。前列腺增生使尿道弯曲、受压、伸长、狭窄,出现尿道梗阻。

(三)临床表现

1.尿频

尿频是最常见的症状,夜间明显,逐渐加重。早期是由膀胱颈部充血引起。晚期是由增生前列腺引起尿道梗阻,膀胱内残余尿增多,膀胱有效容量减少所致。

2.进行性排尿困难

进行性排尿困难是最重要症状,表现为起尿缓慢,排尿费力,射尿无力,尿线细小,尿流滴沥,分段排尿及排尿不尽等。

3.尿潴留、尿失禁

前列腺增生晚期,膀胱残余尿增加,收缩无力,发生尿潴留,当膀胱内压力增高超过尿道阻力后,发生充盈性尿失禁。前列腺增生常因受凉、劳累、饮酒等诱发急性尿潴留。

4.其他表现

常因局部充血、出血发生血尿。合并感染或结石,可有膀胱刺激症状。

(四)辅助检查

1.尿流动力学检查

尿道梗阻时,最大尿流率小于每秒15 mL;当尿流率小于每秒10 mL时,表示梗阻严重。

2.残余尿测定

膀胱残余尿量反映膀胱代偿衰竭的严重程度,不仅是重要的诊断步骤之一,也是决定手术治疗的因素。

3.膀胱镜检查

膀胱镜检查直接观察前列腺各叶增生情况。

4.B超

B超测定前列腺的大小和结构,测量残余尿量。

(五)诊断要点

1.临床表现

老年男性出现夜尿频、进行性排尿困难表现就应考虑前列腺增生,排尿后直肠指检,可触及增大的腺体,光滑、质韧、中央沟变浅或消失。

2.辅助检查

尿动力学、膀胱镜、B超等检查有助于确定前列腺增生程度及膀胱功能。

(六)诊疗要点

1.急性尿潴留的治疗

急性尿潴留是前列腺增生常见急症,需紧急治疗。选用肾上腺素受体阻滞剂、留置导尿管或耻骨上膀胱穿刺造瘘术等,解除潴留。

2.药物治疗

药物治疗适用于尿道梗阻较轻,或年老体弱、心肺功能不全等而不能耐受手术的患者。常用药物有特拉唑嗪、哌唑嗪等。

3.手术治疗

前列腺摘除术是理想的根治方法,手术方式有经尿道、经耻骨上、经耻骨后及经会阴四种,目前临床常用前两种。

4.其他治疗

尿道梗阻严重而不宜手术者,冷冻治疗、微波和射频治疗、激光治疗、体外超声、金属耐压气囊扩张术等都能产生一定疗效。

(七)护理评估

1.健康史

评估患者的年龄、诱因,既往病史。

2.目前的身体状况

(1)症状体征:是否有夜尿频、进行性排尿困难的表现,是否合并尿潴留、尿失禁。

(2)辅助检查:尿流动力学、膀胱镜、B超检查结果。

3.心理、社会状况

评估患者对疾病和手术的心理反应及对并发症的认知程度,患者及家属对术后护理配合及有关康复知识的掌握程度。

(八)常见的护理诊断/问题

(1)恐惧/焦虑:与认识不足、角色改变、对手术和预后的担忧有关。

(2)排尿形态异常：与尿道梗阻、残余尿量增多、留置导管等有关。

(3)有感染的危险：与尿路梗阻、导尿、免疫力低下、伤口引流有关。

(4)潜在并发症：出血。

(九)护理目标

(1)患者的恐惧/焦虑减轻。

(2)患者能够正常排尿。

(3)患者感染危险性下降或未感染。

(4)患者术后未发生出血。

(十)护理措施

1.非手术治疗的护理

(1)饮食护理：为防止尿潴留，不可在短期内大量饮水，忌饮酒、辛辣食物，有尿意勤排尿，适当运动，预防便秘。

(2)观察疗效：药物治疗3个月之后前列腺缩小、排尿功能改善。

(3)适应环境：前列腺增生患者多为老年人，行动不便，对医院环境不熟悉，加之夜尿频，入院后帮助患者适应环境，确保舒适和安全。

2.术前护理

(1)观察生命体征，测量各项生理指标。

(2)做好重要脏器功能检查，了解患者能否耐受手术。

(3)术前已有造瘘管或留置导尿管的患者，保证引流通畅。

3.术后护理

(1)病情观察：观察记录24小时出入量，判断血容量有无不足。观察意识状态和生命体征。

(2)体位：平卧2天后改为半卧位，固定各种导管的肢体不得随意移动。

(3)饮食与输液：术后6小时无不适即可进流质饮食，鼓励多饮水，1～2天后无腹胀即可恢复饮食，以易消化、营养丰富、富含纤维素的食物为主，必要时静脉补液，但要注意输液速度。

(4)预防感染：早期预防性应用抗生素，保持切口敷料的清洁与干燥，置管引流者常规护理尿道外口。

(5)膀胱冲洗：术后用生理盐水持续冲洗膀胱3～7天。保持引流通畅，必要时高压冲洗抽吸血块。根据尿液颜色控制冲洗速度，色深则快、色浅则慢。

(6)不同手术方式的护理。①经尿道切除术(TUR)：观察有无TUR综合征的发生，即术后几小时内出现恶心、呕吐、烦躁、抽搐、昏迷或严重的脑水肿、肺水肿、心力衰竭等。可能是冲洗液被吸收，血容量剧增，稀释性低钠血症所致，护理时应减慢输液速度，遵医嘱应用利尿剂、脱水剂，对症处理。②开放手术：固定各种引流管，观察记录引流液量、颜色，保持引流通畅。及时拔除引流管，如耻骨后引流管，术后3～4天拔除；耻骨上引流管，术后5～7天拔除；膀胱造瘘管多在术后10～14天排尿通畅后拔除，瘘口无菌堵塞或压迫，防止漏尿，一般2～3天愈合。③预防并发症：出血是常见并发症。术后1周，患者可逐渐离床活动，禁止灌肠、肛管排气，同时避免腹压增高的诱因。

(十一)护理评价

(1)患者的恐惧/焦虑是否减轻。

(2)患者能否正常排尿。

(3)患者感染未发生或得到及时治疗。

(4)患者术后是否出血,或出血后是否得到有效处理。

(十二)健康指导

(1)讲解手术、术式及手术前后护理的注意事项。

(2)术后1～2个月避免剧烈活动,忌烟酒,防感冒。

(3)指导患者学会提肛肌锻炼,以尽快恢复尿道括约肌的功能。

(4)指导患者定期复查尿流率及残余尿量。

二、肾积水

结石、肿瘤、结核等原因导致尿液排出受阻、肾内压力增高、肾盂肾盏扩张、肾实质萎缩、肾功能减退,称为肾积水。成人积水超过1 000 mL,小儿超过24 小时的正常尿量,为巨大肾积水。

(一)临床表现

1.腰痛

腰痛是重要症状。慢性梗阻仅为钝痛;急性梗阻出现明显腰痛或肾绞痛。

2.腰部肿块

慢性梗阻形成肾脏肿大,长期梗阻者在腹部可扪及囊性肿块。

3.多尿和无尿

慢性梗阻致肾功损害表现为多尿,而双侧完全梗阻、孤立肾完全梗阻可发生无尿。

4.其他表现

因结石、肿瘤、结核等继发肾积水时,原发病表现掩盖了肾积水征象。肾积水并发感染或肾积脓时,出现全身中毒症状。

(二)辅助检查

1.实验室检查

血尿常规,必要时做尿细菌检查,化验血生化、电解质等了解肾功能情况。

2.影像学检查

(1)B超:是鉴别肾积水和腹部肿块的首选方法。

(2)X线造影:排泄性尿路造影可了解肾积水程度和对侧肾功能。

(3)CT、MRI检查:明确腰部肿块的性质,对确诊肾积水有重要价值。

(三)诊断要点

根据原发病史、典型症状、腰腹部肿块以及B超等辅助检查结果可明确诊断,确定原发病对诊断有重要意义。

(四)诊疗要点

1.病因治疗

最理想的治疗是根除肾积水的病因,保留患肾。

2.肾造瘘术

原发病严重或肾积水病因暂不能去除者,先行肾引流术,病情好转或稳定后行去除病因的手术。

3.肾切除术

肾积水后功能丧失或并发肾积脓,对侧肾功能良好者,可切除患肾。

(五)护理评估

1.健康史

评估患者是否有肾结石、肿瘤、结核等原发病史。

2.目前的身体状况

(1)症状体征:原发病基础上是否出现腰痛、腰腹部肿块,是否有肾功能减退表现。

(2)辅助检查:血、尿常规化验,B超、X线等影像学检查结果。

3.心理、社会状况

评估患者对肾积水及治疗的认知程度,对术后康复知识的掌握程度。家人及社会的心理和经济支持程度。

(六)常见的护理诊断/问题

1.排尿形态异常

排尿形态异常与尿路急慢性梗阻有关。

2.有感染的危险

感染与尿路梗阻、免疫低下、肾造瘘引流有关。

3.潜在并发症

潜在并发症为尿漏。

(七)护理目标

(1)患者排尿形态正常。

(2)患者感染危险性下降或未感染。

(3)患者未发生尿漏。

(八)护理措施

1.饮食

多食含纤维较高的食物,多饮水。

2.活动

鼓励患者加强床上活动,定时按序协助患者变换体位。

3.感染的护理

遵医嘱使用抗生素;用0.1%新苯扎氯铵清洗尿道口,每天2次;每天更换引流袋;及时更换浸湿的切口敷料。

4.引流管的护理

妥善固定,引流通畅,观察记录引流量与颜色,冲洗肾盂引流管,每天2次。若无尿漏,肾周围引流物一般术后3~4天拔除;肾盂输尿管支架引流管一般于术后3周拔除;肾造瘘管在吻合口通畅后拔除。

（九）护理评价

（1）患者排尿形态是否正常。

（2）患者感染是否得到治疗或术后有无感染发生。

（3）患者有无发生尿漏。

（十）健康指导

（1）向患者讲解手术及术后引流的重要性。

（2）指导患者养成良好的排便习惯。

（3）指导患者正确进行摄水、饮食搭配。

三、尿道狭窄

尿道因损伤、炎症使尿道壁形成瘢痕,瘢痕萎缩导致尿道扭曲、狭窄。

（一）病因及分类

1.先天性尿道狭窄

先天性尿道狭窄如尿道外口狭窄,尿道瓣膜狭窄等。

2.炎症性尿道狭窄

炎症性尿道狭窄如淋病性尿道狭窄,留置导尿管引起的尿道狭窄。

3.外伤性尿道狭窄

外伤性尿道狭窄最常见,尿道损伤严重,初期处理不当或不及时所致。

（二）病理生理

其与狭窄的程度、深度及长度有关。淋病性狭窄为多处狭窄,狭窄易继发感染,形成尿道憩室、周围炎、前列腺炎、附睾睾丸炎。尿道梗阻如长期不能解除,导致肾积水。肾功能损害,出现尿毒症。

（三）临床表现

1.排尿异常

最常见的是排尿困难,重者出现尿潴留。

2.继发疾病表现

尿道长期狭窄继发膀胱炎、睾丸附睾炎等,出现膀胱刺激征、血尿症状。

3.并发症表现

由于排尿困难而使腹内压长期增高,并发疝、痔、直肠脱垂等,并出现相应症状。

（四）辅助检查

1.尿道探子检查

尿道探子检查可确定狭窄部位,程度。

2.B超

B超明确尿道狭窄长度、程度及周围瘢痕组织的厚度。

3.膀胱尿道造影

膀胱尿道造影确定尿道狭窄的部位、程度、长度。

（五）诊断要点

根据尿道外伤史、感染史及典型的排尿困难,尿潴留表现,结合尿道探子检查、B超、膀胱尿道造影结果,诊断尿道狭窄一般不难。

(六)诊疗要点

1.尿道扩张术

尿道扩张术是防止和治疗尿道狭窄的有效措施。尿道狭窄的原因不同,扩张时间不同。

2.耻骨上膀胱造瘘术

耻骨上膀胱造瘘术适用于慢性尿潴留或已有肾功能损害的患者。

3.尿道内切开术

尿道内切开术是目前临床治疗的主要术式,术后放置网状合金支架管于狭窄部位扩张,一般放置4~8周,术后不需尿道扩张。

4.开放手术

切除尿道狭窄部及周围瘢痕后,行尿道端端吻合术。

(七)护理评价

1.健康史

儿童尿道狭窄多为先天性,成人有外伤、感染病史者,多为继发性狭窄。

2.目前的身体状况

(1)症状体征:原发病基础上是否出现排尿困难,尿潴留,是否继发感染、结石。

(2)辅助检查:尿道探子检查、B超、膀胱尿道造影的检查结果。

3.心理、社会状况

评估患者对尿道狭窄的严重性及手术治疗的认知程度,对术后康复知识的掌握程度。

(八)常见的护理诊断/问题

1.排尿形态异常

排尿形态异常与尿道狭窄、梗阻有关。

2.有感染的危险

感染与尿道梗阻、免疫力低下、膀胱造瘘引流、手术等有关。

3.潜在并发症

潜在并发症为尿失禁。

(九)护理目标

(1)患者排尿形态正常。

(2)患者感染危险性下降或未感染。

(3)患者未发生尿失禁。

(十)护理措施

1.尿道扩张术的护理

指导患者定时进行尿道扩张。术后观察尿量及颜色,有无尿道出血。患者疼痛明显者给予止痛处理。

2.尿道内切开术的护理

严密观察血尿转清情况。留置导尿管1个月左右,保持通畅,遵医嘱尿道冲洗,及时拔出尿管,防止狭窄复发。

3.开放手术的护理

遵医嘱应用抗生素。及时更换切口浸湿的敷料,确保各种引流导管通畅。

4.并发症护理

术后尿失禁常为暂时性,用较细导尿管引流数天后可恢复。如不能恢复,指导患者进行肛门括约肌收缩练习。

(十一)护理评价

(1)患者排尿形态是否正常。

(2)患者是否感染或感染后是否得到控制。

(3)患者是否发生尿失禁。

(十二)健康指导

(1)指导患者定时进行尿道扩张。

(2)讲解尿道扩张的意义及护理配合注意事项。

(3)鼓励患者多饮水。适当运动,进食纤维素高的食物,防止便秘。

第二节　泌尿系统感染

泌尿系统感染一般又称为尿路感染(UTI)。泌尿生殖系统感染主要是由病原微生物侵入泌尿系统、男生殖系统内繁殖而引起的炎症。尿路感染是最常见的感染性疾病之一,目前已是仅次于呼吸道感染的第二大感染性疾病。病原微生物大多为革兰氏阴性杆菌。由于解剖学上的特点,泌尿道与生殖道关系密切,且尿道外口与外界相通,两者易同时引起感染或相互传播。

一、病因

尿路感染的病原微生物主要是细菌,极少数为厌氧菌、真菌、支原体、病毒和滴虫等。诱发感染的因素主要有以下四个方面。

(一)机体防御下降

局部抗感染能力及免疫功能下降都易诱发泌尿系统感染。如糖尿病、营养不良、肿瘤、妊娠及先天性免疫缺陷或长期应用免疫抑制剂治疗等。

(二)尿路结石及梗阻因素

结石、梗阻、感染三者常相互促发,互为因果。如先天性泌尿生殖系异常、结石导致尿液引流不畅,引起尿液滞留,降低尿路及生殖道上皮防御细菌的能力。

(三)医源性因素

如留置导尿管、造瘘管、尿道扩张、前列腺穿刺活检、膀胱镜检查等操作,都可能不同程度损害尿路上皮的完整性,易引入致病菌而诱发或扩散感染。

(四)女性易感因素

由于女性尿道较短,容易招致上行感染,特别是经期、更年期、性交时更易发生。

二、发病机制

正常人的尿道口皮肤和黏膜有一些正常菌群停留。在致病菌未达到一定数量及毒力时,正常菌群对于致病菌起到抑制平衡的作用,而膀胱的排尿活动又可以将细菌冲刷出去,所以正常人对感染具有防御功能。尿路感染主要是尿路病原体和宿主之间相互作用的结果,尿路感染在一定程度上是由细菌的毒力、接种量和宿主的防御机制不完全造成的,这些因素在最终决定细菌定植水平以及尿路损伤的程度也会起到一定作用。

三、感染途径

感染途径主要有四种,最常见为上行感染和血行感染。

(一)上行感染

致病菌经尿道进入膀胱,还可沿输尿管腔内播散至肾。占尿路感染的95%,大约50%下尿路感染病例会导致上尿路感染。病原菌也可沿男性生殖管道逆行感染引起细菌性前列腺炎、附睾睾丸炎。

(二)血行感染

较为少见,在机体免疫功能低下或某些因素促发下,某些感染病灶如皮肤疖、痈、扁桃体炎、龋齿等细菌直接由血行传播至泌尿生殖系统器官,常见为肾皮质感染。病原菌多为金黄色葡萄球菌、溶血性链球菌等革兰氏阳性菌。

(三)淋巴感染

致病菌从邻近器官的血行感染,较少见,致病菌多为金黄色葡萄球菌。

(四)直接感染

由于邻近器官的感染直接蔓延所致或外来的感染,致病菌经肾区瘘管和异物的感染等。

四、临床表现

临床表现以尿路及受累的器官为基础,重者出现全身感染表现。膀胱刺激症状是最常见的表现。

(一)症状

细菌性膀胱炎。

(二)急性肾盂肾炎

可有高热、寒战等全身症状。甚至双侧腰痛,多呈胀痛。有尿频、尿急、尿痛等膀胱刺激症状,多伴有急性期患侧肾区压痛、疼痛往往较为明显,可出现肌紧张。为病原菌入侵膀胱后引起,常伴尿道炎症。

(三)慢性肾盂肾炎

临床表现复杂,易反复发作。其与急性肾盂肾炎相似,症状相对较轻,有时可表现为无症状性菌尿和脓尿。

五、辅助检查

(一)实验室检查

1.尿常规

尿常规包括尿生化检查和尿沉渣检查。尿中白细胞显著增多,出现白细胞管型提示肾盂肾炎。

2.尿培养

临床根据标本采集方式不同而应用不同的"有意义的细菌"计数来表示尿路感染。同时治疗前的中段尿标本培养是诊断尿路感染最可靠的指标。

3.血液检查

上尿路感染多出现白细胞计数和中性粒细胞比值升高。

(二)影像学检查

影像学检查包括超声、尿路平片、静脉尿路造影、膀胱或尿道造影、CT、放射性核素和磁共振水成像(MRU)等。其中超声检查无创、简单可作为首选,CT有助于确定感染诱因、尿路平片有助于发现结石。影像学检查在慢性泌尿系统感染和久治不愈的患者中有重要意义。

六、诊断要点

泌尿系统非特异性感染需与泌尿系统结核相鉴别,尤其是反复出现尿路感染症状者。另外关于有尿路感染症状时应考虑妇科疾病等。

七、治疗原则

(一)一般治疗

急性治疗期间注意休息、营养,避免性生活。给予饮食指导,多饮水,保持每天尿量在2 000 mL以上,有助于细菌的排出。

(二)抗感染治疗

选用适当抗生素。单纯性尿路感染者应持续使用敏感抗生素至症状消失,尿常规检查恢复正常,尿细菌培养转阴。

(三)对症治疗

使用解热镇痛药缓解高热、疼痛,使用碱性药物如碳酸氢钠降低尿液酸性,缓解膀胱刺激症状。

(四)纠正基础疾病

需积极纠正引起局部和全身免疫功能下降的疾病,如糖尿病、营养不良等。

(五)去除诱发因素

非单纯性尿路感染需针对合并的危险因素采取相应治疗措施。

八、临床护理

(一)评估要点

1.健康史

了解患者基本情况,包括年龄、职业、生活环境、饮食饮水习惯等。

2.相关因素

了解患者的既往史和家族史,包括每天排尿的次数、尿量,询问尿频、尿急、尿痛的起始时间,有无发热、腰痛等伴随症状,有无导尿、尿路器械检查等明显诱因,有无泌尿系统畸形、前列腺增生、妇科炎症等相关疾病病史;询问患病以来的治疗经过,药物使用情况,包括的名称、剂量、用法、疗程及其疗效。有无发生不良反应。

3.心理和社会支持状况

本病起病急,易反复发作,伴有尿路刺激征、血尿、乏力等不适的症状,应评估患者有无紧张、焦虑等不良心理反应。

(二)护理诊断/问题

1.排尿异常

与尿频、尿急、尿痛有关。

2.体温过高

与疾病炎症有关。

3.焦虑/恐惧

与患者疾病迁延不愈,担心预后有关。

4.舒适的改变

与疼痛有关。

5.睡眠形态紊乱

与焦虑、恐惧、疼痛不适、排尿异常等有关。

6.潜在并发症

精索静脉曲张、精索炎、前列腺炎、肾炎等肾脏疾病。

(三)护理目标

(1)患者自述减轻尿频、尿急、尿痛。

(2)患者恢复正常的体温。

(3)患者了解相关疾病知识及预防知识。

(4)患者减轻痛苦、舒适度增加。

(5)患者睡眠情况得到改善。

(6)积极预防潜在并发症发生。

(四)护理措施

1.疼痛护理

向患者解释疼痛的原因、机制,讲解有关疾病发展及预后的相关知识,缓解负面情绪及疼痛压力。遵医嘱使用止痛药物,或进行封闭治疗。合理运用冷、热疗法减轻局部疼痛。分散患者注意力。尽可能满足患者对舒适的需求,如变换体位,减少压迫等。用物放于患者易取用处。

2.发热护理

遵医嘱应用药物进行降温,可用温水擦浴、冰袋降温及乙醇擦浴等。维持水、电解质平衡,必要时静脉补充液体、电解质等。增进舒适,预防并发症,高热时绝对卧床休息,做好基础护理。

3.用药护理

联合用药时,注意药物配伍禁忌。遵医嘱正确选择抗生素,同时指导患者擅自停药。

4.心理护理

关心了解患者感受,给予患者心理上的安慰和支持,针对患者个体情况进行针对性心理护理。鼓励患者积极参与感兴趣的活动,学会自我放松法,保持乐观情绪。同时做好家属的工作,争取家属的支持和配合,鼓励家属及朋友给予患者心理上的支持。

（五）健康教育

1.疾病预防指导

多饮水、勤排尿是预防尿路感染最简便而有效的措施。另外保持规律生活，避免劳累，注意个人卫生，尤其女性在月经期、妊娠期、产褥期。学会正确清洁外阴部的方法。与性生活有关的反复发作者，应注意性生活后立即排尿。

2.疾病知识指导

告知患者疾病的病因、疾病特点和治愈标准，使其理解多饮水、保持个人卫生的重要性，确保其出院后仍能严格遵从。教会患者识别尿路感染的临床表现，一旦发生尽快到医院诊治。

3.用药指导

嘱患者按时、按量、按疗程服药，勿擅自停药并遵医嘱定期随访。

第三节　　肾结核

一、概述

在泌尿系统结核中肾结核最为常见、最早发生，以后由肾脏蔓延至整个泌尿系统。因此肾结核实际上具有代表泌尿系统结核的意义。肾结核多在成年人发生，我国综合统计 75％的病例发生在 20～40 岁，但幼年和老年亦可发生。男性的发病率略高于女性。

二、诊断

（一）症状

1.膀胱刺激征

膀胱刺激症状是肾结核的最重要、最主要也是最早出现的症状。当结核杆菌对膀胱黏膜造成结核性炎症时，患者开始出现尿频，排尿次数在白天和晚上都逐渐增加，可以由每天数次增加到数十次，严重者每小时要排尿数次，直至可出现类似尿失禁现象。75％～80％都有尿频症状。在尿频的同时，可出现尿急、尿痛、排尿不能等待，必须立即排出，难以忍耐。排尿终末时在尿道或耻骨上膀胱区有灼痛感。膀胱病变日趋严重，这些症状也越显著。

2.血尿

血尿是肾结核的第二个重要症状，发生率为 70％～80％。一般与尿频、尿急、尿痛等症状同时出现。血尿的来源大多来自膀胱病变，但也可来自肾脏本身。血尿的程度不等，多为轻度的肉眼血尿或为显微镜血尿，但有 3％的病例为明显的肉眼血尿并且是眼血尿或为显微镜血尿，但有 3％的病例为明显的肉眼血尿并且是唯一的首发症状。

血尿的出现多数为终末血尿，乃是膀胱的结核性炎症和在排尿时膀胱收缩引起溃疡出血。若血尿来自肾脏，则可为全程血尿。

3.脓尿

由于肾脏和膀胱的结核性炎症，造成组织破坏，尿液中可出现大量脓细胞，同时在尿液内亦可混有干酪样物质，使尿液浑浊不清，严重者呈米汤样脓尿。脓尿的发生率为 20％左右。

4.腰痛

肾脏结核病变严重者可引起结核性脓肾,肾脏体积增大,在腰部存在肿块,出现腰痛。国内资料的发生率为10%。若有对侧肾盂积水,则在对侧可出现腰部症状。少数患者在血块、脓块通过输尿管时可引起肾部绞痛。

5.全身症状

由于肾结核是全身结核病中一个组成部分,因此可以出现一般结核病变的各种症状。如食欲减退、消瘦、乏力、盗汗、低热等,可在肾结核较严重时出现,或因其他器官结核而引起。

6.其他症状

由于肾结核继发于其他器官的结核或者并发其他器官结核,因此可出现一些其他器官结核的症状,如骨结核的冷脓肿,淋巴结核的窦道,肠结核的腹泻、腹痛,尤其是伴发男性生殖道结核时附睾有结节存在。

(二)体征

在体格检查时应注意全身的结核病灶,尤其是男性生殖道,检查前列腺、输精管、附睾有无结节。在泌尿系统方面应检查肾区有无肿块,肋脊角有无叩痛。

(三)检查

1.实验室检查

(1)尿常规:呈酸性尿,含少量蛋白,可见红细胞和白细胞。

(2)尿普通细菌培养:应为阴性,即所谓"无菌性脓尿",需进一步行肾结核的有关检查。

(3)结核杆菌检查:①尿沉渣涂片找抗酸杆菌,连续留3次24小时尿或晨尿,取沉渣涂片找抗酸杆菌,此方法简单,结果迅速,阳性率可达50%~70%。②尿结核菌培养,阳性率可高达90%,但常规培养时间长。③尿结核菌动物接种,阳性率高达90%以上,但费时更长,需8周才能得到结果。

(4)尿液结核IgG抗体测定:阳性率可达90%,此项检查具有一定的特异性和敏感性。

(5)PCR检测结核杆菌:具有快速、准确、灵敏度高等特点,但有一定的假阳性表现。

(6)血沉:血沉加快,据此可了解结核的活动情况。

2.特殊检查

(1)X线检查:①KUB可见肾脏输尿管钙化影。②IVU典型的表现为肾盏破坏,边缘模糊不整如虫状,严重时形成空洞。如病变纤维化狭窄或完全堵塞时,可见空洞充盈不全或肾盏完全不显影;局限性结核脓肿可使肾盏、肾盂变形或出现压迹;输尿管结核溃疡和狭窄,表现为输尿管僵直、虫蛀样边缘、管腔狭窄呈串珠状。如全肾广泛破坏时,IVU由于肾功能低下或完全丧失,常表现为不显影。③逆行性尿路造影显示空洞性破坏阴影。

(2)B超、CT检查:对肾结核早期诊断价值不大,但对中晚期病变可显示扩大的肾盏或肾盂呈空洞、钙化样改变,还可观察到肾实质的厚度和肾周围的病变,反映结核破坏的程度。

(3)放射性核素肾图检查:患侧肾破坏严重时,呈无功能低平线。肾结核导致对侧肾积水时,则呈梗阻曲线。

(4)膀胱镜检查:在直视下可见膀胱黏膜充血或结核结节、溃疡,严重者黏膜广泛充血、结构不清,可取活组织检查。晚期膀胱容量太小,不宜做此检查。

（四）诊断要点

（1）青壮年长期进行性尿频和慢性膀胱刺激症状，一般抗感染治疗无效。

（2）脓血尿、尿液中找结核杆菌。

（3）IVU、逆行性尿路造影及膀胱镜等辅助检查。

（五）鉴别诊断

1.慢性肾盂肾炎

尿频、尿急、尿痛等膀胱刺激症状，多呈间歇性发作，时轻时重，而肾结核所致的膀胱炎则是持续性进行性加重，抗菌药物治疗无明显疗效，结合尿液及血清学结核菌检查可鉴别。

2.肾或膀胱的肿瘤

主要特点是无痛性间歇性肉眼全程血尿，而肾结核为持续性尿频、尿急、尿痛及终末血尿，结合影像学检查可鉴别。

3.泌尿系统结石

血尿的出现多与患者的活动、疼痛相关联。结合病史，临床症状和影像学检查可鉴别。

4.急性前列腺炎

急性前列腺炎也表现为明显的尿频、尿急、尿痛，伴有发热。但常发病急促，有排尿困难或排尿淋漓，且直肠指检时前列腺有明显压痛。尿和前列腺液中有大量白细胞，用抗生素治疗后症状常迅速减轻。

5.肾积脓

慢性病程肾积脓表现为反复腰痛，常伴盗汗、贫血和消瘦。尿液中有大量脓细胞，但普通细菌培养呈阳性，尿中无抗酸杆菌。CT 肾扫描则可显示肾实质中有边缘模糊的混合密度肿块。

三、治疗

（一）药物治疗

诊断肯定、病变范围明确、肾功能以及是否存在尿路梗阻等情况已查明的患者应尽早给予抗结核药物治疗。其用药原则为早诊断、早用药、联合运用、持续足够疗程。

1.主要抗结核药物的特点

（1）链霉素（SM）：①对细胞外快速生长繁殖的结核菌杀灭作用较强，尤其在 pH 为 7.8 时作用最强，pH＜6.0 时作用明显降低，故治疗时宜加服碳酸氢钠；②用药稍久（10～15 天）即易产生抗药性，如联合用药可稍改善；③易使病灶倾向纤维化，如病变在排尿系统则易造成局部梗阻，加重病情；④其毒性作用为前庭损害；⑤个别患者可出现过敏性休克，一旦发生，抢救较为困难，亦难以采用皮试预测；⑥每天 1 g 肌内注射，连续 30～60 g，后改为每 3 天 1 g，总量达 120 g 以上。

（2）异烟肼（INH）：①业已证明疗效与血清高峰浓度有关，而与持续浓度无关，故通常采用一次顿服为优；②INH 在细胞内外均可达到 MIC 的 10 倍以上因而可杀死细胞内外结核杆菌；③其神经方面的毒性作用可用较小剂量的维生素 B_6（每天 5～10 mg）加以防止，维生素 B_6 大剂量（每天50 mg）可能中和 INH 的杀菌活性；④INH 与 RFP 合用较 INH 与 EMB 合用时肝功能障碍的发生率虽增加 3 倍，但考虑其疗效非常好，这种配伍仍多采用，在服用过程中要定期复查肝功能；⑤口服后吸收迅速并渗入组织，对纤维化甚至干酪化组织亦可透过；⑥每天0.38 g顿服。

（3）对氨基水杨酸钠（PAS）：①目前似有被 RFP、EMB 取代的趋势；②在每天 8～10 g 剂量下有一定疗效，但此药排泄快，故宜分次用；③单独应用疗效较差，联合应用可加强 Sm 及 INH 抗结核疗效并减少抗药性，故目前皆系联合用药；④可降低 RFP 的效价，不宜与 RFP 合用；⑤对胃肠道有刺激作用，即胃部不适和恶心，有时有腹泻，与碳酸氢钠同服或进餐时服用可减少反应；⑥每天 8～12 g，分 3～4 次口服，静脉滴注 PAS 可以提高血浓度，减轻胃肠道反应，方法是用 5%～10%葡萄糖，将 8～12 g PAS 稀释成 3%～4%的溶液，静脉滴注，在 3～5 小时内滴完，注意避光以防药物分解。药液变色则不能再继续使用。

（4）利福平（RFP）：①在细胞内外均有杀菌效力，对静止期细菌也有较强作用，为 INH 所不及，故认为是最有效杀菌剂；②RFP 易与食物中蛋白质结合而降低疗效，故宜空腹服药，半小时后再进食；③使用中很少出现耐药性；④其毒性反应主要有肝脏功能损害和血小板减少症等，因此，在用药时每月需做血谷-丙转氨酶检查和血小板计数；⑤成人体重 50 kg 以下全天量450 mg，50 kg 以上全天量 600 mg，分 1～2 次空腹服用。

（5）乙胺丁醇（EMB）：①它的抗结核作用主要是抑菌，虽然过去主要用于对第一线药物有耐药性的患者，但近年来 EMB 越来越多地被用于初次治疗中，作为 PAS 的替代药物，常与RFP 配伍；②在疗效上虽然略逊于 PAS，但不良反应较轻，主要可引起球后神经炎，若成人一天剂量为 15 mg/kg（一般每天 600～900 mg）可很少有上述不良反应；③一般治疗剂量每天600～1 200 mg，分 3 次或 1 次服，治疗过程中应定期检查视野和辨色力。

（6）吡嗪酰胺（PZA）：①PZA 是一种新用老药，20 世纪 70 年代后，发现口服 PZA 经吸收后产生嗪酸，可杀死深藏在细胞内的顽固菌；②联合应用此药，对巩固治疗、减少复发大有效用，所以 PZA 又得到了再度重视；③PZA 与 RFP、INH 合用可缩短疗程，故亦用于短程化疗；④主要毒性反应是肝脏损害，可引起黄疸和血谷-丙转氨酶升高和高尿酸血症，应定期复查肝功；⑤用量为 500 mg，每天 3 次口服。

除上述药物外，还有卷曲霉素、氨硫腺、卡那霉素等。这类药物的共同点是杀菌力较低或不良反应较大，故仅作为候选药物。选用上述药物时，必须坚持早期、足量、联合、足期和规律用药五项基本原则，才能获得最好的疗效，否则将功亏一篑。

2.配伍方案

（1）异烟肼每天 300 mg；利福平体重＜50 kg 者每天 450 mg，＞50 kg 者每天 600 mg；吡嗪酰胺 25 mg/（kg·d），或＜50 kg 者每天 1.5 g，＞50 kg 者每天 2 g。2 个月后停用吡嗪酰胺，再服用异烟肼、利福平 4 个月，总疗程为 6 个月。

（2）异烟肼每天 300～600 mg，利福平每天 0.9 g，乙胺丁醇每天 0.9 g，连用 3 个月后停用乙胺丁醇，再服半年，如尿菌转阴、症状消失，继续服异烟肼 1 年以上。

现提倡药物为早饭前半小时顿服，可使药物在体内达到较高浓度，有较好的消灭结核菌和防止耐药菌株产生的作用。用药期间应定期做尿常规、结核菌培养、结核菌耐药试验及 IVU检查，以观察疗效。如用药 6～9 个月仍不能控制者应手术治疗。

3.抗结核药物停药标准

(1)全身症状明显改善,血沉正常、体温正常。

(2)排尿症状完全消失。

(3)反复多次尿常规检查正常。

(4)尿浓缩法找抗酸杆菌长期多次阴性。

(5)IVU 示病灶稳定或已愈合。

(6)尿结核菌培养和动物接种阴性。

(7)全身无其他结核病灶。

(二)手术治疗

手术治疗的病例在手术前后均需配合药物治疗。肾切除前需用药物治疗 11 个月,至少 1 周以上;保留肾组织的手术,如肾病灶清除术、肾部分切除术、肾并发症的修复手术、输尿管梗阻的整形术、膀胱扩大术及膀胱瘘修复术等,术前需用药物治疗 3～6 个月。有急需情况时,方能例外处理。术后应继续药物治疗 1 年以上。

肾结核手术前应对整个泌尿生殖系统做全面检查,了解肾功能情况和并发症,以便拟订一个全面的治疗和手术计划。其手术方式包括肾切除术、肾部分切除术、肾病灶清除术和肾盂、输尿管狭窄整形术。手术方式的选择决定于病变范围、破坏程度和对药物的治疗反应。

1.肾切除术

适用于一侧肾结核已遭广泛破坏或已无功能,而对侧肾功能正常的病例。双侧肾结核一侧广泛破坏而另侧病变轻微,足以代偿时,可将重病侧肾切除。钙化无功能肾应切除,如无症状,也可在严密观察下必要时切除。

肾结核发展到晚期,结核病变可以蔓延到肾周围。在 X 线片上外形不清或肾蒂附近有钙化淋巴结阴影时,手术常较困难。对这种病例做肾切除术,应特别注意避免对肾附近脏器的损伤。右侧有可能损伤下腔静脉及十二指肠,左侧应注意脾脏和胰腺,因此在特殊情况下可采用肾包膜下切除术。肾蒂的处理有时也遇到困难,为此必须有良好的手术野显露。

输尿管残端的处理在进行患肾切除时,输尿管亦需切除,但切除的长度需视输尿管的病变程度及范围而定。①输尿管病变范围广泛而严重,如输尿管粗大如指,管壁甚厚,腔内有干酪样组织,估计在肾、输尿管部分切除后,残留在体内的输尿管残端在术后必定会导致重新发病,则应在肾切除的同时一并将输尿管全部切除,直至膀胱入口处。②输尿管病变不严重,术后不会重新致病,则做常规部分切除即可。但应注意,如果输尿管残端的腔内存在结核组织,则会影响肾脏切口的愈合造成切口感染,窦道形成。因此,术中应用碳酸烧灼残端,再以乙醇中和、生理盐水清洁,丝线结扎,然后用残端周围的后腹膜脂肪组织覆盖包埋,使残端与肾切口隔开,以减少对肾脏切口的影响。③从去除结核病灶方面考虑,输尿管切除的水平应越低越好,但一般的肾脏切除手术切口,不可能将输尿管全部切除。对于输尿管病变并不严重的病例,残留输尿管的长短关系并不很大;但对于节段病变且管口尚未闭锁的患者,则病肾切除后仍可长期出现下尿路症状和低热,因此需要第二次将残留的输尿管切除。在这种情况下,如在肾切除时将输尿管于较低水平切除,可给第二次手术带来方便。

2.肾部分切除术

适用于肾结核病灶局限在一极或双肾盂之一。这种手术较复杂,且易发生并发症,近年已很少应用。

3.肾病灶清除术

此手术是药物治疗的补充治疗手段,既可以最大限度保留肾组织,又能使药物治疗发挥最大作用。适用于闭合性的结核性脓肿,与肾盏不相通,有无钙化者均可手术,但病灶与肾盏相通或下尿路有梗阻者不宜做。手术去除脓肿顶部,除尽干枯坏死组织和有结核病变的肾组织,局部放入链霉素,术后伤口引流3~4天。此手术方法简单、安全、出血少。在唯一肾患有结核性脓肿时,切开空洞减压和病灶清除可使受压周围组织恢复功能。空洞与肾盂相通者易形成尿瘘。近年由于X线诊断技术改进,有可能在荧光屏观察下或超声指导下穿刺排脓,代替病灶清除术。

4.肾盂、输尿管狭窄整形术

此手术也是药物治疗的辅助手术。结核病灶引流不畅可影响药物治疗效果,而药物治疗又可以使病灶纤维愈合而加重梗阻。近年来结核病变有狭窄时,在狭窄部位行整形手术。狭窄多数在输尿管下端,肾盂输尿管连接部和中段输尿管狭窄较少见,输尿管下端狭窄可行输尿管膀胱再吻合术。

四、病情观察

(1)观察药物治疗效果,患者膀胱刺激症状有无改善,观察尿常规中 RBC、WBC 数量变化,晨尿找抗酸杆菌。

(2)观察抗结核药物的不良反应:视力、视野、食欲变化。

(3)观察术后引流情况、患者的生命体征及肺部情况。

五、护理措施

(一)术前护理

1.心理护理

与患者沟通交流,消除患者的焦虑情绪,树立战胜疾病的信心,保持良好的心理素质对结核病的康复有重要作用。

2.用药指导

坚持早期、联合、足量和规律用药的原则,向患者及其家属讲明坚持服药的意义,取得合作。

3.术前准备

(1)饮食,戒烟、酒及刺激性饮食,多饮水,多吃蔬菜及粗纤维素食物。

(2)防止受凉和呼吸道感染。

(3)根据医嘱做抗生素皮试,备皮、交叉配血。

(4)术前禁饮、禁食,常规禁食 10 小时,禁饮 4 小时。

(5)术前晚灌肠。

（二）术后护理

1.术后体位

肾切除患者术后取去枕平卧位,头偏向一侧,血压平稳 4～6 小时后取半卧位,床上活动,2～3 天即可下床活动。

2.吸氧

持续低流量吸氧 3 L/min,持续心电监测,每 30 分钟测量 1 次并做好护理记录。

3.病情观察

监测生命体征的变化,准确记录出入量。

4.伤口护理

保持切口敷料干燥。

5.管路护理

观察引流液的颜色、性状及量,定时挤管,预防堵塞,妥善固定,避免管道扭曲折压,防止脱落,保持引流通畅。应用抗反流引流袋每周更换 1 次。保持导尿管通畅,记录尿量及颜色、性状,并记录 24 小时尿量。

6.并发症的预防及护理

(1)坠积性肺炎:鼓励患者深呼吸,按时翻身、叩背每 2～4 小时 1 次,协助咳嗽咳痰,必要时雾化吸入。

(2)下肢静脉血栓、肺栓塞:鼓励早期下床活动,卧床期间加强双下肢的活动。

(3)泌尿系统感染:保持尿管通畅,外阴清洁,肛门排气后,鼓励大量饮水,每天 2 000 mL以上,以增加尿量,达到内冲洗的作用。

(4)出血:若伤口引流管持续引流血性液体＞100 mL/h,连续 2 小时,应及时通知医师给予处理。

7.心理护理

多关心和体贴患者,采用安慰、鼓励、解释等语言,帮助患者减轻焦虑,使其在平静的心态下接受治疗。

（三）健康教育

1.休息与运动

适当活动和身体锻炼,增强机体抵抗力。

2.饮食指导

高蛋白质、高维生素饮食,适量脂肪,补充含钙、铁丰富的食物。

3.用药指导

(1)用药要坚持联合、规律、全程,不可随意间断或减量、减药。

(2)用药期间若出现恶心、呕吐、耳鸣、听力下降等症状,及时就诊。

(3)勿用和慎用对肾有害的药物。

4.心理指导

(1)向患者讲明全身治疗可增强抵抗力,合理的药物治疗及必要的手术治疗可消除病灶、缩短病程。

(2)消除患者的焦虑情绪,保持愉快心情对结核病的康复有重要意义。

5.康复指导

(1)加强营养、注意休息、适当活动、避免劳累,增强机体抵抗力,促进恢复。

(2)有肾造口者注意自身护理,防止继发感染。

6.复诊须知

(1)每个月检查尿常规和尿结核杆菌。

(2)连续 6 个月尿中无结核杆菌称为稳定阴转。

(3)5 年不复发可认为治愈。

第四节　膀胱和尿道先天性畸形

一、疾病概述

(一)膀胱外翻

膀胱外翻是一种较为罕见的泌尿系统畸形,表现为下腹壁和膀胱前壁的完全缺损,裸露的膀胱黏膜色泽鲜红,易擦伤出血,伴有剧痛,且因慢性炎症和长期机械性刺激,可使黏膜上皮发生溃烂、变性,甚至恶变。膀胱后壁膨出部分可见输尿管开口及间隙喷尿。尿液外流浸湿下腹部、会阴和大腿内侧周围皮肤,引起皮疹或湿疹。男性患者常伴有完全性尿道上裂,阴茎短小、背屈、海绵体发育差、阴茎头扁平。多数患儿在幼年因泌尿道上行性感染而死亡。膀胱外翻几乎均合并尿道上裂和耻骨联合分离,或伴有髋关节脱位。还可并发腹股沟疝、隐睾、脐膨出、脊柱裂等多种畸形。膀胱外翻凭典型的临床表现和体征可明确诊断,但应注意是否合并其他畸形。治疗目的是保护肾功能,控制排尿,修复膀胱、腹壁及外生殖器。一般采用的治疗手术方法:①缝合膀胱,重建尿道括约肌,修补前腹壁缺损,但能获得控制排尿功能者不多;②切除外翻膀胱,修补前腹壁缺损,同时施行尿流改道术。

(二)尿道上裂

尿道上裂常与膀胱外翻并存,表现为阴茎体短小,阴茎向背侧弯曲,包皮悬垂于阴茎腹侧,阴茎头扁平,尿道口位于阴茎背侧呈一沟槽,严重尿道上裂可伴有膀胱外翻和腹部缺陷。尿道上裂根据畸形程度和尿道口的位置不同,可以分为阴茎头型、阴茎体型及完全性尿道上裂三类。男性较多见,婴儿约占1/30 000。一般给予患者施行尿道上裂整形手术,包括阴茎伸直和尿道成形术。但伴有尿失禁的患者,如括约肌成形术失败,则再考虑尿流改道手术。

(三)尿道下裂

尿道下裂是男性儿童泌尿生殖系统最常见的先天畸形之一。由于生殖结节腹侧形成的纵行尿生殖沟,沟槽自后向前闭合而形成尿道。如闭合过程停止闭合,就会发生不同程度的尿道下裂。

一般认为尿道下裂的形成是因胚胎睾丸产生雄激素不足,而使左右尿道褶不能正常融合所致。它的畸形特征如下:①尿道开口异常,阴茎头正常位置无尿道开口,仅见一稍有凹陷的浅窝;②阴茎向腹侧屈曲畸形;③阴茎背侧包皮正常而阴茎腹侧包皮缺乏;④尿道海绵体发育不全。

将尿道开口异常可分为四种类型：①阴茎头型，最常见，尿道外口位于包皮系带部，系带本身常缺如；②阴茎型，尿道口位于阴茎腹面，阴茎不同程度向腹侧弯曲；③阴囊型，尿道口位于阴茎根部与阴囊交界处，阴茎发育不良并向腹侧严重弯曲；④会阴型，尿道口位于会阴部，阴茎高度弯曲，阴茎短小，发育不全的阴茎被头巾样包皮和分裂的阴囊所遮盖，生殖器酷似女性。阴茎型、阴囊型、会阴型这三型可影响到性功能和性行为，排尿时需取坐位，洗澡时回避别人以防看见畸形生殖器等问题而给患者带来心理障碍。会阴型尿道下裂，会阴部外表类似女性，需要在婴儿期确定性别，以免被误认而到成年期造成更严重的心理和生理障碍。

手术治疗是矫治尿道下裂唯一有效的手段。手术目的是矫正弯曲的阴茎，修复缺失尿道，使尿道口恢复或接近在阴茎头的正常位置，阴茎外观满意接近正常人，成年后有正常的性生活和生育能力，睾丸有生精功能者还可获得生育能力，并恢复站立排尿，尿线正常。手术年龄既往多偏重学龄期儿童，应早做手术为宜。手术可一次完成，也可分期进行，即先行阴茎弯曲矫正术，待瘢痕软化后，再做尿道成形术。

二、护理诊断/问题

(一)预感性的悲哀

与患者对预期治疗目标担心预后有关。

(二)社交生活孤独

与患者无正常的生活有关。

(三)有皮肤受损的危险

与术后严格卧床有关。

(四)潜在并发症

出血、感染、尿道狭窄、漏尿等。

三、护理目标

(1)患者对治疗充满信心，减轻悲观情绪，配合治疗及护理。

(2)患者能够主动融入社会，有正常的社交。

(3)患者皮肤受压部位血液循环良好，皮肤完整有弹性。

(4)患者未发生并发症，或并发症能够得到及时发现和处理。

四、护理措施

(一)术前护理

1.心理指导

患者是先天性生殖器畸形，排尿姿势与他人不同，患者心理压力过大，表现为性格孤僻，有些患者在入院后甚至不让医务人员检查其阴茎、阴囊。在护理过程中，对年龄小的患者要给予特别的关怀和照顾。对于年龄较大的患者要主动与其交流沟通，讲述疾病有关知识，让患者及家属了解疾病及转归，给予心理疏导的同时耐心向患者及家属介绍术后注意事项。解除其恐惧、焦虑等不安心理，增强患者战胜疾病的信心，使其配合治疗。建立良好的护患关系。保持室内安静舒适，避免各种不良刺激。针对个体情况进行针对性心理护理。

2.会阴部皮肤准备

检查术区的皮肤有无炎症、溃烂，并进行相应的处理。

（1）备皮：术前 3 天每天备皮一次，范围前起耻骨联合，后至肛门周围皮肤。

（2）清洁：每次备皮后用清水清洗会阴部，注意洗净阴囊皱襞、包皮等处，并更换干净内裤。

（3）局部浸泡：用温盐开水与 5％聚维酮碘按 10∶1 稀释后浸泡局部手术区，术前 3 天开始，每次浸泡 3～5 分钟，直到术晨为止。

（4）排便的管理：术前应尽量减少排大便次数，避免多次排便对会阴部皮肤的污染，每次大便后用清水洗净肛门及周围皮肤。

3.胃肠道准备

（1）饮食：术前 3 天进食少渣饮食，术前 1 天进食流质，术前禁食水 8 小时。

（2）灌肠：术前 1 天及术晨清洁灌肠。使患者在术后 3～5 天内能够控制排便次数，保持会阴部清洁干燥。

4.术前准备

协助完善相关术前相关检查。术前 1 天采集血样。遵医嘱带患者术中用药。戴好腕带，遵医嘱进行术前补液。与手术室人员进行患者、药物等相关信息核对后，送患者进入手术室。

（二）术后护理

1.病情观察

（1）了解麻醉及手术方式、切口、尿管情况等，持续心电血压血氧监测、吸氧，定时记录测量的心率、血压、血氧饱和度、呼吸数值，并观察其变化。

（2）观察各管道情况及护理保持尿管通畅，观察尿液的颜色、性质、量的变化。留置尿管的患者，做好尿管护理，每天至少 2 次会阴护理。

（3）做好患者的基础护理，保持患者皮肤清洁、干燥，定时翻身，做好口腔护理、会阴护理、皮肤护理等工作。

（4）观察伤口有无渗血、渗液情况，若有应及时更换敷料。

（5）评估患者疼痛情况，尽量安慰鼓励患者，必要时遵医嘱给予镇痛药物，保证环境安静、舒适。

2.体位与活动

（1）患者麻醉清醒前，取平卧位，头偏向一侧。

（2）患者麻醉清醒后，一般术后 6 小时后可采取平卧位。

（3）术后 1～5 天应严格卧床，严禁下床活动，床头不宜过高，以 15°～30°为宜，卧床期间协助患者活动下肢。

（4）术后 6～28 天，应以卧床为主，可轻微活动。

3.健康宣教

（1）饮食规律、尽量少食多餐、营养丰富、多食富含粗纤维的食物，忌刺激性食物、坚硬食物、易胀气食物及烟酒。

（2）术后 29 天内主要以卧床为主，逐步可轻微散步及站立，可以单侧臀坐，3 周内避免重体力劳动，避免增加腹压的活动及性生活。

（3）注意会阴部清洁，每天温水坐浴，勤换内裤，防止感染保持会阴部温暖。

（4）出院 1 周左右来医院复查，如有必要则要行预防性尿道扩张。若出现尿线变细，及时行尿道扩张术。

第五节　阴囊及睾丸损伤

一、概述

睾丸位于阴囊内、体表外,是男性最容易被攻击的部位。两者损伤常同时存在。闭合性损伤较多见,如脚踢、手抓、挤压、骑跨等。开放性损伤除战争年代外,平时较少,如刀刺、枪弹伤等。睾丸损伤的程度可以是挫伤、破裂、扭转、脱位,严重时睾丸组织完全缺失。阴囊皮肤松弛,睾丸血液回流丰富,损伤后极易引起血肿、感染。此外睾丸或其供应血管的严重损伤可导致睾丸萎缩,坏死,可能并发阳痿或其他性功能障碍。有阴茎损伤时要注意有无合并尿道损伤,阴囊皮肤撕脱伤应尽早清创缝合,若缺损过大可行植皮术。阴茎、阴囊损伤的治疗原则与一般软组织的损伤相似。睾丸损伤最常见,本节主要介绍睾丸损伤的护理。

二、护理评估

(一)损伤的类型及临床表现

阴囊及睾丸损伤时常出现疼痛、肿胀,甚至晕厥、休克,有时可危及生命。

1.阴囊损伤

阴囊皮肤瘀斑、血肿,开放性损伤阴囊撕裂,睾丸外露。

2.睾丸损伤的类型及临床表现

(1)睾丸挫伤:睾丸肿胀、硬,剧痛与触痛。

(2)睾丸破裂:剧疼甚至昏厥,阴囊血肿,触痛明显,睾丸轮廓不清。

(3)睾丸脱位:指睾丸被挤压到阴囊以外的部位,如腹股沟管、股管、会阴等部位的皮下,局部剧痛、触痛,痛侧阴囊空虚。

(4)睾丸扭转:是指睾丸或精索发生扭转,造成睾丸急性缺血。近年报告此病在青少年中有逐渐增多趋势,睾丸下降不全或睾丸系带过长时容易发生扭转。临床表现为突然发作的局部疼痛,可以向腹股沟及下腹部放射,可伴有恶心及呕吐。其主要体征是阴囊皮肤局部水肿,患侧睾丸上缩至阴囊根部;睾丸轻度肿大并有触痛;附睾摸不清;体温轻度升高。不及时治疗,睾丸会发生缺血性坏死,颜色发黑,逐渐萎缩以致功能丧失。

(二)辅助检查

1.视诊

阴囊在体表外,损伤的部位、程度可以直接判断。

2.B超检查

彩色超声波检查可以判断睾丸及其血管损伤的程度,能鉴别睾丸破裂与睾丸挫伤,及睾丸内血肿的存在,因而可为手术探查提供客观的检查依据。

(三)护理问题

1.疼痛

疼痛与外伤有关。

2.舒适改变

舒适改变与疼痛及手术后卧床有关。

3.部分生活自理缺陷

部分生活自理缺陷与外伤及手术有关。

4.知识缺乏

缺乏疾病相关知识。

三、护理措施

(一)生活护理

(1)做好基础护理,协助患者完成"七洁"。

(2)保持会阴部皮肤的清洁,避免排尿、排便污染。

(3)满足患者的护理需求,让患者感到舒适,遵医嘱应用止痛剂。

(4)加强病房管理,创造整洁安静的休养环境。

(二)心理护理

巡视患者或做治疗时多与患者交流,用通俗易懂的语言向患者讲解损伤的治疗及保健知识,缓解患者对突如其来的损伤产生的恐惧和焦虑,认真倾听患者主诉,及时帮助患者解决问题,做好基础护理,满足患者的合理需求,向患者解释每项检查治疗的目的,使患者能积极配合治疗护理。

(三)治疗配合

1.阴囊闭合性损伤

阴囊无明显血肿时应动态观察,卧床休息,将阴囊悬吊,早期局部冷敷;血肿较大时应抽吸或切开引流,放置引流条以充分引流渗液、渗血,给予抗生素预防感染。

2.阴囊开放性损伤

局部彻底清创,除去异物还纳睾丸,注射破伤风抗毒素,给予抗生素预防感染。

3.睾丸损伤破裂

止痛,减轻睾丸张力,控制出血,当有精索动脉断裂或睾丸严重破裂无法修复时,可手术切除睾丸,阴囊放置引流条,减少局部感染。

4.睾丸扭转

睾丸固定术是可靠、有效的治疗方法,术中可将扭转的睾丸松解后,观察血液循环恢复情况,半小时以内,如果血液运行逐渐恢复,睾丸颜色逐渐变红,表示睾丸功能已经恢复,可以保留。如果手术中睾丸颜色呈黑紫色,则表示已经坏死,应该切除。

(四)护理措施

(1)患者卧床休息,注意观察伤口周围的渗出,及时更换敷料,防止感染。

(2)观察生命体征变化,及时发现出血倾向。

(3)遵医嘱给予止痛剂,缓解疼痛不适;给予抗生素治疗、预防感染。

(4)观察局部血运情况,保持尿管和引流管的通畅,多饮水。

四、健康教育

(1)手术近期避免剧烈活动,禁房事。

(2)按时复诊,有不适及时来医院,不能随便用药。

第六节 包皮过长和包茎

包皮过长是指阴茎在非勃起状态下,包皮覆盖于整个龟头和尿道口,但包皮仍能上翻外露龟头。阴茎勃起时,需用手上推包皮才能完全露出阴茎头者,也被认为是包皮过长。

包茎是指包皮口狭窄,或包皮与龟头粘连,使包皮不能上翻外露龟头。可分为先天性包茎和后天性包茎。先天性包茎见于正常的新生儿及婴幼儿,出生后包皮内板与龟头之间即有粘连,数月后粘连被逐渐吸收,包皮内板与龟头可逐渐分离;随着年龄的增长、阴茎的生长和勃起,积聚在包皮内板与龟头之间的包皮垢可使包皮内板与龟头之间的粘连分离,包皮逐渐自行上退,至青春期前龟头自然露出,这是一种生理现象,也称为"生理性包茎"。后天性包茎多继发于阴茎包皮炎、包皮及龟头损伤者,其包皮口有瘢痕挛缩,无弹性和扩张能力,包皮不能向上退缩,可伴有尿道外口狭窄,这类包茎不会自愈,往往会引起炎症、排尿困难、甚至影响阴茎的生长发育。

一、治疗要点

包皮环切术是治疗包茎和包皮过长的主要手术方法,它是把过长的阴茎包皮切除。包皮口较紧,龟头、包皮反复发炎的包皮过长患者以及所有的包茎患者,均需行包皮环切术。

(一)有袖套式包皮环切术

具有损伤、、恢复快、术后并发症少的特点。

(二)环扎法

使用"商环"等环扎器械的包皮环切术更是优于传统的手术方法,具有微创、简便、不开刀、无缝合、生活影响小等特点。

(三)激光包皮环切术

用激光取代手术刀,术中出血少,但伤口仍需缝合,与开放手术相比无太多优势,开展较少。

二、"商环"包皮环扎术的护理

(一)术前护理

(1)按照泌尿外科一般护理常规护理。

(2)心理护理:讲解疾病病因和手术方式,手术中、术后可能发生的情况,减轻患者焦虑、恐惧和紧张的心理,使患者树立信心,积极配合治疗。

(3)术前一周停止服用抗凝药物。

(4)手术前1天,需沐浴,会阴部尤其是包皮要翻开清洗干净,更换干净的内衣裤。

(二)术后护理

(1)按局麻护理常规护理。

(2)活动和饮食指导:局麻术后即可进普通饮食,忌辛辣刺激性食物。3天内尽量卧床休息,宜穿宽松内裤,不宜做剧烈运动。

(3)预防感染:24小时内勿洗浴,24小时后可以淋浴,但注意保持创面清洁、干燥。带环7

天内,用聚维酮碘溶液行局部浸泡,每次 5 分钟,每天 2 次,自然晾干,以减少伤口渗出。术后口服抗生素。

(4)伤口护理:保持伤口敷料的清洁、干燥,避免小便污染伤口。带环期间如患者出现脱环、伤口持续出血、有较大的皮下血肿、严重水肿或伤口分泌物增多等情况,应及时就诊。

(5)心理护理:告知患者伤口完全愈合需要 1 个月,要有适当的心理准备。手术后部分患者可能出现心理性 ED,勃起信心下降,应消除患者对手术的误解和忧虑。

(6)拆环后的观察和护理:术后 7 天即可到医院拆环。拆环后,若出现伤口再度裂开和感染,应及时处理。①拆环后局部浸泡:拆环后,可使用聚维酮碘溶液浸泡,每天 2 次,每次 5 分钟,待自然晾干后用商环专用创可贴或纱布加压包扎,以减轻水肿。7～10 天水肿消退后,继续使用聚维酮碘溶液浸泡,每天 3 次,每次 5 分钟,直至痊愈。②拆环后换药:隔天 1 次。换药时,注意清理包皮内板分泌物,要用聚维酮碘溶液消毒创面,再用专用的包皮贴包裹创面。换药时,注意观察伤口的愈合情况,如果结痂处裂口较大或出血较多时,需立即给予处理。初期愈合阶段,痂面有少量的渗出物和液化的痂体会造成感染的假象,需要与感染相鉴别。③拆环后,如出现轻度水肿、少量分泌物、轻微疼痛,创面轻微开裂、结痂组织脱落都属于正常现象,患者无须紧张,伤口愈合时间因个人体质而定。

(7)排尿的观察:了解术后有无排尿异常,嘱患者多饮水,勤排尿。

(8)疼痛的护理:术后 4 小时是疼痛最敏感的时候,可口服非甾体抗炎药镇痛;如因夜间勃起造成剧烈疼痛而无法耐受,可口服雌激素类药物,以抑止勃起。夜间睡前少饮水,可减少因憋尿所致的睡眠勃起,对缓解疼痛有帮助。

(三)出院指导

(1)术后可以正常工作。术后 5 天内禁止骑自行车,避免剧烈活动 4～6 周。

(2)术后 6 周内避免性刺激,避免性交或手淫,防止勃起后伤口裂开。

(3)定期复诊。如出现伤口持续出血、阴茎部位皮下血肿、严重水肿、切口不愈合等情况,应及时就诊。

第七节 输尿管肿瘤

输尿管肿瘤多为恶性,下 1/3 段输尿管肿瘤占 75%,与膀胱移行细胞癌和肾盂移行细胞癌的生物学特性相似。双侧相对少见,同时或先后出现尿路其他部位癌者可达 1/2 以上。输尿管肿瘤发病年龄可从 20～90 岁不等,好发于 20～50 岁,男性比女性为多,约为 4∶1 或 5∶1,仅占肾盂肿瘤的 1/3 左右,占整个上尿路肿瘤约 1%。

一、病因

输尿管肿瘤的病因尚未完全明了。一般认为与输尿管局部炎症、结石、化学致癌物质等刺激或诱发因素有密切关系,诸如外源性化学物质苯胺类、内在性色氨酸代谢的异常、输尿管炎、寄生虫感染等;吸烟、饮用咖啡及镇痛剂也是相关的危险因素。

二、临床表现

(一)症状

良性肿瘤可长期无症状。

1.血尿

血尿最常见,约占 75%。通常为间歇性、无痛性、肉眼全程血尿,并可出现条索状血块。

2.疼痛

60%左右的病例有患侧腹部疼痛,一方面与肿瘤周围组织浸润,侵犯附近的神经组织或骨转移有关,另一方面是因为肿瘤日渐增大导致输尿管梗阻。一般表现为腰部或沿输尿管方向的放射性钝痛或胀痛,血块阻塞会引起剧烈的绞痛。

(二)体征

(1)腹部肿块:多由继发肾积水所致。

(2)消瘦、骨痛等晚期症状。

三、辅助检查

(一)实验室检查

尿常规化验。

(二)尿细胞学检查

凡发现癌细胞者是诊断输尿管癌的重要线索。

(三)尿路造影

(1)在排泄性尿路造影检查中,常见的影像学表现为输尿管充盈缺损,可在 50%~75% 的患者中观察到。如出现患侧梗阻,可以表现为近侧输尿管肾盂扩张、积水。如果患侧肾脏积水严重,导致该侧肾功能严重受损,也可表现为患侧肾集合系统不显影。

(2)输尿管逆行造影:可显示肿瘤下方输尿管呈“高脚杯”状,对诊断有重要意义。随着 CT 影像检查技术的进步,现在利用 CT 进行泌尿系造影,又称 CTU,可以大幅度提高检查的准确性,也可让患者免受逆行造影检查所带来的痛苦。

(四)膀胱镜检

因为输尿管癌的患者有很高的比例合并有膀胱肿瘤,因此,对于这类患者,术前均需要常规进行膀胱镜检查。膀胱镜有硬性和软性两种类型。在检查时,可以了解膀胱内是否合并有肿瘤病变,同时可以了解双侧输尿管是否有喷血,并可以在膀胱镜引导下行逆行造影检查。

(五)输尿管镜检查

输尿管镜下直视观察和活检可明确诊断。一般是在手术室麻醉状态下进行。

(六)B 超

直接发现输尿管肿瘤较困难,一般只能发现肾积水和较大的转移灶。

(七)CT

目前对于上尿路肿瘤的诊断,CT 的敏感性优于静脉肾盂造影,无论是影像清晰度还是敏感性都很好,是现在尿路上皮肿瘤的首选检查。

四、治疗要点

(一)内镜治疗

内镜治疗输尿管肿瘤的基本原则与膀胱肿瘤相同。孤立肾、双侧尿路受累、既往肾功能不全或并发其他严重的疾病是内镜治疗的指征。对侧肾功能正常的患者,若肿瘤体积小、级别低,也可以考虑内镜治疗。

1.输尿管镜检

输尿管下段肿瘤可以通过硬镜逆行治疗;而上段肿瘤可以选择逆行或顺行,软镜更适合逆行治疗。

2.经皮肾镜

主要治疗输尿管上段肿瘤,可以切除较大的肿瘤,能够获得更多的标本以使分期更准确。

3.电灼术

经输尿管镜借助激光或电灼等技术,对输尿管息肉及部分局限高分化浅表输尿管癌进行腔内治疗。

(二)手术治疗

1.肾、输尿管全长包括输尿管膀胱入口袖状切除术

根治性肾输尿管全长切除术及膀胱袖状切除术仍然是上尿路肿瘤治疗的"金标准"。近年来,随着腔镜技术的发展,传统的开放手术治疗已经较少采用,多被腹腔镜手术所替代。

2.输尿管局部切除

输尿管癌症病变局限,细胞分化好或双侧输尿管病变或对侧肾功能严重受损,及全身情况不佳者,可行输尿管局部切除,并恢复其连续性(输尿管-输尿管吻合,输尿管-膀胱吻合,输尿管-肾盂吻合,必要时还要游离肾脏或自体肾移植,以达到无张力情况下吻合)。

(三)局部免疫治疗和化疗

局部免疫治疗或化疗可用来成功地治疗上尿路移行上皮细胞癌,可以降低复发率。

五、内镜治疗护理

(一)术前护理

(1)按泌尿外科一般护理常规护理。

(2)皮肤及肠道准备。

(二)术后护理

(1)按泌尿外科术后一般护理常规护理。

(2)病情观察:严密监测生命体征的变化。

(3)尿管护理:保持尿管通畅,观察尿液颜色,勿挤压、扭曲、打折引流管,保持引流袋低于耻骨联合的位置,防止逆行感染。每天进行尿道口护理,预防泌尿系感染。

(4)疼痛的护理:疼痛多由患者体内留置双J管所致。评估患者疼痛的程度,必要时遵医嘱给予解痉镇痛药。

(5)饮食护理:可进食后,应嘱患者多饮水,每天大于2 000 mL。

(6)活动指导:麻醉清醒6小时后,患者可取侧卧位休息,亦可取半卧位,双下肢可行屈伸活动。术后第1天,可以下床活动,活动量应循序渐进。

（7）术后第 1 天早晨，患者需行 KUB 检查，了解双 J 管的位置。检查要求患者禁食、禁饮。

（三）出院指导

（1）指导患者做好引流管的护理，确定体内双 J 管的拔除时间。

（2）嘱患者注意休息，适当运动，劳逸结合，生活规律。

（3）指导患者进食高蛋白、高粗纤维易消化食物，保持大便通畅。多饮水，每天饮水量大于 2 000 mL。

（4）出院后遵医嘱定期复查，如果有不适及时就诊。

（5）遵医嘱口服药物。

六、腹腔镜输尿管部分切除术护理

（一）术前护理

（1）按泌尿外科一般护理常规护理。

（2）心理护理。

（3）皮肤及肠道准备。

（二）术后护理

（1）按泌尿外科术后一般护理常规护理。

（2）病情观察：严密监测生命体征的变化。

（3）管路护理。①导尿管护理：保持尿管通畅，并妥善固定，避免打折。每天记录尿量，每天进行尿道口护理，保持尿道口清洁，预防泌尿系统感染。定期更换尿袋。②伤口引流管护理：保持引流管引流通畅，并妥善固定。密切观察引流液的颜色、性质和量的变化，并做好记录，如有异常及时通知医师给予处理。在无菌操作下，定时更换引流袋。③双 J 管护理：术中会在输尿管内置入一个双 J 管，起支撑和引流的作用；留置双 J 管期间会有不适症状，需要患者多饮水，每天 1 500～2 000 mL。

（4）疼痛护理：多由体内留置双 J 管引起，必要时遵医嘱给予解痉镇痛药。

（5）饮食护理：遵医嘱进食流食、半流食，逐渐过渡到普食。少食多餐，宜清淡易消化饮食，禁食辛辣食物，保持大便通畅。多饮水。

（6）活动指导：指导患者术后 6 小时床上适当活动。术后第 1 天，鼓励患者下床活动，注意先慢慢坐起，在床边稍休息，未出现头晕等不适症状后在床边站立，再在床边行走，循序渐进。下地活动时将引流袋置于低于引流管置管处。适当的活动有助于肠蠕动，促进胃肠功能恢复，预防下肢静脉血栓。

（7）并发症的观察。①术后出血：观察尿管和伤口引流液的颜色、性质和量的变化并做好记录，如有异常及时通知医师。②肺部感染：观察患者痰液情况，嘱患者有痰尽量咳出，如痰液黏稠，遵医嘱进行雾化吸入。③下肢静脉血栓形成：观察双下肢有无肿胀、疼痛感，腿围是否有变化。

（三）出院指导

（1）未拔除尿管者，指导患者做好尿管护理。遵医嘱定期拔除。

（2）体内置双 J 管者术后遵医嘱拔除或更换。

（3）嘱患者注意休息，适当运动，劳逸结合，生活规律。

（4）指导患者进食高蛋白、高粗纤维、易消化食物，保持大便通畅。多饮水，每天饮水量要大于 2 000 mL。

（5）出院后遵医嘱定期复查，如果有不适及时就诊。

（6）遵医嘱口服药物。

第八节　前列腺癌

前列腺癌（prostate cancer，PC）发病率在男性所有恶性肿瘤中位居第二。发病率有明显差异，欧洲和北美发病率最高，已成为第一位危害男性健康的肿瘤。前列腺癌发病率呈明显的地理和种族差异，亚洲前列腺癌发病率远低于欧美国家，但是近年来呈上升趋势。

一、病因

前列腺癌的发病原因尚不完全清楚，但已知危险因素包括年龄、种族、遗传、饮食等。其中遗传因素决定了临床前列腺癌的发生发展，其他危险因素可能影响潜伏型前列腺癌发展至临床型前列腺癌的进程。

（一）年龄

前列腺癌流行病学研究表明，年龄是最明显的危险因子，随着年龄增长，前列腺癌发病率也明显升高。新诊断患者中位年龄为 72 岁，高峰年龄为 75～79 岁。随着人类寿命的不断延长，人口结构呈老龄化趋势，男性罹患前列腺癌的可能性不断增加，死于前列腺癌的可能性也不断增大。

（二）遗传

遗传是前列腺癌发病的重要危险因素，一个一级亲属（兄弟或父亲）为前列腺癌，其本人发生前列腺癌的风险是其他人的 2～3 倍；目前，许多有关基因多态性和前列腺癌遗传易感性的研究正在进行中，将为解释前列腺癌的发生提供遗传学证据。

（三）饮食

饮食的危险因素包括高动物脂肪饮食、饮酒和低植物摄入量等。这些危险因素并不能确定为存在因果关系的病因，不过，重视这些危险因素，在降低前列腺癌的发生率上是有一定效果的。另一方面，食用大豆制品、绿茶、番茄、红葡萄酒等有可能降低前列腺癌发病率。

（四）其他

前列腺癌发病危险因子还包括性活动和职业等社会因素。①性活动方面：首次遗精年龄越小，危险性越大；②职业方面：例如从事与镉相关职业的人，患前列腺癌的机会大；③输卵管结扎术：有研究表明输卵管结扎术可增大前列腺癌危险性 1.2～2 倍。

二、病理生理

病理学诊断包括定性、分级和分期，有助于治疗方案的制订和准确的预后。

（一）组织类型

98％的前列腺癌组织类型为腺癌，其他少见的组织类型有移行细胞癌、鳞癌、黏液腺癌、小细胞癌及导管腺癌等。

（二）病理分级

目前存在大量评估前列腺癌的组织学分级系统，最广泛应用的是 Gleason 分级系统。根据每个区腺体分化程度和肿瘤细胞的形态给予 1～5 分之间的 Gleason 分值，1 分组织细胞分化最好，5 分最差。两区的分值相加，形成前列腺癌组织的 Gleason 分级常数。Gleason 2～4 分属于分化良好，Gleason 5～7 分属于中等分化，Gleason 8～10 分为分化差或未分化癌（表 8-1）。

表 8-1　前列腺癌 Gleason 分级标准

级别	肿瘤边界	腺体结构	腺体排列
1 级	清	单个、分散圆形或卵圆形规则	密、背靠背
2 级	欠清	同上但稍不规则	分散
3 级	不清	形状大小不一，含筛状或乳头状改变	更分散，成团快边缘整齐
4 级	重度不清	小且融合，排列成条索状	融合成不规则团块
5 级	重度不清或团块	少有腺体形成，有小细胞或印戒细胞，包括粉刺癌	排列成实性片状或团块状、中心状坏死

（三）临床分期

前列腺癌分期对于治疗方案的选择和预后的评价都很重要。目前存在两种主要的临床分期方法：Whitmore-Jewett 法和 TNM 法，推荐应用的是美国癌症联合委员会（AJCC）2002 年修改的 TNM 法。T 分期表示原发肿瘤的情况，N 分期表示淋巴结情况，M 分期表示肿瘤远处转移的情况（表 8-2）。

表 8-2　前列腺癌临床分期

分期	表现
T_1	
T_{1a}	偶发肿瘤体积<所切除体积的 5%，直肠指检正常，PSA 正常
T_{1b}	偶发肿瘤体积>所切除体积的 5%，直肠指检正常，PSA 正常
T_{1c}	偶发肿瘤体积>所切除体积的 5%，直肠指检及经直肠超声检查正常，只是单纯 PSA 升高，穿刺活检发现肿瘤
T_2	
T_{2a}	直肠指检及经直肠超声检查能够发现肿瘤，肿瘤局限于并<单叶的 1/2，但仍局限在前列腺内
T_{2b}	直肠指检及经直肠超声检查能够发现肿瘤，肿瘤局限于并>单叶的 1/2，但仍局限在前列腺内
T_{2c}	肿瘤侵犯两叶，但仍局限在前列腺内
T_3	
T_{3a}	肿瘤侵犯并突破前列腺一叶或两叶包膜
T_{3b}	肿瘤侵犯精囊
T_4	肿瘤侵及膀胱颈、尿管括约肌、直肠、肛提肌和骨盆壁

三、临床表现

早期前列腺癌的临床症状多呈隐匿性，一部分患者甚至是在接受前列腺电切术或开放手术中才被发现。

（一）症状

1.排尿功能障碍症状

前列腺体积增大压迫尿道引起进行性排尿困难，表现为尿频、排尿费力、尿线变细、排尿不尽感、夜尿增多、排尿困难、充盈性尿失禁,甚至反复尿潴留。来自尿道周围腺体的前列腺癌患者可早期出现下尿路梗阻症状。当外周带前列腺患者出现排尿障碍时,预示前列腺癌已发展至晚期。

2.转移所致症状

前列腺癌首诊时可以是转移性症状,其中以转移性骨痛最为明显,而无下尿路梗阻症状。前列腺癌向直肠方向发展时,可以压迫直肠,出现便秘、腹痛、便血或间断性腹泻等异常表现,类似直肠癌的表现。其中最常见的转移部位是盆腔内淋巴结群及全身骨骼。骨骼转移表现为持续的、剧烈的腰背髋部疼痛及坐骨神经痛,疼痛严重程度可影响预后;淋巴结转移常无明显症状;内脏转移中,肝转移表现为肝大、黄疸、肝功能异常,肺转移表现为咳嗽、咯血、呼吸困难等。

(二)体征

早期无明显体征,直肠指检可触及前列腺结节、质硬。

四、辅助检查

(一)直肠指检

直肠指检对诊断具有重要价值,同时有助于前列腺癌的诊断和分期。需要注意前列腺的大小、形态、质地。但由于主观性强,对比性差。直肠指检对小于 0.5 cm 的肿瘤病灶,就难以触及;所以,现在不推荐直肠指检作为前列腺癌筛查方法。

(二)PSA 检查血清

PSA 是目前诊断前列腺癌、评估各种治疗效果和预测预后的一个重要且可靠的肿瘤标记物。直肠指诊异常、影像学检查异常或有临床征象(如骨痛、骨折等)的男性应行 PSA 检查。

(三)影像学检查

1.经直肠超声检查(TRUS)

超声检查是前列腺癌影像学检查的首选方法,可初步判断肿瘤的大小。但需注意 TRUS 诊断前列腺癌特异性较低,前列腺低回声病灶需与其他疾病鉴别。

2.CT 和 MRI 检查

CT 和 MRI 对前列腺内癌灶的诊断率均不高,主要用于临床分期,了解邻近组。和器官有无肿瘤侵犯及盆腔内有无肿大淋巴结有关。

3.ECT

放射性核素骨扫描是一种无创伤性检查,可以发现前列腺癌患者的骨转移癌灶。敏感性较高但特异性较差。

4.放射免疫显像

放射免疫显像是以抗肿瘤抗体为载体,以放射性核素为"弹头",对肿瘤原发病灶和/或转移病灶进行显像的技术。

(四)经直肠前列腺穿刺活检

现在基本不采用经直肠前列腺随意穿刺活检,而是在 TRUS 引导下,不仅对明确或可疑病灶进行穿刺,还对前列腺进行分区,以便系统穿刺。检出率受前列腺体积、年龄等影响。

五、治疗原则

前列腺癌治疗方法繁多,具体选用单一治疗还是联合治疗,应根据前列腺癌发展不同阶段来制订个体化治疗方案,同时兼顾患者年龄、全身状况、经济条件、生存意愿等。

(一)局限性前列腺癌治疗方法

1.保守治疗

积极监测和观察等待。延期治疗一般用于预期寿命短于 10 年(Gleason 评分 2～5 分)的前列腺癌患者。

2.根治性前列腺切除术

根治性前列腺切除术是治愈局限性前列腺癌(T_1、T_2 期)最有效的方法之一,还可以更加准确地进行肿瘤分期,有利于肿瘤的进一步治疗和随访。

3.放射治疗

采用伽马射线(通常是质子射线)聚焦在前列腺及周围的组织,达到杀灭肿瘤的目的。

(二)进展期及转移性前列腺癌的治疗

1.激素治疗

正常或癌变的前列腺上皮细胞需在雄激素刺激下生长和增殖。在 T_3、T_4 期及转移性前列腺癌以激素治疗为主。

2.根治性前列腺切除术

根治性手术在 T_{3a} 期前列腺癌治疗中占有重要位置。术前或术后辅以激素治疗或放疗。

3.放疗和化疗

放疗是局部进展期前列腺癌患者的根治性治疗手段。转移性前列腺癌行姑息性放疗,也可延长生存时间,提高生活质量。对于前列腺癌晚期对雄激素治疗不敏感的去势抵抗前列腺癌,化疗是其重要治疗手段。

六、临床护理

(一)护理评估

1.健康史及相关因素

患者一般情况,家族中有无前列腺癌发病者,初步判断前列腺癌的发生时间,患者有无排尿困难、尿潴留、刺激症状,有无骨痛、排便失禁。本次发病是体检时无意发现还是因出现排尿困难、尿潴留而就医。不适是否影响患者的生活质量。

2.身体状况

肿块位置、大小,是否局限在前列腺内;有无骨转移;肿瘤是否浸润周围器官。

(二)护理诊断/问题

1.营养失调

低于机体需要量与癌肿消耗、手术创伤、早期骨转移有关。

2.舒适度改变

舒适度改变与手术活动受限有关。

3.睡眠形态紊乱

睡眠形态紊乱与尿频、尿失禁、疼痛有关。

4.自我形象紊乱

自我形象紊乱与手术治疗、尿失禁有关。

5.恐惧与焦虑

恐惧与焦虑与对癌症的恐惧、害怕手术等有关。

6.潜在并发症

出血、感染等。

(三)护理目标

(1)经治疗后肿瘤进展控制,消耗减少,营养状态好转。

(2)患者主诉不适感减轻,舒适度增加。

(3)患者睡眠得到改善。

(4)患者对自我形象有健康、正确的认识。

(5)患者恐惧与焦虑减轻或消除。

(6)如出血、感染未发生或得到及时发现和有效控制。

(四)护理措施

1.术前护理

(1)心理护理:前列腺癌患者早期多无症状,多数是体检时无意发现,患者多数难以接受,要多与患者沟通,解释病情,对患者给予同情、理解、关心、帮助,告诉患者前列腺癌恶性程度属中等,经有效治疗后疗效尚可,5 年生存率较高。减轻患者思想压力,稳定情绪,使之更好地配合治疗和护理。

(2)饮食护理:由于前列腺癌患者多为年老体弱者,且患者就医时多属中晚期,多有不同程度的机体消耗。对这类患者在有效治疗的同时,需给予营养支持,告知患者保持丰富的膳食营养,尤其多食富含多种维生素的食物,多饮绿茶。必要时给予肠外营养支持。

(3)术前准备:①备皮范围为上起脐部水平,下至大腿上 1/3,两侧至腋后线,包括外阴部;②根据医嘱做抗生素皮试、交叉配血;③术前禁饮、禁食,常规禁食 10 小时,禁饮 4~6 小时;④术前晚灌肠。

(4)手术日晨准备:测量生命体征;检查手术区皮肤准备情况;更换清洁病员服,取下活动性义齿、眼镜、首饰等物品,贵重物品交其家属保管;术前排空膀胱;按手术需要将病历、X 线片及术中用药等带入手术室,与手术室人员核对交接。

2.术后护理

(1)术后体位:行睾丸切除的患者待麻醉醒后,可取半卧位;根治性前列腺切除的患者取平卧位 5~7 天后改取半卧位。

(2)严密观察患者生命体征的变化,包括体温、血压、脉搏、呼吸。观察并记录生命体征1/4小时。

(3)切口引流管的护理:①引流期间保持引流通畅,定时挤压引流管,避免因引流不畅而造成感染、积液等并发症。活动、翻身时要避免引流管打折、受压、扭曲、脱出等。②维持引流装置无菌状态,防止污染,每天定时更换引流袋。③每天准确记录和观察引流液的颜色、性质和量,如在短时间内引流出大量血性液体(一般>200 mL/h),应警惕发生继发性大出血的可能,同时密切观察血压和脉搏的变化,发现异常及时报告医师给予处理。前列腺癌根治术后患者会出现漏尿现象,表现为引流液突然增多,颜色为清亮的尿液颜色,此为正常现象,随术后恢复,会逐渐消失。

(4)尿管的护理:①术后患者留置尿管时间较长,留置尿管期间,每天用 0.05％复合碘消毒尿道外口,保持会阴部清洁,更换尿袋每周 2 次。②固定尿管,活动、翻身时要避免引流管打折、受压、扭曲、脱出等。③要及时排空尿液,并观察尿液的颜色。行前列腺癌根治术后患者尿色初为淡红色,数天后恢复为清亮。若尿色突然转为鲜红色,应警惕出血,需及时报告医师,并密切观察生命体征。

(5)胃管的护理:行机器人辅助腹腔镜下前列腺癌根治术后患者需胃肠减压 1～3 天,直到胃肠蠕动恢复,持续胃肠减压期间要保持胃管通畅,每天记录胃液的量、颜色和性质。

(6)基础护理:①患者术后清醒后,可改为半卧位,有利于伤口引流及减轻腹压,减轻疼痛。②患者卧床期间,应协助其保持床单位整洁和卧位舒适,定时翻身,按摩骨突处,防止皮肤发生压疮。③满足患者生活上的合理需求。④晨晚间护理。

(7)并发症观察与护理:①尿失禁为术后常见的并发症。大部分患者在 1 年内可改善。部分患者 1 年后仍会存在不同程度的尿失禁。指导患者积极处理尿失禁,坚持盆底肌肉训练及电刺激、生物反馈治疗等措施进行改善。②预防感染,密切监测体温变化,保持切口清洁,敷料渗湿及时更换,保持引流通畅。③勃起功能障碍也是术后常见的并发症,遵医嘱使用西地那非治疗,期间注意观察有无心血管并发症。

(五)健康教育

(1)出院前向患者及家属详细介绍出院后有关事项,并将有关资料交给患者或家属,告知患者出院后 1 个月来院复诊。

(2)行前列腺癌根治术后的患者,每月检测前列腺特异性抗原,预防生化复发,若有骨痛,应即查骨扫描。患者出院时通常未拔除尿管,指导患者学会尿管的护理,每天饮水需超过2 500 mL,每天做盆底肌功能锻炼 30～45 次,每次持续 10 秒左右,可以由每次 2～3 秒开始,逐步达到 10 秒。告知患者或家属拔尿管的时间。

(3)嘱患者避免高脂肪饮食,特别是动物脂肪,红色肉类是前列腺癌的危险因素;豆类、谷物、蔬菜、水果、绿茶对预防本病有一定作用。

(4)告知患者术后注意劳逸结合,避免过度劳累,适当进行户外活动及轻度体育锻炼,以增强体质,防止感冒及其他并发症的发生,戒烟、禁酒。

(5)告知患者如有异常情况应及时来院就诊。

第九节　阴茎癌

阴茎癌是一种少见的恶性肿瘤,占男性恶性肿瘤的 7％。其发病率因地区、宗教、卫生习惯等的不同而差异显著。欧美国家发病率较低,美国的发病率不足 1/10 万,巴西 8.3/10 万,乌干达等非洲国家发病率较高。20 世纪 50 年代之前,阴茎癌曾是我国男性泌尿生殖系统常见的恶性肿瘤,新中国成立后,随着人民生活水平的提高以及卫生条件的改善,阴茎癌的发病率迅速下降。第十八届美国国家综合癌症网络(NCCN)年会推出了新的阴茎癌治疗指南,因为该年美国确诊阴茎癌新发病例大约1 250例,相关疾病死亡人数却约为310例;在美国和欧洲阴茎癌病患占恶性肿瘤的0.4%～0.6%。因此,阴茎癌这个罕见的疾病应该得到越来越多的重视。

一、病因

阴茎癌的病因目前仍不明确。阴茎癌多数发生于包茎或包皮过长的患者,新生儿行包皮环切术能有效防止此病。人类乳头瘤病毒(HPV16型及18型)与阴茎癌发病密切相关。除此之外,吸烟、外生殖器疣、阴茎皮疹、阴茎裂伤、性伙伴多及卫生状况不良与阴茎癌的发病可能也有一定的关系。

二、临床表现

阴茎癌早期常隐藏在包皮内而被忽略。初起为丘疹、疣、溃疡或菜花状肿瘤,继而糜烂,边缘硬,不规则,有出血,分泌物有恶臭。疼痛不明显,一般无排尿障碍。虚弱、体重减轻、全身不适通常继发于慢性化脓性感染。极少数的阴茎病变和淋巴结转移会引起大量失血。

三、检查

(一)查体

以此了解病变或可疑病变的范围、肿瘤的位置、肿瘤的数目、病变形态、病变侵犯的程度、病变与尿道海绵体和阴茎海绵体的关系、病变的颜色和边界、阴茎长度。阴茎癌常见腹股沟淋巴结转移。查体时需要重点注意腹股沟淋巴结的大小、数量,是否活动、融合,表面是否有坏死、溃烂。腹股沟淋巴结切除及病理切片是判断有无淋巴结转移的金标准。

(二)人工勃起下超声

可提供肿瘤浸润程度的信息。

(三)MRI 和 CT

可提供肿瘤浸润程度的信息以及用于评估体重过高患者腹股沟区域情况,并且有助于判断是否合并有盆腔淋巴结转移。

(四)X 线胸片

用于怀疑有骨转移的患者。

四、治疗要点

阴茎癌治疗前应进行准确的肿瘤分期和分级,明确肿瘤的浸润范围和所属淋巴结是否转移,然后针对原发病灶、区域淋巴结以及转移性疾病,选择适宜的治疗方法。

(一)原发病灶的治疗

1.包皮环切术

对于局限于包皮或阴茎头的早期阴茎癌或深部没有浸润、没有淋巴结转移的Ⅰ期或T_1期以前的肿瘤可行包皮环切术或局部切除术。

2.阴茎部分切除术

对于Ⅰ期或Ⅱ期肿瘤、局限于阴茎头或阴茎前段,无淋巴结转移者,可行阴茎局部切除术

3.阴茎全切术

对于浸润性阴茎癌,肿瘤累及阴茎 1/2 以上,若行阴茎部分切除术后不能保留有功能的阴茎残端,则应行阴茎全切除和会阴部尿道重建。对于阴茎部分切除术后复发、原发阴茎体恶性程度高的阴茎癌也应行阴茎全切除术。

(二)区域淋巴结的处理

腹股沟区有无淋巴结转移及其范围是影响阴茎癌患者预后的最重要的因素。该检查结果比肿瘤分级、大体观和原发肿瘤的形态和显微镜的结构更能影响疾病的预后。不同于泌尿系统的其他疾病,阴茎癌的淋巴结转移仅行淋巴结清扫就可以治愈。由于临床发现多数腹股沟肿大淋巴结为炎性,故阴茎癌原发病灶切除后是否行区域淋巴结清扫术仍存在一定争议。

1.腹股沟淋巴结清扫术

腹股沟淋巴结清扫术包括标准腹股沟淋巴结清扫术和改良式腹股沟淋巴结清扫术两种常见术式。其手术适应证:①阴茎癌原发病灶去除后连续应用抗生素 4 周,腹股沟肿大淋巴结无明显改善。②腹股沟淋巴结活检组织学或细胞学证实为转移淋巴结。③原发病灶浸润海绵体,肿瘤细胞分化差。④Ⅱ期以上肿瘤,影像学检查怀疑淋巴结转移。

2.髂血管淋巴结清扫术

当腹股沟淋巴结转移时须行髂血管淋巴结清扫术,若证实髂血管淋巴结已转移,则不必行本术式,只行姑息性治疗。切除范围包括主动脉分叉、盆筋膜、髂总动脉和髂外血管鞘及周围淋巴脂肪组织。

(三)其他疗法

1.放疗

放疗用于局部切除的辅助治疗,也可用于晚期肿瘤的姑息性治疗。

2.化疗

阴茎癌对化疗不太敏感,多用于辅助治疗和联合治疗。

五、包皮环切术护理

(一)术前护理

(1)按泌尿外科一般护理常规护理。

(2)皮肤准备。

(二)术后护理

(1)按泌尿外科术后一般护理常规护理。

(2)按局部麻醉护理常规护理。

(3)术后即可进食。

(4)保持伤口敷料干燥,避免交叉感染。

(5)保持舒适卧位。

(三)出院指导

(1)注意休息,保持心情舒畅,避免疲劳,术后半年避免过度活动。

(2)1 个月内避免性生活。

(3)禁烟、酒,忌刺激性食物。多饮水,多吃新鲜蔬菜、水果。

(4)注意会阴部清洁卫生,勤换内衣裤,防止逆行感染。

(5)包皮环切术后 2～3 天,遵医嘱口服己烯雌酚,防止阴茎勃起,影响伤口愈合。

六、阴茎部分切除术或阴茎全切术护理

(一)术前护理

(1)按泌尿外科一般护理常规护理。

(2)肠道及皮肤准备。

(3)心理护理:保护患者隐私。

(4)术前训练患者床上大小便,以免术后频繁下床而引起伤口疼痛和出血。

(二)术后护理

(1)按泌尿外科术后一般护理常规护理。

(2)局部护理:①以棉垫托起阴茎并使之固定于中立位,或用胶皮手套装上 2/3 容积的水,上面垫上棉垫,使患者感觉舒适,以减轻阴茎水肿引起的疼痛。②使用床上支架,防止盖被压迫阴茎引起疼痛。③水肿消退前禁止下床活动,术后平卧或平侧卧 3～5 天,以利阴茎水肿消退。④术后过于紧张,经常主诉伤口疼痛的患者,必要时遵医嘱给予镇痛剂。⑤保持伤口敷料干燥,避免交叉感染。

(3)心理护理:手术后患者生殖器的完整性遭到破坏,给身心健康带来很大的影响。术后护理过程中应加强沟通,注意保护患者的自尊心,营造良好的休养环境。加强家庭的干预,让家属了解阴茎癌的相关知识,明确负性情绪对机体免疫功能的影响,以正确的态度对待患者,让其感到亲人的关心和照顾。

(4)活动指导:患者卧床期间,指导患者床上翻身活动,防止压疮;双下肢做足背背伸动作,防止深静脉血栓。

(5)并发症的防治。①出血:严密观察有无皮肤瘀斑、皮下血肿或皮肤缝合处有无渗血。②感染:密切观察患者创口有无渗血、积血以及尿液感染伤口的情况。遵医嘱定期监测血常规、体温的变化,注意倾听患者主诉。若有不适,给予及时处理。③排尿困难或排尿不畅:可能为尿道外口狭窄,须定期行尿道扩张,严重狭窄可施行尿道外口切开或成形术。

(三)出院指导

(1)注意休息,保持心情舒畅,避免疲劳,术后半年避免过度活动。

(2)3 个月内避免性生活。

(3)禁烟、酒,忌刺激性食物。多饮水,多吃新鲜蔬菜、水果。

(4)注意会阴部清洁卫生,勤换内衣裤,防止逆行性感染。

(5)指导患者观察伤口局部情况和腹股沟有无不断增大的淋巴结,嘱患者定期复查。

七、阴茎全切加腹股沟淋巴结清扫术后护理

(一)术前护理

(1)按泌尿外科一般护理常规护理。

(2)肠道及皮肤准备。

(3)心理护理:保护患者隐私。

（二）术后护理

（1）按泌尿外科术后一般护理常规护理。

（2）管路护理。①导尿管：留置尿管期间（保留尿道者），保持尿管通畅，并妥善固定，避免打折，每天记录尿量，保持会阴部清洁，预防泌尿系统感染。定期更换尿袋。②膀胱造瘘管的护理（尿道切除者）：保持通畅，妥善固定，避免打折，定期更换尿袋。③负压引流球的护理：保持引流通畅，并保持负压状态，妥善固定，避免打折，每天记录引流量。注意无菌操作，预防感染。④盆腔引流管的护理：保持引流管通畅，并妥善固定，避免打折，每天记录引流量。定期更换引流袋。注意无菌操作，防止感染。

（3）局部护理：①以棉垫托起阴囊并使之固定于中立位，或用胶皮手套装入 2/3 容积的水，上面垫上棉垫，使患者感觉舒适，以减轻阴囊水肿引起的疼痛。②使用床上支架，防止盖被压迫伤口引起疼痛。

（4）活动指导：患者绝对卧床 3～7 天，禁止髋关节外展、内收等活动，以防皮瓣滑动漂浮。协助患者床上轴线翻身，防止压疮；鼓励患者做足背的背伸动作，防止深静脉血栓。

（5）心理护理：见本节相关内容。

（6）排尿观察：拔除尿管后，观察有无排尿困难，若排尿不畅，可能为尿道外口狭窄，须定期行尿道扩张，严重狭窄可施行尿道外口切开或成形术。

（7）并发症的防治。①皮瓣坏死：严密观察加压包扎伤口处的皮肤颜色、温度，如发现颜色深紫，皮温低，及时通知医师处理。②阴囊及下肢水肿：卧床期间，抬高双下肢，促进静脉回流，下肢制动时，家属可帮助患者按摩双腿。③伤口感染：注意观察切口有无红肿，皮瓣温度、血运情况。伤口有渗液时及时换药，换药时严格执行无菌操作原则，防止切口感染。注意体温变化，如有发热，及时通知医师。④深静脉血栓：患者卧床时间较长，并且由于伤口位于腹股沟区域，行动不方便，因此容易引起深静脉血栓，可遵医嘱给予抗凝治疗，并指导患者多适量活动。

（三）出院指导

（1）注意休息，保持心情舒畅，避免疲劳，术后半年避免过度活动。

（2）禁烟、酒，忌刺激性食物。多饮水，多吃新鲜蔬菜、水果。

（3）注意会阴部清洁卫生，勤换内衣裤，防止逆行感染。

（4）定期复查，不适随诊。

参考文献

[1] 周霞,杜金泽.护理教学与临床实践[M].北京:中国纺织出版社,2021.

[2] 朱彬.护理学基础与实践[M].北京:科学技术文献出版社,2019.

[3] 李晓.现代外科常见病诊断与特色治疗[M].北京:科学技术文献出版社,2019.

[4] 许家明.实用临床护理实践[M].北京:中国纺织出版社,2020.

[5] 张永吉.泌尿外科疾病诊疗与护理[M].北京:科学技术文献出版社,2018.

[6] 崔文文.现代专科护理技术与应用[M].北京:科学技术文献出版社,2019.

[7] 谷业云.现代临床护理学[M].上海:上海交通大学出版社,2018.

[8] 仇中叶.各科护理操作规范与实践[M].哈尔滨:黑龙江科学技术出版社,2018.

[9] 王莉.现代临床护理理论与应用[M].北京/西安:世界图书出版公司,2019.

[10] 陈燕.现代泌尿外科护理新进展[M].哈尔滨:黑龙江科学技术出版社,2018.

[11] 单桂莲.临床常见疾病诊疗与护理[M].北京:科学技术文献出版社,2019.

[12] 杜永秀.临床护理基础与操作规范[M].开封:河南大学出版社,2019.

[13] 韩爱玲.外科常见病护理技能[M].天津:天津科学技术出版社,2018.

[14] 吴林.现代临床护理实践[M].天津:天津科学技术出版社,2019.

[15] 齐焕.临床常见病护理技术及并发症的预防[M].北京:科学技术文献出版社,2019.

[16] 刘阳.常见疾病护理常规[M].北京:科学技术文献出版社,2018.

[17] 郭巍.神经外科护理安全管理与康复指导[M].长春:吉林科学技术出版社,2019.

[18] 周剑忠,渠海峰,郝春艳.外科护理[M].武汉:华中科技大学出版社,2019.

[19] 安利杰.外科护理查房案例分析[M].北京:中国医药科技出版社,2019.

[20] 杨洪英.实用护理技术与护理要点[M].北京:科学技术文献出版社,2018.